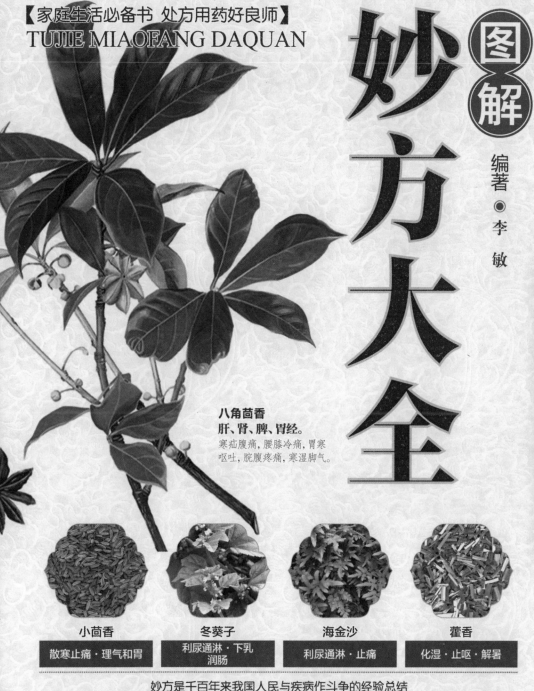

【家庭生活必备书 处方用药好良师】
TUJIE MIAOFANG DAQUAN

图解

妙方大全

编著 ◎ 李 敏

八角茴香
肝、肾、脾、胃经。
寒疝腹痛，腰膝冷痛，胃寒
呕吐，脘腹疼痛，寒湿脚气。

小茴香
散寒止痛·理气和胃

冬葵子
利尿通淋·下乳
润肠

海金沙
利尿通淋·止痛

藿香
化湿·止呕·解暑

妙方是千百年来我国人民与疾病作斗争的经验总结
中医药也对中华民族的繁衍昌盛和人民的健康做出不可磨灭的贡献。妙方作为治疗疾病的重
要而直接手段和方法，是中医宝库中耀眼的明珠。

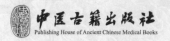

中医古籍出版社
Publishing House of Ancient Chinese Medical Books

U0320421

图书在版编目（CIP）数据

图解妙方大全 / 李敏编著 . -- 北京 ：中医古籍出版社，2017.8

ISBN 978-7-5152-1632-4

Ⅰ．①图… Ⅱ．①李… Ⅲ．①验方－汇编 Ⅳ．① R289.5

中国版本图书馆 CIP 数据核字（2017）第 278723 号

图解妙方大全

编　　著：	李敏	
责任编辑：	于峥	
出版发行：	中医古籍出版社	
社　　址：	北京市东直门内南小街 16 号（100700）	
印　　刷：	北京彩虹伟业印刷有限公司	
发　　行：	全国新华书店发行	
开　　本：	710mm×1000mm　1/16	
印　　张：	15	
字　　数：	310 千字	
版　　次：	2018年1月第1版　2018年1月第1次印刷	
书　　号：	ISBN 978-7-5152-1632-4	
定　　价：	48.00 元	

前 言
PREFACE

中华传统医药，自神农氏尝百草以来，历经五千年而不衰，留下来的偏方、名方、验方更是历久弥坚。大部分偏方、名方、验方所包含的药味数不多，只有一味食材或药材就能对疾病产生良好的调治和预防作用。例如一根大葱、一块生姜就能驱走风寒，金银花能有效地防治急性胃肠炎，刚摘下的绿叶就能使羊癫疯患者马上苏醒⋯⋯这些偏方简单易行，深受广大人民群众的欢迎。

本书的编写以"切于实用、灵验奇效"为宗旨，以治疗疑难杂病、多发病、常见病、慢性病为主，书的很多方，尤其是内服方，都选用了安全可靠的常用中草药，很多就是我们日常生活中的五谷杂粮，瓜果菜、肉禽蛋，这使读者有很大的选择余地。而且，经专家指导，将搜集的偏方、验方、名方按科别进行分类，有内科、外科、皮肤科、五官科、妇科、男科、儿科传染病等几个类别。书中每一种疾病按照病症、病因、特点以及每一种治疗疾病的药剂配方、制用法、功效等作了系统的分析和说明，便于读者对症查找使用。收录的偏方、名方、验方分为食疗、药疗和特效理疗两大类。其中食疗、药疗方，辅标治本；特效理疗方，内病外治，安全可靠。本书实用性强，具有用药常见、组方巧妙、简便易行、易学实用、省钱省事的特点，适合寻常百姓家庭治病、防病、养生的必备读物。

本书所收集的方剂仅供参考，患者如需使用上述药方，请详细咨询医生，并在医生的指导下进行，切勿自行用药。

编者

目 录

第一章　内科疾病妙方

第二章　外科疾病妙方

第三章　皮肤疾病妙方

第四章　五官科疾病妙方

第五章　妇科疾病妙方

第六章　男科疾病妙方

第七章　儿科疾病妙方

第八章　癌症妙方

第九章　传染病妙方

第一章 内科疾病妙方

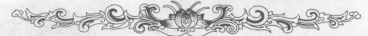

感冒

感冒是一种最为常见的呼吸道疾病。"感冒"一词，最早见于中国北宋的《仁斋直指方·诸风》，书中说："感冒风邪，发热头痛，咳嗽声重，涕唾稠黏。"一般来说，感冒大致可分为两种，即普通感冒和流行感冒。

中医根据辨证施治的原理，把普通感冒分为：风寒感冒：怕冷，发热轻或不发热，无汗，鼻痒，鼻塞声重，打喷嚏，流清涕，咳嗽，咯痰白，肢体酸楚疼痛；风热感冒：微恶风寒，发热重，有汗，鼻塞，流黄浊涕，咯浓痰，痰色常呈黄色，咽喉红肿疼痛，口渴喜饮；暑湿感冒：患者浑身发热，有头重身重感，胸闷，心烦口渴。

流行性感冒，简称流感，是由流感病毒引起的急性呼吸道传染病。流感症状影响全身，包括发热发冷、出汗、鼻塞、咳嗽、头痛、全身酸痛、肌肉痛、骨痛、食欲不振等，严重时会引起支气管炎、肺炎、心肌炎等并发症，治疗不及时可致死。

防治此病的单方妙方有以下数种。

★菊花茶

菊花 10 克，开水冲泡，代茶饮。功用同上方，唯药力较弱。

★白菜萝卜饮

白菜适量，生萝卜 3 片，红糖适量。白菜、萝卜煎汤取汁，入红糖调味。1 日 1 剂，分 2 次服食。清热解毒。适用于风热感冒。

★生姜红糖饮

生姜 10 克，红糖 15 克。生姜切丝，以沸水冲泡，加盖焖 5 分钟左右，再放入红糖，调匀即成。趁热顿服，1 日 1 次。服食后宜卧床，盖被取汗。疏散风寒，健中和胃。适用于风寒感冒。

★香荷饮

藿香、荷叶、生薏仁各 10 克，焦楂 6 克。水煎取药汁。每日 1 剂，频服。健脾导滞，祛暑利湿。适用于小儿暑湿感冒。

★葱白生姜汤

葱白（带须）30～50克，生姜3片，红糖适量。将葱白洗净与姜共煮汁，去渣，加红糖适量，温服。1日1剂，服汤后盖被发汗。祛风散寒。适用于外感风寒，可缓解无汗身痛、头痛鼻塞等。

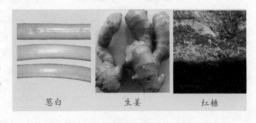

葱白　　　　生姜　　　　红糖

★杏仁萝卜饮

杏仁9克，白萝卜60克，生姜3片。杏仁、白萝卜分别洗净切片，入生姜，加清水适量煎汤。1日1剂，佐餐服用。止咳祛痰。适用于风寒感冒引起的咳嗽、痰多色白等症。

★蒜姜感冒茶

大蒜头、生姜各15克，红糖适量。大蒜头、生姜均切片，加水250毫升，煮至150毫升，入红糖调味。每晚临睡前1次饮服。祛风散寒。适用于风寒感冒。

★桑菊薄竹饮

桑叶10克，竹叶15～30克，菊花10克，白茅根10克，薄荷6克。将以上五味药洗净，放入茶壶内，用开水浸泡10分钟，代茶饮。适用于风热感冒证，有发热、头痛咽喉疼痛、心烦、口渴，舌红苔黄等症者。

★双花青叶饮

金银花15克，蜂蜜50克，大青叶10克。将金银花、大青叶放入锅内，加水煮沸，3分钟后将药液滗出，放进蜂蜜，搅拌和匀即可。代茶频饮，每日1剂，病情严重者可适当增加剂量，最多不超过3剂。清热解毒，解表退热。适用于风热感冒，尤宜发热重、咽喉肿痛者。风寒外感发热者不宜服用。

★三鲜茶

鲜藿香30克，鲜佩兰30克，鲜薄荷30克。上药共切碎，沸水冲泡频服。本方有清暑散邪，芳香化湿作用。适用于治疗暑湿感冒。

★冰糖白梨

白梨100克（去皮、核），冰糖20克。将冰糖压粉，撒在切碎的白梨上，拌匀后即可食用。本品能润肺生津止咳。适用于治疗燥热犯肺邪退津伤的患者。

★梅苏饮

乌梅50克，紫苏15克，砂糖25克。用水500毫升，先煮乌梅约20分钟左右，下紫苏、砂糖、煎汤即可，频服。本方有生津止渴，利气消痰作用。对患凉燥伤肺证有效。

★ 清解汤

佩兰 6 ~ 10 克，绵茵陈 12 ~ 18 克，通草 3 ~ 6 克，芦根 18 ~ 30 克，石菖蒲、淡竹叶、青蒿（后下）各 5 ~ 8 克，生石膏 20 ~ 40 克，青天葵 6 ~ 12 克，生甘草 3 ~ 5 克。水煎取药汁。每日 1 剂，分 2 次服用。清热化湿。适用于夏季流行性感冒。

★ 蓝银汤

板蓝根 30 克，金银花、连翘、野菊花、火炭母、葛根各 15 克，牛蒡子、桔梗各 12 克，薄荷、防风、甘草各 9 克。水煎取药汁。每日 1 剂，分 2 次服用。2 日为 1 个疗程，一般服 2 个疗程。透表清热，宣肺利咽。适用于流行性感冒。

★ 薄荷甘草茶

鲜薄荷叶 10 片，太子参 10 克，甘草、绿茶各 5 克，白糖适量。将荷叶、甘草、绿茶、太子参用 500 毫升沸开水冲泡，10 分钟后滤去残渣，取汁，加白糖调匀，即成。每日 1 剂，代茶饮。解热清暑，发汗解表。适用于风热感冒、头痛目赤、咽喉肿痛等。

☆ 香术饮

藿香、六一散各 10 克，苍术、川朴、陈皮各 6 克。水煎取药汁。每日 1 剂，频服。祛暑利湿，运脾和胃。适用于暑湿感冒的预防。

★ 香葛饮

藿香、佩兰、紫苏、桔梗、葛根各 10 克，豆豉 30 克，黄芩、苍术各 15 克。水煎取药汁。每日 1 剂，每日 2 次，每次 200 毫升。清暑解表。适用于暑湿感冒。

★ 正柴胡饮

柴胡、赤芍各 10 克，防风 9 克，陈皮、甘草各 6 克，生姜 3 片。水煎 2 次，取药汁混合。每日 1 剂，分 3 次口服。幼儿所用药量酌减。疏风清热。适用于流行性感冒。

★ 姜糖苏叶饮

紫苏叶 3 ~ 6 克，生姜 3 克，红砂糖 15 克。将生姜洗净切丝，苏叶洗去尘埃，同装入茶杯内以沸水 200 ~ 300 毫升，加盖浸泡 5 ~ 10 分钟，再加入红糖搅匀，趁热饮用。适用于感冒风寒证，有严寒发热、头痛、咳嗽、无汗或恶心呕吐、腹胀、胃痛等症者。

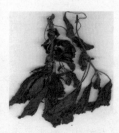

紫苏叶

急性气管、支气管炎

急性气管、支气管炎是由病毒、细菌感染，物理、化学刺激或过敏反应引起的气管或支气管黏膜广泛急性炎症。临床上，常常表现为上呼吸道感染症状，如鼻塞、流涕、咽痛、声嘶，全身症状轻微，并有咽痒、咳嗽，病变一般自限，全身症状可在4～5天内消退，咳嗽有时可延长数周。治疗时宜宣肺止咳，化痰平喘，理气通络，清热化瘀。防治此病的单方妙方有以下数种。

★红旱莲方

红旱莲，制成糖衣片，每片含生药1.4克。1日3次，每次服6片，10天为1疗程。宣肺平喘、止嗽降气。适用于喘息型支气管炎。

★芪枣汤

黄芪12克，大枣15只，加适量水煮约半小时。作为保健饮料经常服用，有祛风、增强人体免疫力的功效。适用于老慢支、反复感冒者。

★胡桃仁方

核桃仁15克，生姜1～2片。将核桃仁和生姜研碎，混合均匀。早晚2次细嚼食，能补肺益肾，平喘止咳，适用于肺肾两虚，久咳痰喘者。

★桑叶杏仁饮

桑叶15克，杏仁、贝母各10克，雪梨1只，冰糖适量。雪梨洗净，切小块；杏仁、贝母研碎；上述各味（冰糖除外）同入砂锅中，加水600克，煎取药汁300克，入冰糖煮至溶化即成。1日1剂，分2次服用。清热解毒，止咳定喘。适用于风热型急性支气管炎。

杏仁　　　　桑叶　　　　贝母

★紫苏叶煨枣

紫苏叶片30克，生姜片20克，大枣20枚。紫苏叶洗净，切碎，与大枣、姜片同入砂锅中，加水用旺火煮沸，改文火煨煮40

紫苏叶　　　生姜　　　　大枣

分钟至枣熟烂，捞出大枣，滤取汁液，将滤液和大枣再入砂锅中，煮沸即成。1日1剂，分早、晚两次服食。清肺解毒。适用于风寒型急性支气管炎。

★苹果蜂蜜饮

苹果500克，胡萝卜300克，枸杞叶100克，蜂蜜适量。苹果、枸杞叶、胡萝卜分别洗净，入果汁机中绞取汁液，加适量冷开水，调入蜂蜜即成。1日3次，每次30毫升，连服5剂。补肺滋阴，清热止咳。适用于急性气管炎。

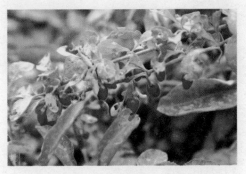

枸杞叶

★止咳平喘汤

炙麻黄、陈皮、桔梗、甘草各6克，杏仁、紫菀、百部、款冬花、白前各12克，板蓝根15克，生石膏30克。水煎取药汁。每日1剂，分2次服用，3日为1个疗程。宣肺化痰，行气宽胸。适用于急性支气管炎。

★宣肺止咳汤

杏仁12克，前胡、荆芥、陈皮、紫菀、百部、桔梗各10克，蝉蜕、甘草各6克。水煎取药汁。每日1剂，分2次服用。宣肺散邪，化痰止咳。适用于急性支气管炎，证属肺气不宣，痰邪内壅者。

★化痰平喘汤

黄芩、全虫、川贝母、地龙、白术各7克，胆南星、甘草各5克。水煎取药汁。每日1剂，分3次服用。化痰平喘。适用于毛细支气管炎。

★薤白桂皮汤

桂枝1~2克，薤白、川芎、桔梗、炒枳壳各2~3克，炒白芍、车前草各3~5克，秦皮1~3克，甘草2克。水煎取药汁。每日1剂，分2次服用。平喘化痰，祛毒止痢。适用于毛细支气管炎合并肠炎。

★健脾通络平喘汤

子芩、全虫、川贝母、地龙、白术各7克，胆南星、甘草各5克，山药、茯苓各13克。水煎取药汁。每日1剂，分2次服用。健脾通络，化痰平喘。适用于急性毛细支气管炎。

★清肺平喘活血汤

麻黄、杏仁各4~6克，黄芩、射干、川芎、连翘、薤白各5~9克，丹参6~10克，甘草 2～3 克。上药加水煎 2 次，共取汁 50 毫升。每日 1 剂，分 2 次服用。清热解毒，理气活血，化痰平喘。适用于毛细支气管炎。

★ 平喘定哮汤

射干、紫菀、炙麻黄、半夏各 15 克，款冬花 10 克，桔梗、枳壳、甘草各 9 克。水煎取药汁。每日 1 剂，分 2 次服用。清热化痰，宣肺平喘。适用于喘息性支气管炎、慢性支气管炎。

★ 三叶双花汤

紫苏叶、三叶青、银花、菊花、桑叶、桔梗各 6 克，生甘草 3 克。上药加水煎，沸煎 10 分钟，取药汁 100 毫升。每日 1 剂，分 4～6 次频服，7 日为 1 个疗程。疏风清热，宣肺化痰。适用于小儿急性支气管炎。

慢性支气管炎

慢性支气管炎是由于感染或非感染因素引起气管、支气管黏膜及其周围组织的慢性非特异性炎症。临床上以咳嗽、痰多、气促等症状及反复发作的慢性过程为特征。是老年人的常见多发病。属祖国医学中咳嗽、哮喘、痰饮的范围。

慢性支气管炎患者，多由饮食起居，吸烟嗜酒，环境污染等多种因素长期互相作用，逐渐引起肺脾虚弱，复感外邪侵袭，诱发成疾。肺主气，司呼吸，外合皮毛；肺气虚弱，外卫空疏，利于六淫外邪乘虚而入，邪客于肺，使肺气不得正常宣降，故咳嗽，气喘之症遂作。脾主运化，脾虚则运化失职，不但饮食谷物精微上奉日少，水湿亦因之停聚为痰饮，痰饮上逆，阻塞气道，故喘促痰多。肾主纳气，主水主命门火，肾虚则气不归根，故动则气促；命火不足，则水失其制，上泛为痰。

饮食调理方面宜做到"三高"和"四低"。"三高"即高蛋白质、高维生素、高纤维素。故宜多食用瘦肉、豆制品、鱼类、蘑菇等高蛋白质食物及蔬菜水果、豆类、乳类、黑木耳等含维生素量较多的食物；而粗食、糠麸、蔬菜等属于高纤维素食物均应经常食用有助于增加营养，改善体质以及大便通畅，排除毒素。"四低"即饮食中宜注意食用低胆固醇、低脂肪、低糖、低盐饮食。

防治此病的单方妙方有以下数种。

★ 倒挂牛方

选鲜或干倒挂牛根，制成糖浆或片剂，糖浆每 10 毫升含倒挂牛生药 15 克，每日 3 次，每次20毫升。片剂每片含生药15克，每日3次，每次2片。10天为1疗程。停药2天，然后继续服下个疗程，可连服5个疗程。温肺散寒，止咳化痰。适用于慢性支气管炎。

★佛手蜂蜜饮

佛手50克，蜂蜜适量。佛手洗净，切薄片，放于茶杯中，冲入沸水，加盖闷10分钟，调入蜂蜜，代茶饮。止咳定喘。适用于慢性支气管炎急性发作。

★梨子汤

梨子1个，川贝母10克。梨子去皮切片，川贝母打碎，加入糖少许，共炖汤服。适用于老年慢性支气管炎之痰热壅肺，肺阴不足型之干咳少痰症。

★枇杷饮

枇杷叶10克，鲜芦根10克。枇杷叶去毛，洗净烘干，鲜芦根切片，一同入锅加水适量，用武火煮沸，文火熬煮20~30分钟即成。温热顿服。本品有祛风清热，止咳化痰作用。适用于慢性支气管炎的痰热壅肺，肺阴不足型的患者。

★桂术二陈汤

桂枝、橘皮各6克，半夏、白术、茯苓各9克，甘草3克。水煎取药汁。此方用于三伏天，每日1剂，分2次服用。温化痰饮，固本清源。适用于慢性支气管炎缓解期。

★麻杏苏茶散

麻黄、桔梗各6克，杏仁、苏子各10克，茶叶9克，干姜、诃子各5克，炙甘草3克。水煎取药汁。每日1剂，分2次服用。温肺肃降，化痰平喘。适用于喘息型慢性支气管炎。

★当归贝母苦参汤

当归、贝母各15克，苦参10克。水煎取药汁。每日1剂，分2次服用。润肺开郁，止咳化痰。适用于阴虚肺燥型慢性支气管炎。

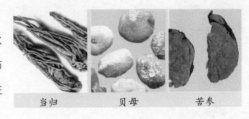

当归　　　　贝母　　　　苦参

★贝蒌止嗽汤

浙贝母、黄芩、瓜蒌、金银花、桔梗、丹皮、杏仁、栀子、赤芍各12克，连翘、丹参各15克，甘草6克。上药加水煎2次，将两次所得的药汁混合，备用。每日1剂，分2次服用，连服7日为1个疗程。最多治疗4个疗程。清热化痰，活血止咳。适用于慢性支气管炎。

★健脾益气汤

山药、党参、甘草各15克，茯苓12克，陈皮、丹参、麦冬各10克。上药加水煎煮，去渣取汁，取药汁300～500克。每日1剂，分2～3次服用。视病情轻重，连服5～10剂为1个疗程。补脾理肺。适用于慢性支气管炎。

★温肺化痰汤

橘红、紫菀、半夏、款冬花、陈皮、百部各10克，茯苓20克，炙甘草6克，干姜3克。水煎取药汁。每日1剂，分2次服用，1周为1个疗程。温肺，化痰，止咳。适用于慢性支气管炎。

★柴胡二陈汤

柴胡、黄芩、法半夏、茯苓、枳壳、桔梗各10克，紫菀、款冬花各15克，党参12克，甘草6克。上药加水煎2次，两次所得药汁混合在一起，备用。每日1剂，分2次服用。和解表里，化痰止咳。适用于慢性支气管炎反复发作，咳嗽、咳痰或伴有喘息者。

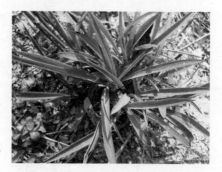

柴胡

支气管扩张

支气管扩张是常见的慢性支气管化脓性疾病，大多数继发于呼吸道感染、支气管阻塞和支气管管壁被损坏而形成管腔扩张。临床表现主要是慢性咳嗽、大量脓痰及反复咯血。发病患者群多见于儿童和青年，患者多有童年麻疹、百日咳或支气管肺炎等病史。

防治此病的单方妙方有以下数种。

★紫菜散

紫菜15克，蜂蜜适量。紫菜研末，备用。每次取紫菜末5克，以开水冲服，调入蜂蜜即成。1日1剂，冲服。清热化痰，润肺止咳。适用于支气管扩张。

紫菜

★松子仁糖

松子仁（炒）250克，白糖500克，熟菜油适量。白糖入锅，加水少许，用文火熬成糖稀，停火，倒入松子仁，拌匀，然后摊平到涂有熟菜油的大搪瓷盘中，候凉后切块即成。当糖食用，1日数块。润肺健脾，止吐血。适用于支气管扩张咯血。

★三七蒲黄散

三七、蒲黄炭、款冬花、甜杏仁、川贝母、阿胶（烊）、橘络、党参各15克，海蛤粉、百合、南天竺、生白术、牡蛎各30克，糯米60克，白及120克。上药共研细末，制成散剂。每日15克，分2次服用。润肺止咳，化痰止血。适用于支气管扩张症。

★鹿衔草黄芩汤

鹿衔草、黄芩、侧柏叶各18克，鱼腥草、败酱草、开金锁、白茅根各30克，连翘、七叶一枝花、炒藕节、枳实、枳壳、生大黄各9克，桔梗6克。水煎取药汁。每日1剂，分2次服用。清肺通腑。适用于支气管扩张症属肺热壅盛、胃肠热结、热伤肺络者。

★平肝泻肺汤

柴胡、黄芩、白芍、龙胆草、芦根、青黛（包煎）、蛤蚧粉、桑白皮、浙贝母、胆南星、茜草、白及各10克，鱼腥草、白茅根各30克。水煎取药汁。每日1剂，分2次服用，10日为1个疗程。平肝泻肺，化痰止咳。适用于支气管扩张症。

★加减沙参麦冬汤

北沙参、茜草各20克，麦冬、生地黄各15克，丹皮、百合各10克，大蓟、小蓟、白茅根、仙鹤草、旱莲草各30克。水煎取药汁。每日1剂，分早、晚2次服用。滋阴润肺，凉血止血，适用于阴虚火旺型支气管扩张咯血。

★加味补络补管汤

生龙骨、生牡蛎、鱼腥草各30克，三七粉（冲服）3克，生赭石15克，乌梅、知母各15克。水煎取药汁。每日1剂。咯血100克以下者分3次服用，咯血100克以上者分4次服用。活血止血，祛瘀通络。适用于支气管扩张咯血症。

★黄芪三石汤

生黄芪18克，生石膏24克，石斛、代赭石各30克，玄参、生地黄各15克，阿胶珠10克。水煎取药汁。每日1剂，分2次服用。益气养阴，清热养血。适用于支气管扩张咯血症。

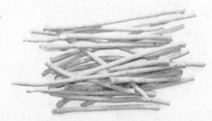

生黄芪

哮喘

哮喘是一种反复发作性疾病。哮指呼吸时候间有哮鸣音；喘，指呼吸急促，张口抬肩，不能平气，因哮发作时常与喘互见，故多以哮喘合称。本病多因素体不足，痰伏肺窍，遇到气候变化，情绪波动，饮食改变或接触某种物质而诱发。导致哮喘的病因很多，但不外乎一般虚、实两类。明代医家张景岳认为："实喘者有邪，邪气实也；虚喘者无邪，元气虚也。"外感多为实证，内伤多为虚证。

哮喘的实证又分为两种，一种是由风寒引发，风寒侵于肺，壅阻肺气的宣降，于是发哮喘；一种是痰热，由饮食不节脾失健运，积湿生痰引起；或者是体内湿痰蕴积，久而化热，于是发哮喘。

哮喘的虚证又分为肺虚、肾虚两种。肺、肾二脏精气损耗，正气不足，导致气短或气逆而喘。防治此病的单方妙方有以下数种。

★定喘烟

曼陀罗花（或叶）又名洋金花）。上药切成细丝，用薄纸卷烟每支约重1克。哮喘发作时点燃吸烟，喘平即止。每次最大用量0.1～0.2克，不可过量，谨防中毒。止咳平喘。适用于哮喘。

★猪板油麦糖蜜膏

猪板油120克，麦芽糖120克，蜂蜜120克。将上述三味共熬成膏，每日服数次，每次一汤匙，口中含化，数日后喘即止。常服，病可除根。忌食生冷及辛辣刺激性食物。润肺平喘。适用于咳嗽痰喘。

★南瓜姜麦膏

南瓜5个，鲜姜汁60克，麦芽1500克。将南瓜去子，切块，锅内加水煮极烂为粥，用纱布绞取汁，再将汁煮剩一半，放入姜汁、麦芽，以文火熬成膏。每晚服150克，严重患者早、晚服用。平喘。适用于多年哮喘，入冬哮喘加重者。

★定喘蜜

厚朴、半夏、桔梗、前胡、甘草各6克，杏仁、紫苏各12克，陈皮、茯苓、枳壳各9克，生姜3片，蜂蜜适量。上药研成粉末，以蜂蜜调食。1日3次，每次1匙，饭前服。行气消积，降逆平喘。适用于实证哮喘。

★加减紫金丹

白茯苓、苍术（米泔浸，炒）各60克，当归、陈皮、熟地黄、白芍（炒）各120克，肉苁蓉（酒洗，去鳞甲）30克，丁香3克，红花15克，血竭、乳香（去油）、没药（去油）各9克。上药共研为细末，炼蜜为丸，如弹子大小。用黄酒送服。健脾养血，化痰消瘀。适用于实症哮喘。

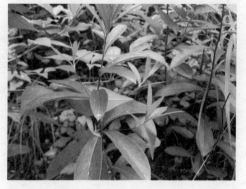

苍术

★哮喘宁

炙麻黄、杏仁、半夏、炒苏子、莱菔子各10克，化橘红12克，茯苓15克，白芥子、茶叶、诃子各6克，甘草5克。水煎取药汁。1日1剂，日服2次。病情较重者可1日服1.5剂，日服3次。宣肺降逆，定喘止咳。适用于肺脾两虚所致哮喘。

★定喘止咳汤

蜜麻黄、白芥子、葶苈子（布包）、蜜款冬、清半夏各6克，苦杏仁9克，炙甘草3克，蜜橘红5克，紫苏子、茯苓各10克。水煎取药汁。1日1剂，分2次服。除风去寒，定喘止咳。适用于风寒哮喘。

★阳和平喘汤

熟地黄、紫石英各30克，淫羊藿、鹿角片各20克，当归、桃仁各10克，麻黄、白芥子各6克，五味子4克，肉桂、皂角各3克。水煎取药汁。1日1剂，分2次温服。温肾纳气，化痰调营。适用于虚证哮喘。

★止咳定喘汤

射干、麻黄、半夏、紫菀、生姜各9克，细辛3克。水煎取药汁。1日1剂，分2次服。散寒平喘。适用于哮喘之喉间哮鸣音重，但咳嗽痰不甚多而痰出不爽的。

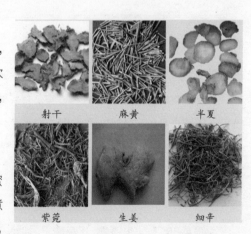

射干　　麻黄　　半夏

紫菀　　生姜　　细辛

★核桃平喘茶

核桃肉30克，雨前茶15克，炼蜜5茶匙。核桃肉、雨前茶加清水适量，沸煮10～15分，取汁，调入炼蜜即可。1日1剂，不拘时饮。润肺，平喘，止咳。适用于久喘、咳嗽、口干诸症。

★橘皮荷叶汁

生麦芽 15 克，橘皮、荷叶各 10 克，山楂炭 3 克，白糖适量。上述各味（白糖除外）同置锅内，加清水 500 毫升，以文火煮 30 分钟，去渣取汁，调入白糖即成。1 日 1 剂，分 2 次服食。滋阴润肺，消食化痰。适用于哮喘缓解期。

肺炎

肺炎是指肺组织发生的炎症，绝大多数由微生物，包括病毒、支原体、立克次体、细菌和真菌等引起，物理性、化学性因素以及过敏反应等亦可能引起肺部的炎症反应。肺炎的临床症状主要表现为：寒战、发热、胸痛、咳嗽、咳痰和气急等，也可能伴有恶心、呕吐、腹胀、腹泻和黄疸等消化道症状，严重感染时会发生休克和神经系统的症状，诸如神志模糊、烦躁不安、嗜睡、谵妄和昏迷等。一旦机体的免疫功能降低时，人体就容易患肺炎。患肺炎后机体消耗甚大，此时应该多饮水，多吃高能量、高蛋白、易消化或半流质食物。治疗时宜宣肺定喘，清热化痰。

小儿是肺炎的高发人群。小儿肺炎常继发于上呼吸道感染、急性支气管炎以及呼吸道急性传染病之后，临床表现因为机体抵抗力及病原体种类的不同，可轻可重。患儿要加强护理，保持室内空气流通，保证患儿充分的休息，保证足够的水分与养分的摄入。对不同病原体感染的小儿肺炎患者，应予隔离治疗，防止交叉感染。预防小儿肺炎要增强机体抵抗力，加强锻炼，多到户外活动，保证机体足够的营养，避免受凉。

防治此病的单方妙方有以下数种。

★银耳茶

银耳 2 克，茶叶 5 克，冰糖 25 克。银耳泡发，洗净，撒成小朵，与冰糖一同入锅，加水煮烂，掺入茶汁。代茶频饮。强精补肾，润肺降气。适用于肺炎咳喘。

★瓜蒌茶

全瓜蒌 30 克。上味蒸熟，压扁晒干，切丝，煎水。代茶频饮。化痰止咳。适用于肺炎、肺痈引起的咳嗽、

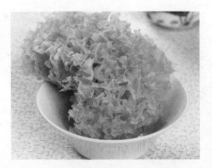

银耳

吐黄痰等症。

★芩黄麻杏石甘汤

麻黄3～6克，杏仁、枳实、芒硝（冲服）、川贝母、桃仁各10克，生石膏（先煎）、鱼腥草各30～60克，大黄（后下）5～10克，黄芩10～15克，葶苈子（布包）10～30克，生甘草3克。水煎取药汁。每日1剂，分2次服用，一般7日为1个疗程。宣肺泻下。适用于痰热壅肺型肺炎。

★清肺活络汤

桑白皮、瓜蒌皮、黄芩各12克，川贝母、桔梗、当归、川芎各10克，丹参、连翘、炒延胡索、蒲公英、鱼腥草各20克。上药水煎，共取汁400毫升。每日1剂，分2次服用，10日为1个疗程，需连续服用3个疗程。清肺化痰，活血通络，调气止痛。适用于间质性肺炎。

★板桃止嗽散

桔梗、紫菀、白前、陈皮各9克，荆芥6克，百部12克，板蓝根、桃仁各10克，甘草3克。水煎取药汁。每日1剂，分2次服用，6剂为1个疗程。宣肺解表，化痰止咳。适用于间质性肺炎。

★温胆汤

枳实、竹茹、半夏、茯苓各10克，陈皮12克，甘草、生姜、大枣各6克。水煎取药汁。每日2剂，分4次服用。化痰止咳。适用于金黄色葡萄球菌肺炎。

★肺炎清解汤

芦根50克，薏仁25克，冬瓜仁24克，黄精12克，川贝母、桑白皮各10克。水煎取药汁。每日1剂，分2次服用。润肺止咳。适用于各种类型的肺炎。

★玉屏化痰汤

黄芪、茯苓、丹参各15克，白术、桂枝、白芍、陈皮、半夏、杏仁、白芥子、橘络各10克，防风12克，生甘草3克，大枣5枚，生姜3片。水煎取药汁。每日1剂，分2次服用。益气固表，调和营卫，化痰通络。适用于慢性肺炎。

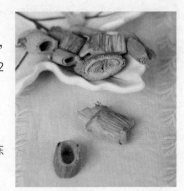

芦根

★银花连参汤

银花、沙参、芦根、枇杷叶、薏仁各30克，黄连、甘草各6克，天冬、百合各12克，橘皮10克，焦三仙各9克，三七粉3克。水煎取药汁。每日1剂，分2次服用。清肺止咳。适用于肺炎咳喘。

★涤痰活血益肺方

鱼腥草、车前子各15克，七叶一枝花、紫菀、象贝、桃仁、赤芍、黄芪、白术各9克，前胡6克，甘草3克。水煎取药汁。每日1剂，分2次服用。3个月为1个疗程。宣肺化痰，活血通络，益气扶正。适用于间质性肺炎。

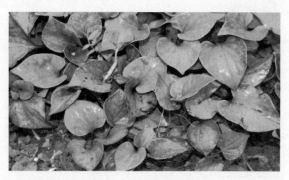

鱼腥草

肺气肿

民间称肺气肿为"吸烟人的病"，可见这病与吸烟有关。调查显示，吸烟的人比不吸烟的人患肺气肿几率呈几何倍数增长，而且死亡率也很高。此外，肺部疾病如慢性支气管哮喘、肺结核、支气管扩张及矽肺等，如果治疗不及时或者不彻底，都可能发展为继发性肺气肿。中医根据辨证施治，常把肺气肿分为肾虚、脾虚、痰壅等类型，治疗时主张温阳固本，宣肺平喘，消痰止咳，通气活血。

防治此病的单方妙方有以下数种。

★茄子根红糖膏

茄子根30克，红糖15克。将茄子根洗净切碎，加水煎成浓汁，再加入红糖熬成膏。1日1剂，早、晚分服。清热利湿，祛风止咳。适用于肺气肿。

★鸡骨丹汤

鸡骨丹茎、叶、花9～15克。水煎取药汁。口服，1日1剂。调气补虚。适用于肺气肿。

★鲜百合汁

鲜百合300克，蜂蜜适量。鲜百合捣烂绞汁。1日2次，每次服30毫升，以蜂蜜调服。

养阴润肺，清心安神。适用于肺气肿、肺结核咯血。

★蛤蜊芪枣散

蛤蜊干1对，黄芪100克，百合、山药、茯苓各80克。上述各味分别洗净，焙干，共研细末。1日3次，每次取10～15克，温开水送服。养肺滋阴。适用于肺气肿。

★天竺黄汤

天竺黄15克，枳壳10克，黑豆30克，浙贝母12克。上药共研为细末。每次服6克，早、晚各1次。补肝滋肾，清热豁痰，凉心定惊。适用于肺气肿。

黄芪　　　　百合
茯苓　　　　山药

★甘草汤

甘草、白术各6克，党参30克，紫河车粉10克，知母、熟地黄各12克，胡桃5个，麦冬、茯苓、枸杞子、山茱萸各15克。上药（紫河车粉除外）水煎，滤渣取药汁，加入紫河车粉，调匀即成。每日1剂，分3次服用。定喘止咳，补肾益精。适用于慢性支气管炎、肺气肿合并症。

★紫苏汤

紫苏12克，甘草6克，百部8克，白前10克。水煎取药汁。每日1剂，分早、晚服用。理气和中，宣肺止咳。适用于肺气肿。

★黑苏子陈皮汤

黑苏子、半夏、陈皮、厚朴、当归、前胡、杏仁（后下）各9克，沉香末（冲）、肉桂（后下）各2.5克。水煎取药汁。每日1剂，分2次服用。除痰降气。适用于肺气肿。

★沙参汤

沙参12克，麦冬、玉竹、五味子、贝母、杏仁（后下）各9克。水煎取药汁。每日1剂，分2次服用。补气生津。适用于津气两伤所致的肺气肿。

★桑白皮汤

桑白皮6克，麻黄、桂枝、细辛、干姜各4.5克，杏仁（后下，去皮）14克。水煎取药汁。口服，每日1剂。定喘止咳。适用于肺气肿。

★苏子汤

紫苏子、莱菔子各 10 克，山药 60 克，白芥子 9 克，人参 30 克。水煎取药汁。每日 1 剂，分 2 次服用。降气化痰，扶正祛邪。适用于肺气肿。

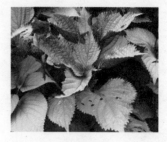

紫苏叶

眩晕

眩晕是一种临床自觉症状。眩，指眼前发黑，视物不清；晕，指视物旋转不定。民间又常将眩晕称为"头晕"。眩晕轻者闭目休息一会儿即止；重者如坐舟车，旋转难停，不能站立，伴恶心、呕吐、大汗等症状。现代中医认为，眩晕症虚实夹杂。虚指肝肾阴虚，血气不足；实指风、火、痰、瘀。眩晕可分为四个最基本证型：外感风寒型、肝阳上亢型、痰浊中阻型、血瘀脑络型。常用的食疗方有以下几种，患者可以辨证选用。

★玉米须茶饮

玉米须 30 克。玉米须水煎，加水 200 毫升，煎至 100 毫升。空腹服用，连服 3 ~ 6 次。降压止晕。适用于高血压引起的眩晕。

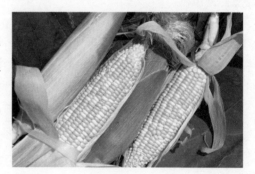

玉米须

★人参枸杞汤

人参 3 克，枸杞 30 克。上味水煎服。饮汤，1 日 2 次。补气益精。适用于气精两亏之眩晕耳鸣、腰膝酸软、四肢不温等症。

★参芪蜜膏

党参、黄芪各 500 克，蜂蜜适量。参、芪片加水煎 2 次，合并两煎所得药汁，以文火收汁成流膏状，入蜂蜜搅匀，继续加热至成膏。每次取膏 10 ~ 15 克，温开水冲服，1 日 2 次。补益元气。适用于气虚体弱、眩晕、发热、水肿等症。

★复方熟地酒

大熟地 250 克，沉香 3 克，枸杞 120 克，白酒 3000 毫升。上述药材浸入白酒中，密封 10 日即成。每次取药酒 15 毫升饮服，1 日 2 次。补肾益精，滋阴补血。适用于精血不足引起的腰痛、乏力、眩晕及性机能减退诸症。

★薯蓣酒

薯蓣 50 克，山茱萸、五味子、人参各 30 克，白酒 1500 毫升。上药泡入白酒内，密封 10 日，即成。每次取药酒 20 ~ 30 毫升，1 日 2 ~ 3 次。适用于诸风眩晕、食欲不振、神疲乏力、腰酸耳鸣等症。

★天麻绿茶

天麻 3 ~ 5 克，绿茶 1 克。上味放入茶杯中，以沸水冲泡，加盖闷 5 分钟即成。代茶饮用。平肝熄风，定惊安神。适用于肝阳上亢引起的眩晕。

★清肝泻肝胆方

柴胡、枳壳、龙胆草、竹茹、苍耳子、栀子、青皮各 9 克，黄芩、大青叶各 15 克，半夏、蔓荆子各 12 克。上药加水煎 2 次，混合两煎所得药汁。每日 1 剂，分次服用。清泄肝胆。适用于内耳性眩晕，症见头晕目眩，耳胀耳鸣，口苦，苔白腻，脉弦。

★祛风活血汤

苏叶、红花、天麻、胆南星、川芎、僵蚕各 10 克，赤芍、桃仁、丹参各 15 克，全蝎、生姜各 6 克。上药加水煎 2 次，混合两次所煎取的药汁，备用。每日 1 剂，分上、下午服用。待眩晕消除后，继续服 10 ~ 15 剂来巩固疗效。散外风，熄内风，活血化瘀。适用于血瘀脑络型眩晕。

★丹参红化汤

丹参、生珍珠母（先煎）各 30 克，红花、茯神、泽兰、钩藤、白蒺藜各 9 克，甘草、田七（研末，分 2 次服）各 3 克。水煎取药汁。口服，每日 1 剂。清利头目，通络祛瘀。适用于晕眩，失眠多梦。

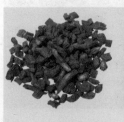 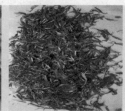 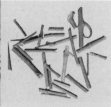

丹参　　　　　珍珠母　　　　　红花　　　　　钩藤

★半夏白术天麻汤

白术、瓜蒌皮、竹茹各15克，法半夏、甘草、陈皮、天麻、生姜各10克，茯苓20克。上药加水煎2次，混合两次所煎取的药汁，备用。每日1剂，上、下午分服用，6剂为1个疗程。健脾和中，化痰熄风。适用于痰浊中阻型眩晕，症见痰多、胸闷、恶心呕吐神疲气短、少食多寐、舌苔白腻等。

★定眩汤

党参、生龙骨、白芍、生牡蛎、白术各30克，陈皮、半夏各6克，川芎、柴胡各9克，泽泻、荷叶各15克，赭石粉18克，当归、茯苓各24克。水煎取药汁。每日1剂，分次服用。健脾祛痰，补气养血，升清降浊。适用于耳源性眩晕。

★葛根黄芩汤

葛根、黄芩、白蒺藜、白薇、桑寄生、茺蔚子、牛膝、泽泻、川芎、野菊花、钩藤（后下）各12克，磁石（先煎）30克。水煎取药汁。每日1剂。滋阴潜阳，清肝平肝。适用于虚阳亢型眩晕。

★黄芪泻火汤

黄芪、白芍、甘草、淮牛膝、山栀、制军、生地黄、钩藤各适量。上药加水煎2次，混合两煎所得药汁。每日1剂，分次服用。清肝泻火。适用于高血压引起的眩晕，有降压去火的功效。

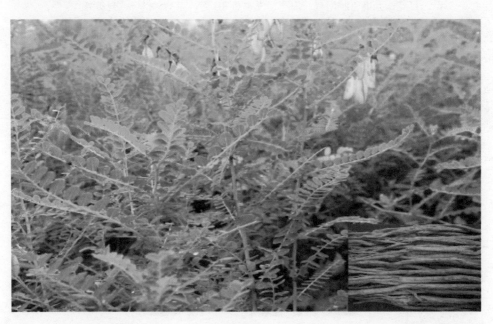

黄芪

高血压

高血压是临床上常见的一种症状。一般指动脉血压高于正常指标者为高血压，可以伴有心脏、血管、脑、肾等器官功能性或器质性的改变。高血压分为原发性高血压及继发性高血压两类。原发性高血压是以血压升高为主要临床表现的一种疾病，约占高血压患者的80％～90％。继发性高血压是指在某些疾病中并发血压升高，仅仅是这些疾病的症状之一，故又叫症状性高血压，约占所有高血压患者的10％～20％。治疗时宜化痰降浊。

防治此病的单方妙方有以下数种。

☆洋葱茶

洋葱大的10只，小的15只，切细后放于茶壶，加入八分水用火煮，沸腾后用弱火煨，煎到水只剩下一半为止，每天代茶喝1～3杯。两顿饭中喝最有效。适用于高血压，头晕，肩胛酸痛。特别是有食积，脾湿的患者尤为合适。

★菊花茶

秋季霜降前，将菊花采摘去蒂，烘干或蒸后晒干，亦可置通风处阴干，然后磨粉备用。每次用10～15克泡茶饮用即可。适用于高血压，冠心病，肝火头痛，眩晕目暗，风热目赤。有散风热，清肝火之功。

★花生全草汤

花生全草(整棵干品)50克。切成小段，泡洗干净，煎汤。代茶饮，每日1剂。血压正常后，可改为不定期服用。清热凉血。有降血压、降胆固醇作用，对治疗高血压有较理想的功效。

★菊花苦丁饮

菊花20克，苦丁茶15克。将菊花和苦丁茶晒干搓碎，每次取5克，放入茶杯中，用沸水冲泡，加盖焖10分钟。代茶饮。清热败毒，清肝明目，降压降脂。适用于高血压。

★玉米须冰糖饮

玉米须150克，冰糖适量。玉米须煎水，

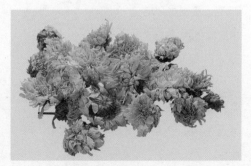

菊花

去渣取汁，加入冰糖。代茶饮。健脾去湿，平肝潜阳。适用于脾虚肝旺型妊娠合并高血压综合征。

★ 首乌丹参蜂蜜汁

制首乌、丹参、蜂蜜各 15 克。前二味水煎取汁，调入蜂蜜即成。1 日 1 剂。补益肝肾，养血活血。适用于高血压、慢性肝炎、动脉硬化。

★ 蜂蜜酒

蜂蜜 500 克，红曲 50 克。蜂蜜、红曲混在一起，加水 1000 毫升搅匀，倒入干净瓶内，密封发酵 45 天，过滤取汁即成。随个人酒量饮服。适用于神经衰弱、高血压、心脏病、失眠、性功能衰退等症。

★ 菊花乌龙茶

杭菊花 10 克，乌龙茶 3 克。上二味，滚水冲泡，不拘时间，代茶饮用。本茶有清肝明目作用，适用高血压的心肝阳盛型而有头目眩晕症表现之患者。

★ 柠檬马蹄汤

柠檬 1 个，马蹄（荸荠）10 个。水煎。可食可饮，常服有效。适用于高血压，对心肌梗死患者改善症状也大有益处。

★ 镇肝熄风汤

白芍、玄参、天冬、龙骨、牡蛎、龟板各 15 克，代赭石、牛膝各 30 克，胆南星 6 克。水煎取汁 250 克。每日 1 剂，分 2 ~ 4 次服用。滋阴潜阳，平肝熄风。适用于高血压。

★ 凉血化瘀降压饮

丹皮 60 ~ 80 克，钩藤 30 克，川芎、玄参、牛膝、白芍、龙骨各 25 克，桑寄生 20 克。水煎取药汁。每日 1 剂，分 2 次服用。4 周为 1 个疗程，一般连服 2 个疗程。益肾平肝，凉血熄风。适用于高血压。

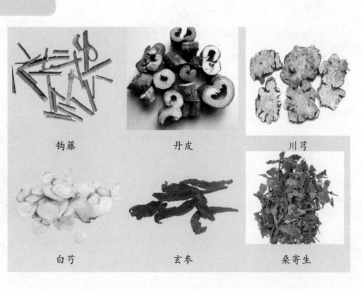

钩藤　　　　丹皮　　　　川芎

白芍　　　　玄参　　　　桑寄生

★二仙汤

仙茅、仙灵脾、巴戟天、知母、黄柏、当归各10克。水煎取药汁。每日1剂，分2次服用，20日为1个疗程。温补肾阳，滋阴益精，濡养冲任。适用于妇女更年期高血压。

★参七菖蒲汤

丹参、生山楂各30克，天麻15克，三七、石菖蒲、钩藤、水蛭各10克。上药加水煎2次，混合两煎所得的药汁。每日1剂，分2次服用，连续服药30日。降压降脂。适用于高血压。

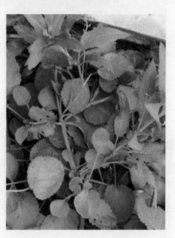

丹参

★扶正降压汤

生黄芪、刺五加各30克，丹参、白芍、葛根、川牛膝各20克，天麻10克，钩藤（后下）、滁菊花各12克，泽泻、酸枣仁、黄芩各15克，生甘草5克。上药加水煎2次，取药汁混合。每日1剂，分3次服用。4周为1个疗程。调整阴阳，扶正降压。适用于高血压。

★桂石降压汤

熟地黄20克，山茱萸、天麻、丹皮、鸡内金、丹参、炙甘草、钩藤各10克，山药、杜仲、白术各12克，肉桂、黄柏各5克，生石决明、桑寄生、茯苓各15克。水煎取药汁。每日1剂，分2次服用，4周为1个疗程，一般连服2个疗程。滋补肝肾，调理脾胃。适用于高血压。

★疏肝和血汤

柴胡10～12克，川芎6～10克，炒白芍10～15克，绿萼梅6～12克，延胡索10～20克，益母草20～30克，地龙12～20克。水煎取药汁。每日1剂，分2次服用。连服1个月。次月隔日1剂，第3个月隔2日1剂，3个月为1个疗程。疏肝解郁，

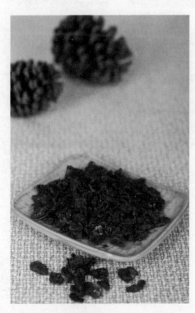

山茱萸

调和气血。适用于原发性高血压。

高脂血症

高脂血症有原发和继发两种。继发是由于其他疾病引起的。糖尿病、酒精中毒、慢性肾病、甲状腺功能低下、痛风等疾病，都有血脂增高的表现。另一种是原因不明的原发性血脂过高。此症的治疗除用降脂药物外，合理的饮食和食疗也可达到降脂效果。

1.调理饮食，控制食量，摄入的热量必须与消耗的能量保持平衡，加强体育锻炼，加强能量消耗，避免形体壅盛、过于肥胖。

2.饮食宜清淡。重点减少食物中的动物脂肪和蛋白质，每次进餐都要严格控制肉类部分，肥甘厚味及辛辣、酒类诸物易助热生痰，不宜食用。荤腥之中，以水产、鱼类为好，因其不腻不滞，无助湿生痰之弊。谷物、干果类大都可食用，豆类及其制品更佳。

3.食用油脂，应首选植物油，少用动物油，忌食肥肉和动物内脏。

4.不食奶油、糖果或酸味饮料，少吃甜食，少吃精制糖。

5.多吃标准粉，少吃精粉，这样可以改善消化能力，降低除了注意饮食调治原则外，可选用下列药膳调理。

防治此病的单方妙方有以下数种。

★玫瑰茉莉茶

玫瑰花、茉莉各适量。冲泡，代茶饮。本方有悦脾解郁，活血降脂功效。适用于肝郁气滞血瘀型高脂血症。

★山楂菊花茶

山楂，杭菊各10克、决明子（捣碎）15克。上述三味一起稍煎，以汁代茶饮。每日一剂，连服3个月。本方有平肝潜阳，祛脂降压功效。适用于阴虚阳亢型高脂血症、高血压患者。

★山楂陈皮红糖饮

鲜山楂30克，陈皮15克，红糖20克。山楂拍碎，与陈皮纳入纱布袋中，扎紧口后放砂锅中，倒入适量清水，以中火煮40分钟，滤取药汁，以红糖调味即成。饮汁，早、晚

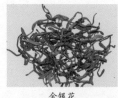

金银花

山楂

2 次分服。活血化瘀，健脾除湿。适用于脾弱湿盛、气血瘀滞型高脂血症。

★ 茯神煮绿豆

茯神 9 克，绿豆 100 克，白糖 15 克。茯神研末，与绿豆同放锅中，加清水适量，用武火烧沸，改文火煮 40 分钟，以白糖调味即成。佐餐食用。宁心安神，化痰。适用于高血压、高脂血、冠心病、心绞痛、口渴口干诸症。

★ 决明蜂蜜饮

决明子（炒）30 克，蜂蜜 30 克。先将决明子捣碎，水煎取汁，冲入蜂蜜搅匀，代茶。有润肠通便降脂功效。适用于高脂血症肠燥便秘，但虚寒证忌用。

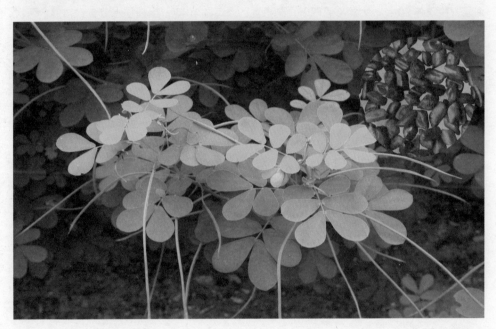

决明子

23

★ 健脾饮

橘皮 10 克，荷叶 15 克，炒山楂 3 克，生麦芽 15 克，白糖适量。将橘皮、荷叶切丝，和山楂、麦芽一起，加水 500 克煎煮 30 分钟，去楂留汁，加白糖代茶饮。有健脾导滞，升清化浊之功。适用于脾虚痰湿，症见头晕，胸闷，脘腹胀满，体倦乏力，肢麻沉重等症。

★ 降脂减肥茶

干荷叶 10 克，生山楂 15 克，生薏米 10 克，花生叶 10 克，橘皮 5 克，茶叶 15 克。取上药共为细末，沸水冲泡代茶饮。有醒脾化湿，降脂减肥功用。适用于痰湿困阻的高脂血症或肥胖症。

★三花桔皮茶

玫瑰花、茉莉花、玳玳花、荷叶各12克，橘皮8克，共研为细末，开水冲泡，代茶饮。有健脾理气，利湿消脂功效。适用于脾湿、肝郁气滞患者。

★降脂汤

丹参、黄精、首乌、山楂、泽泻各15克。水煎取药汁。每日1剂，分3次服用。滋补肝肾。适用于肝肾阴虚导致的高脂血症。

★降脂汤

党参、郁金、白术、枸杞子、车前子各15克，桑寄生（先煎）、黄精、山楂、丹参、海藻、茯苓各20克，大黄（后下）、制半夏、泽泻各10克。上药加水煎2次，混合两次所煎取的药汁，备用。每日1剂，分上、下午服用。40日为1个疗程。振脾阳，补肾阴，活血化瘀，渗湿祛痰。适用于高脂血症。

★山楂消脂饮

山楂30克，荷叶15克，草决明10克，槐花5克，白糖适量。上药（白糖除外）水煎，待山楂将熟烂时，碾碎，再煎煮10分钟，去渣取汁，放白糖调匀，即成。可常饮。消脂清热，活血化瘀。适用于气滞血瘀型高脂血症。

★消脂丸

炒苍术、何首乌、红花、丹参、炒枳壳、川郁金、茺蔚子、远志、刺蒺藜、杭菊花、车前子、肉苁蓉各60克，决明子、炒山楂各180克，泽泻120克，白茯苓90克，制胆星、陈皮、石菖蒲各40克。上药共研为细末，过筛，水泛为绿豆大小的药丸。每次服用5克，每日3次，3个月为1个疗程。行气活血，化湿消痰。适用于高脂血症。

★降脂饮

枸杞子10克，山楂、何首乌、草决明各15克，丹参20克。上药以小火煎取药汁，盛储于保温瓶中。代茶频饮。益阴化瘀。适用于肝肾阴虚，气滞血瘀导致的高脂血症。

★茵陈五苓散加味

茵陈30克，猪苓、茯苓、山楂、丹参各20克，泽泻10克，白术15克，桂枝6克。上药加水煎2次，混合两次所煎取的药汁，备用。每日1剂，分上、下午服用。1个月为1个疗程。渗湿利尿，活血化瘀。适用于高脂血症，降胆固醇、甘油三酯。

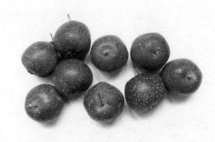

山楂

低血压症

低血压症的主要表现为头晕、食欲不振、脸色苍白、困倦、泛力等，早晨的症状往往比较明显，四肢软弱无力，精神萎靡不振，经过中午短暂的午休后，会得到一定程度的改善，可到下午或傍晚又感乏力。病情严重时会有四肢冷、心悸、呼吸困难、直立性眩晕等表现。低血压会诱发脑梗塞、心肌缺血，加重老年性痴呆。因此，低血压症也严重影响人体健康，人们对它不可掉以轻心。防治此病的单方妙方有以下数种。

★肉桂升压茶

肉桂、桂枝各5克，炙甘草5克。上述前二味切薄片，与炙甘草同置茶杯中，以沸水冲泡，加盖闷15分钟。代茶饮服，连服10～20日。适用于低血压、体质虚弱、食欲不振等症。

★党参黄精汤

党参、黄精各30克，炙甘草10克。水煎取药汁。每日1剂，顿服。补中益气，润肾强身。适用于低血压症。

★参草汤

高丽参10克，炙甘草5克。上药水煎4小时。每日1剂，顿服。大补元气，生精安神。适用于体位性低血压。

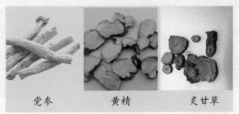

党参　　　黄精　　　炙甘草

★补益心脾方

黄芪、陈皮、白术各10克，党参、炙甘草、熟地黄、葛根各9克，当归12克。水煎取药汁。每日1剂，分2次服用。健脾养心。适用于心脾两虚导致的低血压。

★人参莲子汤

人参、莲子各10克，冰糖30克。将人参、莲子分别洗净，放入锅中加水、冰糖煎煮，至莲肉烂熟即成。每日1剂，连服3日。大补元气，益智安神。适用于低血压症。

★二桂甘草汤

肉桂、桂枝、甘草各15克，五味子25克。水煎取药汁。口服，每日1剂。补元气，通血脉。适用于低血压症。

★附子牡蛎姜草汤

附子、牡蛎各15克，干姜、炙甘草各30克。上药加水煎2次，混合两煎所得药汁。每日1剂，顿服。补火救阳，清心镇静。适用于急性低血压。

★人参黄芪地黄汤

人参、生甘草各6克，黄芪、熟地黄、淮山药各25克，山茱萸、枸杞子各20克，牡丹皮、泽泻、麦冬、茯苓、五味子各10克。水煎取药汁。每日1剂，分3～4次服用，15日为1个疗程。益气固体，滋补肝肾。适用于低血压症。

★西洋参桂枝附子汤

西洋参5克，桂枝15克，制附子12克，生甘草10克。上药用开水泡服。代茶频饮，每日1剂。服至血压恢复正常为止。补气养阴，温经通脉。适用于低血压症。

动脉硬化

动脉硬化是动脉的一种非炎症性、退行性和增生性的病变，其以动脉管壁增厚、变硬、弹性减退、管腔缩小为特征。动脉粥样硬化属中医痰湿，肥胖等范畴，与肝、脾、肾三脏关系密切。老年以后，肝肾渐亏，肝阳上亢，木旺克土，脾胃输布功能失调；或年老脾虚，脾失健运，清浊不分，痰湿内生，日久可形成本病。饮食疗法有助于改善及减轻症状，达到治疗和预防目的。

★人参汤

人参5克。将人参切成薄片，备用。用开水冲泡人参片，每日1剂。养血生津，补气固脱。适用于动脉硬化、健忘、失眠等。

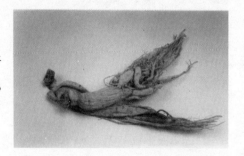

人参

★玉竹汤

玉竹12克，白糖20克。玉竹、白糖放入锅中，加水煮熟，备用。饮汤食药，每日1剂。滋阴润肺，养胃生津。适用于动脉硬化。

★桃仁汤

桃仁20克。水煎桃仁。饮汁，食桃仁，每日1剂。活血化瘀。适用于动脉硬化。

★ 双枯茶

金银花 10 克，夏枯草 30 克。上味开水冲泡。入茶频频饮。适用于动脉硬化、高血压、冠心病等症。

★ 柿汁茶

青柿子 1000 克，蜂蜜 2000 克。青柿子绞汁，入砂锅中煎熬至浓稠，调入蜂蜜，再熬至浓膏，离火，冷却，装瓶备用。每次取 1 汤匙，开水冲服，1 日 3 次。适用于动脉硬化、高血压、冠心病等症。

★ 双耳汤

白木耳、黑木耳各 10 克，冰糖 5 克。黑、白木耳温水泡发，放入小碗，加水、冰糖适量，置蒸锅中蒸 1 小时。饮汤吃木耳。滋阴益气，凉血止血。适于血管硬化、高血压、冠心病患者食用。

★ 泽泻白术汤

泽泻 30 克，白术、天麻、半夏、牛漆、牡丹皮、杏仁（后下）各 12 克，决明子 20 克，潼蒺藜、刺蒺藜、桑寄生各 18 克，胆南星 6 克，钩藤（后下）25 克，全蝎 5 克。水煎取药汁。口服，每日 1 剂。平肝潜阳，化痰通络，降脂。适用于脑动脉硬化，兼治眩晕、耳鸣、记忆力减退等。

★ 槐花山楂合液

槐花、木贼、丹参、山楂各 25 克，赤芍、牛膝、虎杖、何首乌、黄精、川芎、徐长卿（后下）各 15 克。上药加水煎 2 次。首煎加水煮 20 分钟，滤出药液；再加水煎 20 分钟，去渣取药汁。混合两煎所得药汁。每日 1 剂，分服。清热泻火，祛脂防毒。适用于动脉硬化。

★ 山楂龙眼合液

山茱萸肉、山楂肉、龙眼肉各 20 克，石决明、决明子、菊花、何首乌各 15 克，生地黄、金银花、蒲公英、赤芍、甘草各 10 克。上药加水煎 2 次。首煎加水煮 20 分钟，滤出药液；再加水煎 20 分钟，去渣取药汁。混合两煎所得药汁。每日 1 剂，分服。消脂化瘀。适用于脑动脉硬化症，兼治失眠、多梦。

心悸

　　心悸是指患者自觉心中悸动，心跳快而强，心前区出现不适。心悸发病过程中，多伴有失眠、健忘、眩晕、耳鸣等症。心悸属中医中"惊悸"和"怔仲"的范畴。中医认为心悸之症虚为本，实为标，人患此病多与体质虚弱、情志所伤、劳倦、汗出受邪等有关。常用的食疗方有以下几种，患者可以辨证选用。

★五味子酒

　　五味子50克，优质白酒500毫升。五味子洗净，泡入白酒中，封紧瓶口，1日摇晃1次，15日即可饮用。饭后喝药酒，每次饮3毫升，1日3次。补肾强心。适用于神经症引起的失眠、头晕、心悸、健忘、乏力、烦躁等。

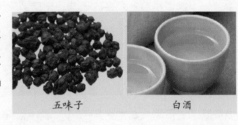

五味子　　　　　白酒

★百合夏枯草汤

　　百合30克，夏枯草15克。上药加水煎2次，混合两煎所得药汁。每日1剂，分次服用。养阴，平肝，安神。适用于长时间失眠，心神不安，心悸烦躁。

★心律失常方

　　生地黄、丹皮、玉竹、龙眼肉、莲子肉各12克，黄连、黄柏各6克，夜交藤、珍珠母各15克，枣仁、知母各9克。上药加水煎2次，混合两煎所得药汁，备用。每日1剂，分次服用。清热安神。适用于心悸、心律失常。

★九味煎

　　茯苓、白术、当归、党参、赤芍各10克，远志肉、桂枝各6克，川芎5克，甘草3克。水煎取药汁。每日1剂，分次服用。调气养血，逐瘀祛痰。适用于阴阳亏虚所致的心悸。

★惊恐不寐方

　　炒枣仁、陈皮、生甘草、朱寸冬、郁李仁、法半夏、远志肉、枳实各10克，龙牡粉、茯苓、丹参、猪胆皮（酒炒）各15克。水煎取药汁。分3次服药，5剂为1个疗程。镇静安神，祛痰涤饮。适用于受惊导致的夜不能寐、惊悸、头晕、目眩等。

★渗湿逐饮汤

半夏、风化硝（冲）、花槟榔各 10 克，猪苓、茯苓各 31 克，郁李仁 16 克。上药加水煎 2 次，混合两煎所得药汁，备用。每日 1 剂，分次服用。渗湿逐饮。适用于痰饮心悸，症见心悸心慌，伴有失眠、头痛等。

★温阳补气活血汤

黄芩、丹参各 30 克，枳壳、制附子、瓜蒌、薤白、红花、桂枝各 12 克，炙甘草 10 克。水煎取药汁。每日 1 剂，分次服用。温阳益气，活血通脉。适用于窦房结综合征导致的心悸、胸闷、乏力等。

★风心方

橘络、丝瓜络、归尾、青葱根、旋覆花、红花、赤芍、桃仁、青蒿、茜草根各 6 克，鳖甲 25 克，大黄蟅虫 1 丸（分吞）。水煎取药汁。每日 1 剂。补气养阴，疏通经络，活血化瘀。适用于风湿性心脏病晚期导致的上气喘满，心悸怔忡，腹胀，下肢水肿等。

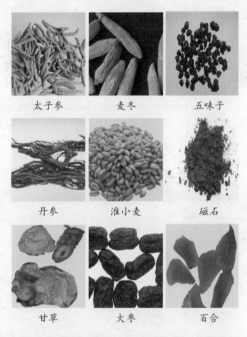

太子参　　麦冬　　五味子

丹参　　淮小麦　　磁石

甘草　　大枣　　百合

★宁心饮

太子参、麦冬、五味子、丹参各 15 克，淮小麦、磁石、龙牡各 30 克，甘草 6 克，大枣 7 枚，百合 15 克。上药加水煎 2 次，混合两煎所得药汁，备用。每日 1 剂，分次服用。益气养阴，宁心调神。适用于心悸难宁，胸闷烦热，少寐多梦。

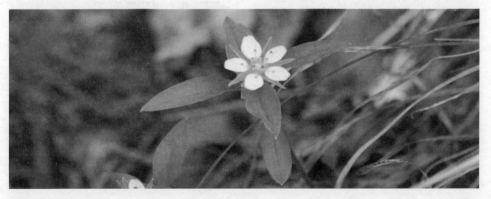

太子参

冠心病

冠心病是冠状动脉粥样硬化性心脏病的简称。冠心病是一种 40 岁以后较为多见的心脏病。中老年人因为生理机能的逐渐衰退，如果对钙质摄取不足，会导致钙质从骨组织中大量释出，这一方面会造成骨质疏松，另一方面会使骨组织中的胆固醇等物质大量释出并沉淀或附着在血管壁上，加重血管硬化，从而影响人体血液循环。冠状动脉是供应心脏血液的血管，如果在此血管的内膜下有脂肪浸润堆积就会使管腔狭窄，堆积越多狭窄就越严重，如此限制了血管内血液的流量，血液是携带氧气的，如心脏需氧增多或血流减少到一定程度，就会使心肌缺乏氧气，不能正常工作。

中医认为其病因为七情内伤，饮食不节，年老体衰，使心肝肾脾等脏腑亏损，胸中阳气不足，导致气机不畅，血瘀不通。防治此病的单方妙方有以下数种。

★银杏叶汤

银杏叶 6 克。用上药加水 300 毫升，煎至 150 毫升，顿服。活血养心。适用于冠心病，症见胸部刺痛，固定不移，入夜更甚，或心悸不定，舌质紫暗，脉沉涩。

★香蕉茶

香蕉 50 克，蜂蜜少许。香蕉去皮研碎，加入等量的茶水中，加蜜调匀当茶饮。降压，润燥，滑肠。适用于冠心病、高血压、动脉硬化及便秘等。

★香红菊花茶

菊花 10 克，红花 5 克，檀香 3 克。上三味入茶杯中，冲入沸水，闷一会即成。代茶频饮。1 日 1 剂，冲泡 3 ~ 5 次，当日饮完。降低冠脉阻力，增加冠脉流量，改善心肌循环。适用于冠心病、心绞痛。

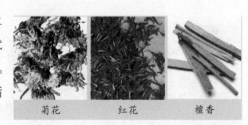

菊花　　　　红花　　　　檀香

★酸枣仁茶

酸枣仁 15 克，玄参 30 克。将二药加水 2500 毫升煮开，立即盛入暖水瓶中盖严，1 小时后当茶服，1 日服完。连服 3 ~ 5 天。本品有养心安神作用，对心阴不足所致心烦不眠，口干口苦等冠心病心绞痛患者有效。

★菊楂决明饮

生山楂片、草决明各15克，菊花5克，用开水冲泡半小时后饮用，每日数次。适用于高血压兼有冠心病患者。

★龙眼洋参饮

龙眼肉30克，西洋参6克，白糖3克。将三物放入碗中，加盖，在饭锅上反复蒸之，至成膏，每服1匙。适用于冠心病之阴虚有火的患者。

★瓜葛红花酒

瓜蒌皮25克，葛根25克，红花15克，延胡20克，桃仁20克，丹参30克，檀香15克。将上药装入一大瓶内，加入高粱酒800～1000毫升，泡1个月后取酒内服。每次服10毫升，每晚1次，同时用此酒擦膻中穴1次。连用7～10天。本品有行气活血，化瘀通络作用。适用于本病之气滞血瘀患者服用。

★补肾化瘀汤

黄芪30克，淫羊藿、桂枝、太子参、麦冬、丹参、赤芍、川芎各15克，五味子、红花、当归各10克。水煎取药汁。每日1剂，分2次服用。益气养阴，温肾活血。适用于冠心病。

★补心汤

紫丹参、炒枣仁、天冬、桃仁、广郁金、枸杞子、生地黄、当归、茯苓、远志各10克，降香、桔梗各6克。水煎取药汁。每日1剂，分2次服用。连续服用3个月为1个疗程。滋阴养血，养心安神。适用于冠心病、心绞痛、心阴亏损症。

★桃红四物汤

黄芪、赤芍、瓜蒌各30克，当归、川芎、桃仁各12克，丹参15克，红花、薤白、柴胡各10克，枳实9克，桔梗、甘草各6克。水煎取药汁。每日1剂，分2次服用。30剂为1个疗程，共治疗2～3个疗程。扶正固本，祛邪外出，宽胸散结，活血化瘀，行气止痛。适用于冠心病、心绞痛。

★益气涤痰化瘀汤

黄芪、茯苓、陈皮、当归、制半夏、胆南星、郁金、枳实、石菖蒲、桃仁、红花、川芎、甘草各10克。水煎取药汁。每日1剂，分2次服用。连续服用3个月为1个疗程。益气，涤痰，化瘀。适用于老年肥胖者冠心病和心绞痛。

★补阳汤

黄芪、丹参、赤芍、郁金、当归、麦冬、桃仁、红花、地龙、川芎各10克。水煎取药汁。

每日 1 剂，分 2 次服用。连续服用 3 个月为 1 个疗程。补气温阳，活血化瘀。适用于冠心病、心绞痛。

★ **冠痛灵汤**

黄芪 30 克，丹参、鸡血藤、石菖蒲各 15 克，川芎、人参、郁金、枳壳、决明子各 10 克，三七 3 克，琥珀末 2 克，藏红花 1.5 克。水煎取药汁。每日 1 剂，分 2 次服用。益气活血，通脉止痛。适用于气虚血瘀型心绞痛。

★ **冠脉宁**

党参 25 克，麦冬、瓜蒌各 20 克，五味子、红花、赤芍、丹参、薤白各 15 克，桂枝 10 克。水煎取药汁。每日 1 剂，分 2 次服用，30 日为 1 个疗程。益气养阴，活血通痹。适用于冠心病。

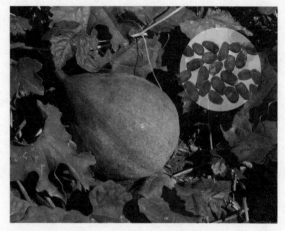

瓜蒌

呕吐

呕吐是指胃气上逆，使胃内容物从口吐出的一种病证。包括西医学中的神经性呕吐、胃炎、幽门痉挛等病。

本病由于外邪侵犯，饮食不节，情志失调，脾胃虚弱，胃失和降，气逆于上所致。主要有外邪犯胃证、食滞内停证、痰饮内阻证、肝气犯胃证、脾胃气虚证及胃阴虚证。

防治此病的单方妙方有以下数种。

★ **生姜汁**

生姜适量，将生姜捣汁，以开水冲服姜汁。和胃止呕。适用于呕吐反胃。

★ **蜂蜜姜汁**

鲜姜适量，蜂蜜 2 汤匙。鲜姜捣汁 1 汤匙，与蜂蜜混合，加水 1 汤匙，放入锅中蒸热，即可，待药汁晾温后顿服。和胃止呕。适用于反胃呕吐。

★橘皮汤

橘皮6克,生姜12克。上药加水700毫升,煮至300毫升,取汤100毫升服用。行滞,止呕。适用于干呕,手足厥冷。

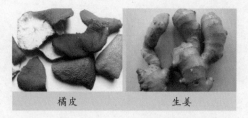

橘皮　　　　生姜

★地龙白糖方

地龙数条,白糖、面粉各适量。将地龙洗净,撒上白糖,顷刻化为糊状,再加面粉适量,调和成药饼,备用。敷贴于患儿足心涌泉穴,外用消毒纱布覆盖。清热止呕。适用于小儿胃热呕吐。

★绿豆蛋清方

绿豆粉60克,鸡蛋清2个。用以上2味一同调均匀,备用。敷贴于患儿足心涌泉穴,外用消毒纱布覆盖。清热解毒,消暑利水。适用于小儿胃热呕吐。

★丁香雪梨

大雪梨1枚,丁香15粒。丁香刺入梨肉内,用湿纸包裹5层,用火煨熟即成。趁热服食,连服数日。生津益胃,降逆止呕。适用于反胃呕吐。

★止呕泥

生姜100克,鲜橘皮、米饭各50克。将生姜、橘皮捣碎,加入米饭共捣成泥,外敷神阙穴上,上盖消毒纱布,并压以热水袋加温。此方适用于胃寒型呕吐。

★竹茹芦根姜汤

竹茹、芦根各30克,生姜3片。水煎取药汁,代茶饮。清胃热。适用于胃热呃逆、呕吐诸证。

★鸡内金香橼皮汤

鸡内金15克,香橼皮10克。将鸡内金炒成焦黄,然后研为细末,备用。以香橼皮煎汤,送服鸡内金末。健脾消信,理气降逆。适用于呕吐。

★丁夏汤

丁香、半夏各9克,生姜少许。上药加水同煎。饮汤,温服。温中降逆。适用于呃逆呕吐,脾胃虚寒。

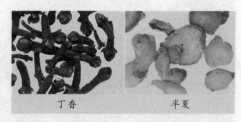

丁香　　　　半夏

★姜汁丁香丸

丁香15个,鲜姜、甘蔗各适量。鲜姜、甘蔗分别捣成汁,取等量,与丁香和为丸,如莲子大。口服，每次 4 ~ 5 丸。止呕止痛。
适用于呕吐，胃炎。

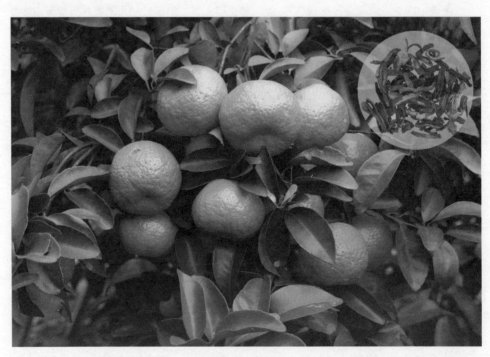

★温经回阳方

附子 6 克，干姜、炙甘草各 3 克，西党
参、茯苓各 9 克，淮小麦 30 克，大枣 6 枚。
水煎取药汁。口服，1 日 1 剂。温经回阳止吐。
适用于恶心呕吐，胃脘痛。

★黄连紫苏汤

黄连、紫苏梗各 10 克。水煎取药汁。1 日 1 剂，频饮。清热泻火，理气宽中。适用于呕吐。

★人参白术茯苓汤

人参、白术、茯苓、炙甘草各 9 克，丁香 3 克，沉香 2 克。水煎取药汁，代茶饮。养
胃温脾。适用于小儿呕吐。

★双皮汤

陈皮 10 克，青皮 6 克，竹茹 3 克，姜半夏 8 克。水煎取药汁，口服。理气和胃。适
用于呕吐。

陈皮

呃逆

呃逆就是人们常说的打嗝,西医叫做膈肌痉挛。当膈肌、膈神经、迷走神经或中枢神经等受到刺激后,一侧或双侧膈肌常发生阵发性的痉挛,于是发生打嗝现象。如果膈肌持续痉挛超过48小时未停止者,称顽固性呃逆。呃逆除了让患者感到不适外,还会影响到周围的人。如果患者有心肺方面的疾患,则会影响到呼吸功能,危害性更大。

本病可因饮食不节,情志抑郁,病后体虚所致。治疗以理气和胃、降逆平呃为基本法则,根据寒热虚实不同,分别施以温中、清热、补虚、泻实之法。防治此病的单方妙方有以下数种。

★荔枝方

荔枝连皮核烧干存性,研为末,白水送服。通神益气,散滞气。适用于呃逆不止,咽喉肿痛。

★芦根方

鲜芦根100克,冰糖50克。加水共煮,代茶饮。清热生津,祛烦止呕。治由于胃热引起的口臭、烦渴、呃逆、呕吐等。

★猪胆赤豆散

猪胆1只,赤小豆20粒。将赤小豆放入猪胆内,然后将猪胆挂房檐下阴干,研成细末备用。每次1克,以白开水冲服,1日2次。健脾利湿。适用于顽固性呃逆。

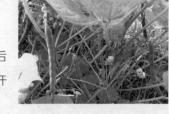

赤小豆

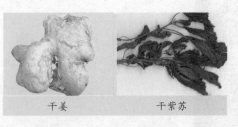

干姜　　　　干紫苏

★黄梅汤

黄梅肉500克,干紫苏60克,干姜末5克,炒盐9克,甘草末、檀香末各适量。黄梅肉蒸熟,去核,与余味拌匀,晒干后装瓶备用。临食时,加糖冲服。理气,和胃。适用于呃逆。

★苏蜜汤

白蜜、姜汁各15克,紫苏60克。前二味和匀,与紫苏微火加水煎沸,以文火收汁。

每次 1 匙，空腹服食。补虚和胃，降逆止呕。适用于呃逆。

★丁香柿蒂汤

柿蒂 10 克，丁香 3 克，生姜 5 片。将三味入砂锅内，加水 500 毫升，煎至 300 毫升，去渣取汁备用。每日早晚，空腹温热食服。温中降逆，下气止呃。主治胃寒呃逆。

★干姜刀豆饮

干姜 4 克，刀豆 20 克，柿蒂 5 个。三味入砂锅内，加清水 500 毫升，泡透煎至 300 毫升，去渣留汁待食。每日早晚，空腹温热食服。温阳补中，降气止呃。适用于脾胃阳虚呃逆。

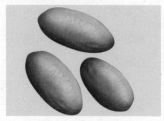

刀豆

★竹茹姜冬茶

竹茹 15 克，麦冬 30 克，冰糖 6 克。将竹茹麦冬入砂锅，加清水 500 毫升。浸透，煎至 300 毫升，去渣取汁，入冰糖溶化合匀，待服。瓦茶，温频饮。可清热，降气，止呃。主治胃热呃逆。

★丁香散

丁香、柿蒂、高良姜、甘草各 10 克。上药研成细末，半瓶备用。用时，取 1 克用沸水冲服。每日 2～3 克。祛寒止呃。适用于打嗝。

★活血散寒止呃方

赤芍、桃仁、红花各 9 克，川芎 4 克，葱 3 根，生姜 2 片，大枣 7 枚，麝香（吞服）0.5 克。水煎取药汁。每日 1 剂。活血化瘀，散寒止呃。适用于中焦寒凉所致的打嗝。

★止呃方

旋覆花、代赭石、芒硝各 9 克，公丁香 3 克，柿蒂 5 只，大黄 6 克。上药加水煎 2 次，混合两煎所得药液。每日 1 剂，口服。降逆止呃。适用于打嗝不止。

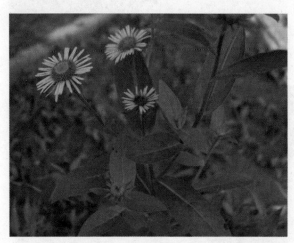

旋覆花

消化不良

消化不良是由胃动力障碍所引起的疾病。临床上主要症状表现为上腹痛、早饱、腹胀、嗳气。上腹痛多无规律，只有部分患者与进食有关，表现为饱痛，进食后缓解，或餐后半个小时又出现疼痛。早饱是进食后不久即有饱腹感，使人再也吃不下去食物。腹胀多发生于餐后，或呈持续性，进餐后加重，同时伴有嗳气。另外，一些功能性消化不良的人还会出现失眠、焦虑、抑郁等精神方面的症状。防治此病的单方妙方有以下数种。

★砂仁酒

砂仁 30 克，黄酒 500 毫升。砂仁研为细末，装入纱布缝制的小袋中，浸泡入酒内，密封 4 日即成。每次饮药酒 30 ~ 40 毫升，1 日 3 次。化湿行气。适用于消化不良。

★陈茶胡椒方

陈茶叶一撮，胡椒 10 粒，盐适量。胡椒捣烂，与陈茶叶一起用沸水冲泡，调入盐即成。饮服，1 日 1 ~ 2 次。温中散寒。适用于虚寒性消化不良。

★绿茶干橘方

蜜橘 1 个，绿茶 10 克。将蜜橘挖孔，塞入茶叶，晒干后食用。成人每次 1 个，小儿酌减。理气解郁。适用于肝气不舒所致的消化不良。

★橘枣饮

橘皮 10 克(可换干品 3 克)，大枣 10 枚。先将大枣放锅内炒焦，然后与橘皮同放入杯中，加沸水冲泡 10 分钟，即成。饭后代茶饮。调中醒胃。适用于消化不良。

★山楂丸

山楂、怀山药各 250 克，白糖 100 克。将山楂、怀山药晒干，研成碎末，与白糖混合，炼蜜为丸，丸重 15 克。每次 1 丸，1 日 3 次，以温开水送服。补中化积，开胃健脾。适用于脾胃虚弱导致的消化不良。

★干姜茱萸方

干姜、吴茱萸各 30 克。上药共研细末，装瓶备用。每次取药末 6 克，温开水送下。健胃消食。适用于消化不良，症见伤食吐酸水。

★车前止泻汤

车前子6克，泽泻、茯苓、淮山药各5克，甘草3克。水煎取药汁。口服，1日1剂。健脾养胃，利湿止泻。适用于婴幼儿单纯性消化不良。

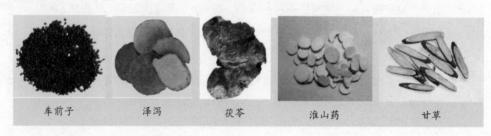

| 车前子 | 泽泻 | 茯苓 | 淮山药 | 甘草 |

★槟榔焦三仙

槟榔10克，焦山楂、焦神曲、焦麦芽各15克。将槟榔洗净，与另三味加水煎汁。代茶饮。健胃消食。适用于消化不良。

★健脾和胃汤

炒苍术、鸡内金、车前子（包煎）、泽泻、茯苓、山楂炭各6克，砂仁、炙甘草各3克，木香、槟榔各4.5克，罂粟壳2克。上药加水，浓煎为200毫升。1日1剂，分次频服。健脾胃，涩肠止泻。适用于婴幼儿消化不良，症见泄泻、呕吐、发热等。

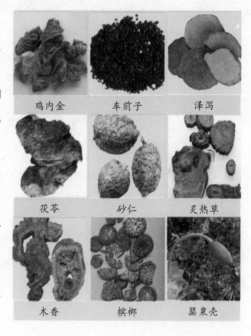

鸡内金	车前子	泽泻
茯苓	砂仁	炙热草
木香	槟榔	罂粟壳

★清肠消导汤

白头翁、山楂各6克，砂仁、炙甘草各1克，香附4克，焦神曲8克，苍术炭、茯苓各5克。上药加水，浓煎200毫升。每日分多次服用。清肠助运，消导化滞。适用于小儿消化不良。

胃、十二指肠溃疡

胃及十二指肠溃疡是指胃或十二指肠的黏膜局部被腐蚀，发生糜烂，也称为消化性溃疡。本病发患者群主要为 20～50 岁的青壮年，男性患者人数多于女性，十二指肠溃疡又远多于胃溃疡。其主要症状为胃脘疼痛，痛点在上腹部正中或略偏左侧，痛如刀割或针刺，而且疼痛与进食有着直接关系。同时，患者还伴有嗳气、泛酸等症状。另外，消化性溃疡具有一定的季节性，晚秋、冬季、初春三时节发病明显多于其他季节。

中医把消化性溃疡归属于胃痛、胃脘痛的范畴，认为与人无规律饮食，暴饮暴食，嗜酒过度，或忧思过度，肝气失调而横逆犯胃有关。治疗原则为：补气健脾，活血化瘀，解郁疏肝，理气通络。防治此病的单方妙方有以下数种。

★蜂蜜方

蜂蜜适量。每次饭前 1 个半小时或饭后 3 小时服用，坚持一疗程（2 个月），治愈率可达 80% 左右。润肠通便。对胃及十二指肠溃疡有较为明显的疗效。它不仅能健胃、润肠和通便，还能抑制胃酸分泌，减少胃黏膜的刺激而缓解疼痛。

★荷叶方

荷叶阴干，焙烧存性，研成细粉。每日服 1 次，每次 1.5 克，连用数日。养阴清热，散瘀止血。适用于胃及十二指肠溃疡。

荷叶

★洋芋汁

洋芋 120 克，蜂蜜适量。洋芋捣烂绞汁，入蜂蜜调匀即成。每服 1～2 汤匙，空腹沸水冲服。缓急止痛，通利大便。适用于十二指肠溃疡之腹痛、反胃、大便秘结等症。

★圆白菜汁

圆白菜（甘蓝、洋白菜、包心菜）适量。将圆白菜洗净，捣烂取汁。每次饮半茶杯。清热散结。适用于胃及十二指肠溃疡疼痛，也是胃癌的预防药。

★香椿枣

香椿头 250 克，大枣适量。将香椿头剪成碎末，捣烂。大枣捣如泥状与香椿头共调，捏成重 3 克的药丸。每次 2 丸，每日 2 次，温开水送服。止血，燥湿，健脾，和胃。适用于胃及十二指肠溃疡。

★清胃散

珍珠粉、广木香各 50 克，人工牛黄粉 10 克。上药研为极细末，装入胶囊中，每粒装 0.5 克，备服。饭前 1 小时用温开水送服，每次服 2 粒，每日 3 次。4 周为 1 个疗程。清热解毒，理气解痉，除腐生新。适用于胃及十二指肠溃疡。

★海蜇枣糖膏

海蜇 500 克，大枣 500 克，红糖 250 克。三味加水共煎成膏状。每次 1 匙，日 2 次。清热，润肠。适用于胃及十二指肠溃疡。

★胃灵汤

党参、白术、茯苓、七叶一枝花各 15 克，制半夏、陈皮、香附（后下）各 10 克，砂仁（打、后下）5 克。上药加水煎 2 次，混合两煎所得药汁。每日 1 剂，分 2 次服用，20 日为 1 个疗程。振奋中焦，行气解郁。适用于胃溃疡。

★两和镇痛饮

柴胡、枳壳、厚朴、佛手各 12 克，白芍、炒香附、炒建曲各 15 克，甘草 5 克。水煎取药汁。每日 1 剂，分 2 次服用。疏肝和胃，行滞镇痛。适用于肝胃不和所致的胃溃疡。

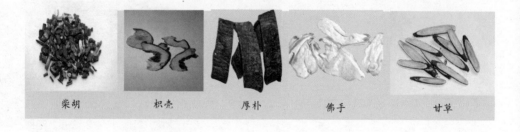

柴胡　　　枳壳　　　厚朴　　　佛手　　　甘草

★养阴平肝消炎汤

沙参、当归、石斛各 9 克，白术、鸡内金、黄连、陈皮、枳壳、麦冬各 6 克，山药 12 克，焦三仙、川牛膝各 10 克，白蔻、半夏各 5 克，白芍 15 克，甘草 3 克。水煎取药汁。每日 1 剂，分 2 次服用。滋养胃阴，平肝补中。适用于胃阴不足所致的胃溃疡。

★良附苏陈汤

良姜、香橼皮、炒川楝子、煅瓦楞子、乌贼骨、香附、苏梗各 10 克，陈皮、佛手、延胡索、马尾连各 5 克。水煎取药汁。每日 1 剂,分 2 次服用。温中散寒,宣通阳气。适用于寒邪犯胃所致的十二指肠溃疡。

★乌附白及方

白及 30 克,肉桂、干姜、广木香、佛手、乌附片、甘草各 6 克,煅瓦楞 15 克,白糖适量。上药加水 500 毫升,浓煎至 100 毫升,加糖调匀即成。每日空服 2 次,每次 50 毫升。散寒温中,活血生肌。适用于中焦虚寒所致的十二指肠溃疡。

★芪芍及草汤

黄芪 30 克,白芍 15 克,白及、甘松、鹿角胶(冲)、元胡各 12 克,海螵蛸 20 克,甘草 6 克。水煎取药汁。每日 1 剂,分 2 次服用。健脾益气,活血止痛,制酸止血。适用于脾胃虚弱导致的胃溃疡。

胃炎

胃炎是胃黏膜炎症的统称,可分为急性和慢性两类。

急性胃炎是指由于各种原因引起的胃黏膜的一种急性炎症反应。急性胃炎患者常有上腹疼痛、嗳气、恶心、呕吐及食欲减退等。其临床表现常表现的轻重不等,但发病均急骤,大都有比较明显的致病因素,如暴饮暴食、大量饮酒或误食不洁食物、受凉、服用药物等。由药物和应激因素引起的胃炎,常仅表现为呕血和黑便,一般为少量,呈间歇性,可自止,但也可发生大出血。

慢性胃炎是以胃黏膜的非特异性慢性炎症为主要病理变化的慢性胃病,病变可局限于胃的一部分,也可弥漫到整个胃部,临床常有胃酸减少、食欲下降、上腹不适和疼痛、消化不良等。慢性胃炎无特异性,一般可表现为食欲减退,上腹部有饱胀憋闷感及疼痛感、恶心、嗳气、消瘦、腹泻等。治疗时宜清热利湿、运脾和胃、疏肝健脾、理气活血、益气温中、养阴生津、通络止痛。防治此病的单方妙方有以下数种。

★佛手理气茶

鲜佛手 25 克(干品 10 克)。上味切片或制成粗末,以沸水冲泡,加盖 10 分钟即成。代茶饮用,1 日 1 剂。疏肝理气,和胃止呕。适用于胃炎。

★龙眼核方

龙眼核 (即桂圆核) 适量。将龙眼核焙干研成细粉。每次 25 克，每日 2 次，白开水送服。补脾和胃。治急性胃肠炎。

★蚕蛹粉

蚕蛹适量。蚕蛹焙干研粉。每服 5 ~ 10 克，每日 2 次。蚕蛹是高蛋白营养品，主要成分有不饱和脂肪酸、甘油酯、维生素等。适用于慢性胃炎、胃下垂有较好的疗效。

★核桃姜汤

干姜洗净，切片，加水煎汤。核桃仁嚼烂，用姜汤送服，日服 2 次。核桃仁、干姜各适量。治烧心吐酸水。

★生姜橘皮饮

生姜、橘子皮各 20 克。水煎。每日 2 或 3 次分服。健胃，解毒。适用于慢性胃炎之胃痛、呕吐黏液或清水。

★健胃茶

徐长卿 4.5 克，北沙参 3 克，花橘红、白芍各 3 克，生甘草 2 克，玫瑰花、红茶各 1.5 克。上味共制粗末，以沸水冲泡。代茶饮服，1 日 1 剂，连服 3 个月为一疗程。适用于虚寒型浅表性胃炎。

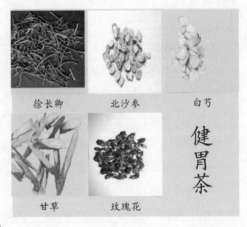

徐长卿　　北沙参　　白芍

甘草　　玫瑰花

健胃茶

★益气化瘀汤

炙黄芪、徐长卿各 30 克，丹参、莪术、当归、赤芍、延胡索、炙木瓜各 10 克，砂仁 3 克。水煎取药汁。每日 1 剂，分 2 次服用。4 周为 1 个疗程。益气化瘀。适用于萎缩性胃炎伴不典型增生肠上皮化生。

★益气化瘀汤

制半夏、苏梗、党参、川楝子各 10 克，代赭石 30 克，大腹皮 12 克。水煎取药汁。每日 1 剂，分 2 次服用。15 剂为 1 个疗程。降逆和胃，健脾理气。适用于胆汁返流性胃炎。

★疏肝降逆汤

柴胡、枳实、白术、郁金、陈皮、半夏各 12 克，白芍 18 克，黄连、栀子各 9 克，茯苓 15 克，代赭石 30 克，甘草 6 克。水煎取汁 400 ~ 500 克。每日 1 剂，分 2 次服用。

抑肝健脾，清热解毒。适用于胆汁返流性胃炎。

★镇逆汤

代赭石 20 克，青黛、吴茱萸各 6 克，半夏 12 克，白芍 15 克，龙胆草、党参各 9 克，生姜 3 片。取上药浓煎取汁 250 克。每日 1 剂，分 3 次服用。连续服药 30 日为 1 个疗程。清热和胃，降逆止呕。适用于胆汁返流性胃炎。

★脂胡郁黄汤

五灵脂（包煎）、延胡索、郁金各 10 克，大黄、甘草各 6 克，砂仁、厚朴各 8 克。水煎取药汁。每日 1 剂，分 2 次服用。7 日为 1 个疗程。活血化瘀解毒。适用于胆汁返流性胃炎。

★失笑散

炒蒲黄、玄胡、五灵脂、党参、炒白术、茯苓、石斛各 15 克，淮山药 30 克，田七 10 克，甘草 5 克。水煎取药汁。每日 1 剂，分 2 次服用。化瘀和胃止血。适用于急性胃炎之瘀滞胃肠证，症见脘腹刺痛，拒按，呕血，便血色暗，舌有瘀斑点，脉弦涩。

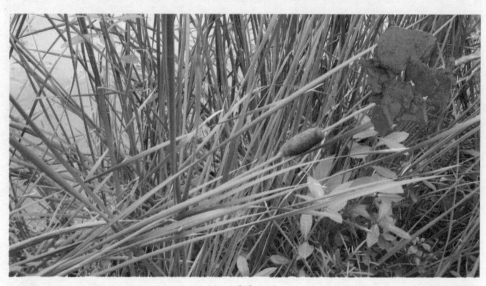

蒲黄

★健脾调胃汤

党参、黄芪各 30 克，代赭石、白术、山药各 15 克，当归、炮姜、白芍、吴茱萸各 12 克，木香、乌梅炭、山楂炭、川芎、半夏各 9 克，黄连、甘草各 6 克。取上药浓煎取汁 250 克。每日 1 剂，分 3 次内服。连服 20 剂为 1 个疗程。健脾益气，和中降逆，理气止痛，养血生肌。适用于慢性胃炎。

胃下垂

胃下垂是人体内脏下垂中最常见的一种疾病。正常的胃脏呈牛角形，位于腹腔上部。胃如果由牛角形变成鱼钩形垂向腹腔下部，且人出现食欲减退、饭后腹胀等消化系统症状，即可确诊为胃下垂。

胃下垂是胃体下降至生理最低线以下的位置，这种疾病多是由于人长期饮食失节，或劳倦过度，致中气下降，升降失常所致。病者感到腹胀（食后加重，平卧减轻）、恶心、嗳气、胃痛（无周期性及节律性，疼痛性质与程度变化很大），偶有便秘、腹泻，或交替性腹泻及便秘。患此种疾病的人，多数为瘦长体型，可伴有眩晕、乏力、直立性低血压、昏厥、体乏无力、食后胀满、嗳气、头晕、心悸等症状。治疗时宜益气升陷，健脾和胃。

胃下垂患者平时要积极参加体育锻炼，运动量可由小到大。避免暴饮暴食，选用的食品应富有营养，容易消化，但体积要小。高能量、高蛋白、高脂肪食品摄入量应适当多于蔬菜水果，以求增加腹部脂肪而托住胃体。同时，患者还要减少食量，少吃多餐，减轻胃的负担。卧床时，宜头低脚高。

防治此病的单方妙方有以下数种。

★山楂汤

山楂 15 克（以野山楂最佳），苏枳壳 15 克。水煎去渣。每日分 2 次服下，连续服用。化滞收敛。适用于胃下垂。

★温胃肚

猪肚（猪胃）1 枚，炒枳壳 20 克，砂仁 10 克。将猪肚洗净，纳入两味中药，扎好，加水煮熟。趁热食猪肚饮汤，分作 4～6 次用完。温中和胃。适用于胃下垂。

★龟肉汤

乌龟肉 250 克，炒枳壳 20 克。共煮熟去药，可加盐或酱油调食。补虚调中。治疗胃下垂、子宫脱垂。

★举胃猪肚散

猪肚 1 个，升麻 100 克，白术 200 克，石榴皮 30 克。猪肚洗净纳入，用清水浸透的

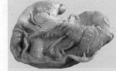

猪肚　　　　　　升麻

三味药材，肚两端扎紧，放入大砂锅中加水煮至猪肚烂透，取出肚内药物，晒干研末，即成。每次取药末5～10克，以米汤送服，1日3次；猪肚切细丝，佐餐食用。健脾举气。适用于中气虚陷引起的胃下垂、脱肛、久泻等症。

★健脾祛浊汤

党参15克，白术、枳实各12克，山药、枳壳、半夏、柴胡各10克，大黄6～12克，陈皮9克，炙甘草6克。水煎取药汁。每日1剂，分2次服用。健脾祛浊。适用于胃下垂。

★木香调气汤

木香、厚朴、大腹皮、槟榔片、枳壳、莱菔子各30克，乌药25克。水煎取药汁。每日1剂，分2次服用。24日为1个疗程。和胃健脾。适用于胃下垂。

★加味半夏泻心汤

半夏、升麻各10克，党参30克，川三七3克，黄连6克，干姜2克，炙甘草3克。水煎取药汁。每日1剂，分3次服用，饭前服。4周为1个疗程。补中益气，升阳举陷。适用于胃下垂。

★升提益胃汤

党参40克，炙黄芪50克，枳实、白术、附子各10克，山茱萸15克，升麻15克。水煎取药汁。每日1剂，分2次服用。30日为1个疗程。健中益气，升阳举陷。适用于胃下垂。

★升胃丸

人参30克，黄芪100克，炒枳壳、升麻各60克，鸡内金40克，防风20克，炙甘草18克。上药共研为细末，炼蜜为丸，大如梧桐子。每次服9克，日服2次，温开水送服。益气补胃，升举清阳。适用于胃下垂，症见脘腹胀满、隐隐作痛、体倦乏力、饮食无味等。

★益气养阴汤

党参、茯苓、莲肉、黄芪、麦冬各10克，炙甘草、五味子各5克。上药加水500克煎煮，煎至药汁250克。每日1剂，分3次温服，连续服药30日为1个疗程。益气养阴。适用于胃下垂。

★补气养胃汤

黄芪20克，炙黄精、制首乌、党参、焦白术各15克，当归、佛手、红木香、甘草各9克，炙升麻6克。水煎取药汁。每日

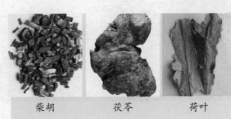

柴胡　　　　茯苓　　　　荷叶

1 剂，分 3 次温服。42 剂为 1 个疗程。补气养胃，健脾温阳。适用于胃下垂。

★益气和中汤

黄芪 30 克，党参 15 克，炒白术、煨葛根、炒白芍、炒枳壳各 12 克，柴胡 9 克，陈皮、苏梗各 10 克，炙甘草 6 克。取上药加水 500 克，煎取药汁 250 克。每日 1 剂，分 3 次服用。连续服药 13 ~ 27 剂。疏肝健胃和胃。适用于胃下垂。

★益气化瘀汤

黄芪、升麻各 20 克，云苓、麦芽、党参各 15 克，山楂 12 克，鸡内金、白术、枳实、三棱、莪术、川芎、柴胡各 10 克，红花 9 克。水煎取药汁。每日 1 剂，分 2 次服用。益气化瘀。适用于胃下垂。

★芪术升胃汤

太子参、黄芪各 10 ~ 30 克，砂仁、白术各 10 克，陈皮 10 ~ 15 克，升麻 6 ~ 9 克，柴胡 9 ~ 12 克，枳壳 10 ~ 18 克，大黄（后下）3 ~ 12 克，制马钱子 2 ~ 4 克，甘草 3 ~ 6 克。水煎取药汁。每日 1 剂，分 2 次服用。升清阳，降胃浊。适用于胃下垂。

★二子团

蓖麻子仁 3 克(选饱满洁白者为佳)，五倍子 1.5 克。上两味料为 1 次用量。将两味捣碎，研细，混匀后加水，制成形似荸荠状、上尖下圆的药团，大小可根据患者脐眼大小而定。将药团对准脐眼塞上，外用橡皮膏固定，每日早中晚各 1 次。用热水袋放于脐眼上热敷，每次热敷 5 ~ 10 分钟，以感觉温热不烫皮肤为度。一般 4 天后取掉药团。贴敷 3 次为一疗程。一疗程后可做 X 线造影复查。如胃的位置已复原，应停止用药；未复原，可再进行第二疗程。除湿通络，敛肺涩肠。适用于胃下垂。

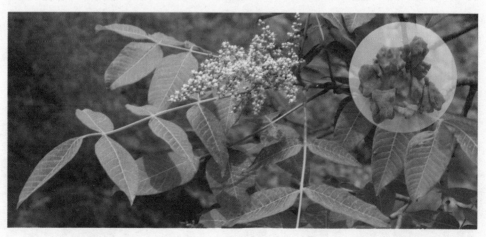

五倍子

胆囊炎

中医认为，慢性胆囊炎多为肝胆郁热、疏泄失常所致。当以清利肝胆、疏肝行气、调理气机为治。中医辨证食治，一般分为以下几型：

饮食停滞型：主要表现为胁肋疼痛、胃脘胀满，或恶心欲呕、大便不爽、苔厚腻、脉滑。当以理气消食、和胃导滞为治疗原则。

肝气犯胃型：主要表现为胁肋疼痛，胃脘胀满，攻撑作痛，嗳气频繁，大便不畅，每因情志因素而疼痛发作，舌苔薄白，脉弦。当以疏肝理气为治疗原则。

肝胃郁热型：主要表现胁肋疼痛、胃脘胀满灼痛、烦躁易怒、泛酸嘈杂、口干口苦、舌质红苔黄、脉弦或数。当以疏肝泄热，行气止痛为治疗原则。

瘀血停滞型：主要表现为胁肋疼痛、痛有定处而拒按、胃脘胀满疼痛、舌质紫暗、脉涩。当以活血化瘀，理气止痛为治疗原则。

防治此病的单方妙方有以下数种。

★金钱草茶

金钱草60克。上味放入砂锅中，加水浸泡30分钟，先用武火煮沸，再改用文火煎20分钟。代茶频饮，1日1剂。清热利湿，消肿解毒。适用于肝胆湿热型慢性胆囊炎。

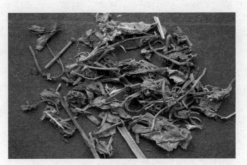

金钱草

★麦苗叶茶

鲜大麦苗叶1把，白糖适量。大麦苗叶洗净，切段，煎汤取汁，入白糖调匀即成。代茶饮服。清热解毒。适用于胆囊炎。

★凤尾草茶

鲜凤尾草100克。上味捣烂绞汁，以沸水冲调。代茶频饮。清热利湿，凉血止血，消肿解毒。适用于急性胆囊炎。

★佛手山楂茶

山楂20克，佛手、香橼皮各10克。上味切片（或切碎），同置砂锅中，加水煎取汁液。代茶频饮，1日1剂，早、晚分服。理气解郁，舒胆护胆。适用于肝气郁结型慢性胆囊炎。

★二金公茵胆汁汤

茵陈、金银花各60克，蒲公英、连翘各40克，赤芍30克，柴胡、鸡内金、黄芩、大黄、姜半夏、生甘草各10克，猪胆汁2克。水煎服。每日1剂，分2次服用。清热解毒，降逆和胃，疏肝利胆，通腑利湿。适用于急性胆囊炎。

★清胆解毒汤

败酱草30克，枳实、郁金、木香各10克，黄芩15克，黄连5克，全瓜蒌20克。水煎取药汁。每日1剂，分2次服用。清热解毒，活血祛瘀，行气止痛，利胆杀菌。适用于急性胆囊炎。

★柴胡芩芍汤

柴胡、黄芩各15克，大黄、芍药、法夏、芒硝各10克，金钱草、虎杖各30克，枳实12克，生姜2片，大枣3枚。水煎取药汁。每日2剂，4次分服。通里攻下，和解少阳。适用于急性胆囊炎。

★胆囊消炎汤

金钱草、炒薏仁各40克，黄芩、青皮、陈皮、枳壳、木香、苏梗各10克，槟榔、大黄、郁金、炒白芍各15克，川芎、罂粟壳各6克，川楝子、延胡索各12克，炙草8克。水煎3次，取药汁混合。每日1剂，分3次服用。服药后患者排便次数每日1～2次。疏肝行气，化瘀止痛，清热利湿。适用于急慢性胆囊炎。

★桃核承气汤加减方

大黄、黄芩、黄连、枳实各6克，桃仁20克，桂枝15克，甘草6克。上药加水煎2次，取药汁混合。每日1剂，分2次服用，急性者每6小时服1次。活血祛瘀，利胆导滞。适用于急慢性胆囊炎。

★利胆止痛汤

醋炒白芍、炙甘草60～120克，藕节15～30克，白矾10～15克。上药加水800毫升，煎取药汁500毫升。每日1剂，分2次服用。疏利肝胆，缓急止痛。适用于急慢性胆囊炎。

★大黄雪金汤

生大黄、郁金各10克，积雪草（又名落得打）20克，川楝子、山楂各12克。水煎取药汁。每日1剂，分2次服用。清热利湿，理气通降。适用于急性胆囊炎。

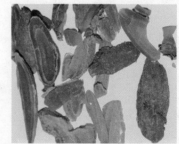

郁金

胰腺炎

急性胰腺炎是常见的急腹症之一，多见于青壮年，女性高于男性（约2：1）。其发病仅次于急性阑尾炎、肠梗阻、急性胆囊炎胆石症。主要病因为胰管阻塞、胰管内压力骤然增高和胰腺血液淋巴循环障碍等引起胰腺消化酶对其自身消化的一种急性炎症。

胰腺炎有急性和慢性两种。急性胰腺炎是胰腺酶消化胰腺本身所引起的急性炎症。多由胰管梗阻，感染或饮酒引起，当胰腺消化液由胰管壁及腺泡逸出后，即对胰腺组织及主管发生消化作用；慢性胰腺炎是指胰腺持续性炎症，并在反复发作的情况下呈局灶性坏死和广泛纤维化病变。急性胰腺炎主要症状是上腹部突然剧烈疼痛，恶心呕吐，黄疸，严重者可发生休克，或并发腹膜炎（高热、腹肌强直，拒按）。慢性胰腺炎常有腹痛、腹包块、黄疸、脂肪泻出现。急性发作往往由饱餐高脂肪食物或大量饮酒引起。

中医认为，胰腺炎治疗时宜清热解毒、活血化瘀、调理升降、通腑泄浊。防治此病的单方妙方有以下数种。

★ 大黄汤

大黄50克。将大黄煎水200毫升。轻者1日1剂，分2次服用。活血化瘀，清热解毒，通里攻下。适用于急性胰腺炎。

★ 番泻叶饮

番泻叶适量。每次取番泻叶5～10克，泡水300～500毫升。频服，首次大便后，改为日服2～3次，每次5克，保持大便1日3～5次。泻下通便，消炎止痛。适用于急性水肿型胰腺炎。

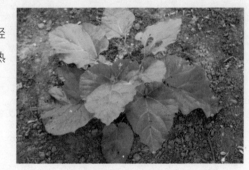

大黄

★ 黄花马齿饮

黄花菜30克，马齿苋30克。将两者洗净，放入锅内，加清水适量，武火烧沸，改文火煮30分钟，晾凉后装罐存。代茶饮，有清热解毒消炎功效。适用于胰腺炎刚开始进食流质阶段。

★山楂荷叶茶

山楂 30 克；荷叶 12 克。上两药加清水 2 碗，煎至 1 碗，去渣分服。能升清消导，助消化，可治疗慢性胰腺炎消化不良。

★胰胆合剂

柴胡、枳实、生大黄各 10 克，蒲公英、丹参各 30 克，黄芩、赤白芍、香附、郁金、生甘草各 12 克。水煎取药汁。每日 1 剂，分 3 次服用。清热通腑。适用于急性水肿型胰腺炎。

★通胰汤

柴胡、郁金、厚朴各 15 克，黄连、半夏、枳实、木香、芒硝（冲服）各 10 克，大黄（后下）20 克，蒲公英 30 克。水煎取药汁。轻者每日 1 剂，分 2 次服用。清热化湿，通里攻下，理气止痛。适用于急性胰腺炎。

★紫胡黄芩汤

柴胡、黄芩、半夏各 9 克，白芍 15 克，枳实、大黄各 10 克，芒硝 12 克，甘遂 3 克。水煎取药汁。病轻者每日 1 剂，分 2 次服。病重者每日 2 剂，各煎 2 次，分 3 ~ 4 次服用。和解通下，清热逐水。适用于急性胰腺炎。

★大承气汤

大黄、厚朴、黄芩、黄柏、柴胡各 12 克，芒硝、枳壳各 10 克。上药加水煎取药汁 500 毫升。每日 2 剂，每 6 小时服 250 毫升药汁。荡涤实热，消痞除满。适用于急性胰腺炎。

★清胰汤

栀子、丹皮、木香、厚朴、延胡索各 25 克，大黄、赤芍各 40 克，芒硝 15 克。上药加水 800 毫升，煎取药汁约 500 毫升。轻者每日 1 剂，分 2 次服用。清热解毒，理气活血，通里攻下。适用于急性胰腺炎。

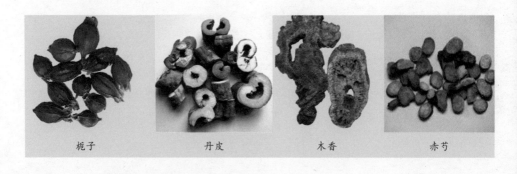

| 栀子 | 丹皮 | 木香 | 赤芍 |

脂肪肝

脂肪肝是因脂质在肝内的堆积所致。根据肝细胞内脂滴大小不同，又可分为大泡型脂肪肝和小泡型脂肪肝两大类。造成脂肪肝的原因很多，肥胖是一个重要原因，营养素摄入不足也会引起脂肪肝。酗酒、糖尿病、肝炎患者吃糖过多等原因都会引起脂肪肝。临床主要症状为短期内体重迅速增加，食欲亢进，肢体沉重，大便溏，甚则黏滞不爽，脉沉或沉滑，舌质偏暗，苔多见白腻。治疗时宜清热利湿、行气活血、化痰降浊、舒肝利胆。脂肪肝的防治单方妙方有以下几种。

★青皮红花饮

青皮、红花各 10 克。将青皮、红花去杂质，洗净，青皮晾干后切成丝，与红花同入砂锅，加水浸泡 30 分钟，煎煮 30 分钟，用洁净纱布过滤，去渣取汁即成。代茶饮，可连续冲泡 3～5 次，当日饮完。疏肝解郁，行气活血。适用于肝郁气滞型脂肪肝。

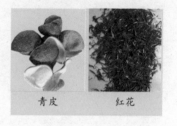

青皮　　　　红花

★绞股蓝银杏叶饮

绞股蓝 10 克，银杏叶 12 克。将绞股蓝、银杏叶分别洗净，晒干或烘干，共研为细末，一分为二，装入绵纸袋中，封口挂线，备用。每袋可冲泡 3～5 次。每日 2 次，每次 1 袋，冲泡代茶饮用。降脂活血。适用于脂肪肝。

★泽泻虎杖饮

泽泻、虎杖各 10 克，大枣 10 枚，蜂蜜 20 克。将大枣用温水浸泡 30 分钟，去核后连浸泡水同放入大碗中，备用。将泽泻、虎杖洗净后入锅，煎煮 2 次，每次 30 分钟，合并 2 次滤汁，倒入砂锅，加入大枣及其浸泡液，用小火煨煮 15 分钟，调节煎液至 300 毫升，兑入蜂蜜，拌匀即成。代茶饮，可连续冲泡 3～5 次，当日饮完。化痰除湿，清热降脂。适用于痰湿内阻型脂肪肝。

★参芪茵陈汤

丹参、黄芪、茵陈各 30 克，柴胡、当归、鸡血藤 15 克，白术、牛膝、泽泻、山楂、枸杞子、仙灵脾、枳壳、黄皮各 10 克，生大黄（后下）9 克。水煎取药汁。每日 1 剂，分 2 次服用。连服 2～4 个月。健脾补肾，活血通络，行气化湿。适用于脂肪肝。

★降脂益肝汤

泽泻 20 ~ 30 克，生首乌、草决明、丹参、黄精各 15 ~ 20 克，生山楂 30 克，虎杖 12 ~ 15 克，大荷叶 15 克。水煎取药汁。每日 1 剂，分 2 次服用。连服 4 月为 1 个疗程。清热利湿，活血化瘀。适用于脂肪肝。

★平肝活血复肝汤

山楂肉、草决明各 30 克，丹参 20 克，乌梅、夏枯草、生槐花、板蓝根各 15 克，赤芍、当归、郁金、苦参、半枝莲、枯白矾各 10 克，土茯苓、连翘各 12 克，青黛 6 克。水煎 40 分钟，去渣取药汁。每日 1 剂，分 2 次服用。平肝解郁，活血消癥。适用于脂肪肝。

★祛湿化痰复肝汤

茵陈、白蔻仁、厚朴花、泽兰叶、郁金、金钱草、草决明、生槐花各 15 克，土茯苓 20 克，生薏仁、山楂肉、丹参各 30 克。水煎 30 分钟，去渣取药汁。每日 1 剂，分 2 次服用。祛湿化痰，平肝活血。适用于脂肪肝。

★决明降脂饮

生草决明子、茯苓、忍冬藤、薏仁各 10 ~ 15 克，荷叶、菊花、泽泻各 10 ~ 12 克，玉米须 10 克。上药共置砂锅内，加适量清水置中等火上煎煮，取 400 毫升药汁。代茶饮。每日 1 剂，每日 2 次，连服 1 ~ 12 个月。降脂化瘀。适用于脂肪肝。

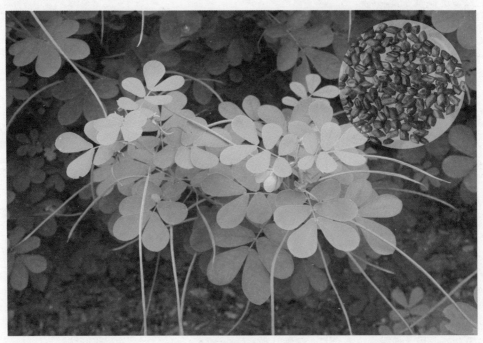

决明子

肝硬化

　　肝硬化是一种常见的由不同病因引起的慢性进行性、弥漫性肝脏疾病。其病理特征为肝细胞变性、坏死、结节性再生，纤维组织增生，假小叶形成，肝结构紊乱，以致影响肝内正常血流，使血液循环瘀滞。

　　中医学认为肝硬化患者以虚为本，从病情发展的结果看，最终导致肝肾阴虚，始终贯穿着肝郁脾虚、气滞血瘀的病机。所以饮食宜补虚而又不过于滋腻，健脾而又不能劫阴。防治此病的单方妙方有以下数种。

★黄芪丹参黄精汤

　　黄芪、丹参各20～30克，黄精、鸡内金（研末冲服）、板蓝根、连翘、败酱草各15～20克，白术、茯苓、郁金、当归、女贞子各12～15克，紫河车（装胶囊吞服）2～5克。水煎取药汁每日1剂，分2次服用。益气养阴，解毒消积。适用于早期肝硬化。

★理气通络利水汤

　　茵陈20克，丹参、郁金、木通、地龙、七叶一枝花、连翘、白术、柴湖各10克，板蓝根、厚朴各15克，生黄芪、白茅根、王不留行各30克，熟大黄6克。水煎30分钟，去渣取药汁。每日1剂，分2次服用。理气活血，通络利水。适用于肝硬化腹水。

★清热利胆退黄汤

　　茵陈50克，金钱草、白茅根各30克，郁金、丹参、栀子、大黄、木通各10克，黄柏20克，滑石粉15克。先煮茵陈15分钟，去渣取药汁，再合煮其他的药材30分钟，去渣取药汁。将分煎的药汁

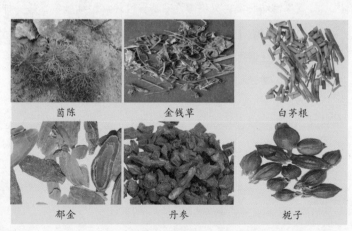

茵陈　　　　金钱草　　　　白茅根

郁金　　　　丹参　　　　　栀子

混合。每日1剂，分2次服用。清热祛湿，利胆退黄。适用于胆汁性肝硬化。

★滋补肝肾治臌汤

生地黄、郁金各 10 克，山药 12 克，丹参、石斛各 30 克，丹皮、泽泻、女贞子各 9 克，楮实子 20 克，白茅根、车前子、冬瓜皮、山萸肉各 15 克。水煎 60 分钟，去渣取药汁。每日 1 剂，分 2 次服用。滋补肝肾，利水消臌。适用于肝硬化腹水。

★理气除胀治臌汤

柴胡、枳壳、郁金、大腹皮各 9 克，木香、沉香各 6 克，丹参、连翘、车前子各 15 克，厚朴 12 克白术、白芍各 10 克。水煎 20 分钟，去渣取药汁。每日 1 剂，分 2 次服用。疏肝理气，除湿散满。适用于门静脉性肝硬化。

★软肝利水汤

丹参、白茅根各 60 克，猪苓、茯苓各 20 克，木通、大腹皮、陈皮、莱菔子各 10 克，茵陈 15 克，木香 6 克，甘草 3 克。上药水煎 3 次，混合三煎所得药汁，共取浓缩药汁 250 毫升。每日 1 剂，分 2 次服用。行气疏肝，利水活血。适用于肝硬化腹水。

★补肾养血汤

盐枸杞、制巴戟、制续断、当归、酒白芍、炒枳壳、泽泻、木瓜、草薢各 9 克，川厚朴 6 克，汉防己、云茯苓各 12 克，北黄芪 15 克，竹茹 30 克。水煎取药汁。每日 1 剂，分 2 次服用。补肝肾，养气血。适用于肝硬化腹水恢复期。

溃疡性结肠炎

溃疡性结肠炎，又称慢性非特异性溃疡性结肠炎，是一种原因不明的慢性结肠炎。病变主要限于结肠的黏膜，亦可累及直肠，主要表现为黏膜的糜烂与溃疡。本病可发生于任何年龄，但以 20 ~ 40 岁多见。本病食疗时宜清化湿热，温中清肠，温肾运脾，调气和血。防治此病的单方妙方有以下数种。

★云南白药方

云南白药，每次服 0.2 克，每日服 3 次，3 ~ 10 天为 1 疗程。方可使药物直接作用于溃疡面，控制炎症，促进愈合。

★三黄活血汤

大黄 8 克，黄芩、黄连、红花各 10 克，丹参、郁金各 15 克。上药加水浓煎，煎取药汁 100 毫升。下午或晚上临睡前排空大便后，以药汁灌肠，药汁温度以 35 摄氏度为宜。每日 1 次。12 日为 1 个疗程。便血较多者加槐花 10 克；黏液较多者加白头翁 15 克。祛除湿热，疏通气血。适用于溃疡性结肠炎。

★祛风胜湿汤

防风、葛根、芍药、徐长卿、白及、茯苓各 15 克，白芷、升麻、木香各 10 克。上药加水，煎取药汁 250 克。每日 1 剂，分早、晚饭前温服，病重者可每日 2 剂。3 个月为 1 个疗程。祛风胜湿。适用于溃疡性结肠炎。

★当归补血汤

黄芪 50 克，当归、川芎各 10 克，橄榄果、绞股蓝、香菇各 20 克，丹参 30 克。水煎取药汁。每日 1 剂，分 2 次服用。2 个月为 1 个疗程。托脓排毒，养血生肌。适用于溃疡性结肠炎。

★解毒生肌汤

苦参、地榆、煅牡蛎各 30 克，制乳香、制没药各 6 ～ 10 克，甘草 6 克。水煎取药汁。每日 1 剂，分 2 次服用。2 周为 1 个疗程。解毒生肌。适用于溃疡性结肠炎。

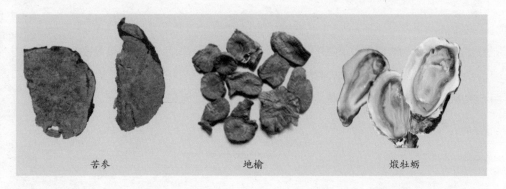

苦参　　　　　　　地榆　　　　　　　煅牡蛎

★茵陈白芷汤

茵陈 30 克，白芷、秦皮、茯苓皮各 15 克，黄柏、藿香各 10 克。水煎取药汁。每日 1 剂，分 2 次服用。15 日为 1 个疗程。和中平胃、健脾止泻，清热利湿。适用于溃疡性结肠炎。

★芪术参脂汤

黄芪 50 克，炒白术、焦山楂、党参各 30 克，赤石脂、白芍各 20 克，乌梅、诃子肉、补骨脂各 15 克，煨肉豆蔻、云苓、黄连各 10 克，甘草 5 克。水煎取药汁。每日 1 剂，分 2 次温服。20 日为 1 个疗程。温补脾肾，活血生肌。适用于溃疡性结肠炎。

★ 肠舒散

黄芪、山药、赤石脂各3克，白术2克，肉桂、木香、乳香、没药各1克，白芍、诃子各1.5克，炙甘草、黄连、石榴皮各0.6克。上药研为细末，混匀，分成小包，每包重8克。每次1包，每日3次冲服。20日为1个疗程。健脾益气，涩肠止泻，缓急止痛，解毒消肿，活血生肌。适用于溃疡性结肠炎。

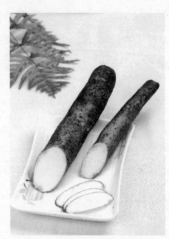

山药

★ 益肠汤

南蛇藤15克，郁金、白芍、白术、陈皮、防风各9克，木香、甘草各6克，乌梅3克。上药加水3煎，混合三煎所得药汁。每日1剂，分3次温服。4周为1个疗程。利湿清热，解郁调和肝脾。适用于溃疡性结肠炎。

便秘

便秘是指粪便在大肠内停留时间过长，而使粪便秘结、排便困难而言。中医认为，肠胃燥热、热病伤津、劳倦内伤、气血亏虚、阴寒凝滞、阳虚不运等皆能引起便秘。治疗宜选用清热润肠、行气导滞、益气养血、温阳通便等方法。可针对病情选用下列单方妙方。

★ 生军茶

生军（大黄）4克，白糖适量。用热开水冲泡上药，代茶。适用于热性便秘患者。

★ 番泻叶饮

番泻叶3～5克。上药用开水浸泡。代茶饮。清热消导。适用于热结性便秘。

★ 桃汁饮

鲜桃100个，白沙蜜1000克。桃去皮、核，绞取汁，与蜜和匀即成。每次空腹饮汁50克，1日2次。生津润肠，

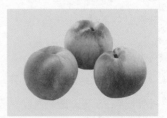

鲜桃

活血消积。适用于便秘、经闭等症。

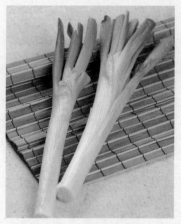

葱白

★葱酒通便方

葱白2根，酒糟10克。取以上2味共捣烂炒热，备用。趁温热敷于脐部，外用消毒纱布固定。温里通便。适用于里寒内积所致的大便秘结、小便不利。

★瓜蒌甘草饮

全瓜蒌9克，甘草3克，蜂蜜60克。水煎前2药，去渣取汁，调入蜂蜜。1日1剂，分2次服用。益气补血润肠。适用于肠燥便秘。

★胡麻酒

胡麻仁280克，黄酒2000毫升。胡麻除杂，稍微炒香，捣成泥，与黄酒同入瓶中，密封10日即成。每次饮服15～20毫升，1日2次。补肝肾，润五脏。适用于肝肾精血不足引起的肠燥便秘。

★锁阳桑椹饮

锁阳、桑椹各15克，蜂蜜30克。将锁阳（切片）与桑椹水煎取汁，入蜂蜜搅匀。每日1剂，分2次服用。补肾益气。适用于气虚之便秘。

★芦荟通便胶丸

芦荟6克。将芦荟研成细末，分装入6个空心胶囊内。成人每次吞服2～3粒，小儿每次1粒。清热通便。适用于习惯性便秘，热结便秘。

★吴茱萸根浸酒

麻子50克，陈皮70克，吴茱萸根（粗者）3～5厘米长一段，优质白酒800毫升。

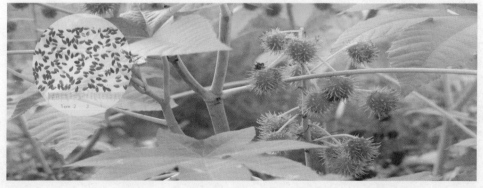

麻子

吴茱萸根切碎，陈皮、麻子捣为泥，三味浸入白酒内24小时，文火微煎，去渣，贮瓶中。饮药酒，分5次空腹温服。补中益气，通便润肠。适用于产后便秘。

★通便蜜酒

蜂蜜550克，红曲（研末）55克。蜂蜜加冷开水1100毫升，再加入红曲，混匀后装瓶，密封发酵50日，过滤后即可饮用。每次饮服60毫升，1日2次。滑肠通便，缓急解毒。适用于肠燥便秘。

★三意酒

生地黄200克，枸杞、火麻仁各350克，白酒2000毫升。上药切碎，蒸熟，晾去热气后置入白酒中，密封7日即成。随量饮服，以不醉为度。滋阴养血，补虚润肠。适用于肠燥便秘、倦怠无力、头昏目眩等症。

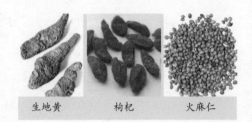

生地黄　　枸杞　　火麻仁

★海蜇荸荠汤

海蜇100克，荸荠150克，香菜少许，香油、食盐、味精适量。以温水泡发海蜇，洗净、切碎，荸荠去皮切片，共煮汤至熟，加香菜、食盐、味精、香油适量即成。适用于实热便秘患者。

★四仁通便茶

南杏仁、松子仁、芝麻、柏子仁各9克，共炒熟捣烂，开水冲泡，代茶饮。适用阴虚、津枯便秘患者。

★决明子饮

决明子、肉苁蓉各12克，蜂蜜适量。将决明子炒熟研末，与肉苁蓉（切碎）用沸水冲泡后，滤液加入蜂蜜，供用。适用于虚性便秘患者。

★人参黑芝麻饮

人参6克，黑芝麻15克炒熟捣烂，白糖适量。水煎人参，去渣留汁，加入黑芝麻及适量白糖，煮沸即可食用。适用于气虚肠燥便秘患者。

★升润汤

黄芪、当归、炙甘草各20克，升麻、防风各10克。水煎取药汁。每日1剂，分2次服用。升阳润燥，补气益血。适用于虚证便秘。

中暑

中暑是指在高温和热辐射的长时间作用下，机体体温调节障碍，水、电解质代谢紊乱及神经系统功能损害的症状的总称。颅脑疾患的患者，老弱及产妇耐热能力差者，尤易发生中暑。

中暑的原因有很多，在高温作业的车间工作，如果再加上通风差，则极易发生中暑；农业及露天作业时，受阳光直接暴晒，再加上大地受阳光的暴晒，使大气温度再度升高，使人的脑膜充血，大脑皮层缺血而引起中暑，空气中湿度的增强易诱发中暑；在公共场所、家中，人群拥挤集中，产热集中，散热困难。

中暑患者出现汗多、面色苍白、恶心、呕吐、头昏、乏力。防治此病的单方妙方有以下数种。

★ 山药茶

鲜山药 15 ~ 32 克。上味水煎数沸。代茶频饮。清热解暑。适用于预防中暑。

★ 西瓜消暑汁

西瓜适量。西瓜挤汁，每次凉饮 50 ~ 100 克，1 日 2 ~ 3 次，连饮数日。清热解毒，消暑生津。适用于轻度中暑。

★ 苦瓜茶

苦瓜 1 个，绿茶适量。将苦瓜上端切开，挖去瓤，装入绿茶，把瓜挂于通风处阴干。取下洗净，连同茶叶切碎，混匀，每取 10 克放入杯中，以沸水冲沏焖半小时，可频频饮用。清热，解暑，除烦。治中暑发热、口渴烦躁、小便不利等。

★ 受热方

绿豆 30 克，荷叶露 100 毫升，蜜汁 20 克绿豆煎汤，后入荷叶露、蜜汁，饮服汤汁。解暑，清热。适用于中暑。

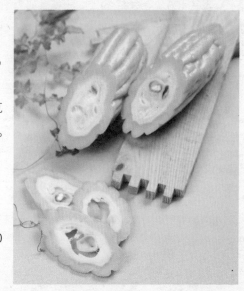

苦瓜

★末茶

好茶 30 克，绿豆粉、苦参各 10 克，甘草 6 克。苦参、甘草研末，与茶、绿豆粉拌匀。每次取适量，沸水冲焗，频饮。泻火，利湿，解暑。适用于中暑，证见头痛、口渴、恶心、心烦头晕、尿黄少。

★祛暑三心茶

鲜竹叶心、麦冬心、莲心、鲜佩兰各 6 克。上四味水煎，滤取汁液。晾凉，代茶饮用。清热祛暑，清心除烦。适用于暑热引起的胸闷汗多、心烦口干、疲倦诸症。

★大麦降暑茶

焦大麦 50 克。上味以开水冲泡，代茶饮用。消烦生津，增进食欲。适用于夏季暑热引起的心烦口渴、食欲不振诸症。

★藿香防暑茶

藿香、佩兰各 9 克，茶叶 6 克。上三味以开水冲泡，代茶饮用。清热解暑。适用于轻度中暑。

★代茶汤

白术 1.5 克，麦冬 3 克。上药洗净，入砂锅内，加水 1500 毫升沸煮 20 分钟，倒入杯中，代茶饮，一次饮完。每日 2 次。健脾止渴。适用于防暑。

★益元散

滑石 180 克，甘草 30 克。上药共研为细末，装瓶备用。用时，取 9 克药末，温水送服，每日 3 次。清暑利湿。适用于中暑。

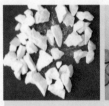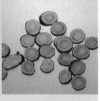

滑石　　　　　甘草

★清络饮

鲜荷叶、鲜金银花、鲜扁豆花、鲜竹叶心、丝瓜皮、西瓜翠衣各 6 克。水煎取汁，频服，每日 1 ~ 2 剂。祛暑清热。适用于暑热症身热，口渴心烦。

★急救绿豆丸

绿豆 250 克，车前子、甘草、大麦冬、灯心草各 60 克。上药共研为细末，水泛为丸，如绿豆大小，以 15 克朱砂为衣。每服 3 克，温水送服。清热解暑，生津利咽。适用于中暑。

肥胖

肥胖是一种营养障碍性疾病，表现为体内脂肪（主要指甘油三酯）积聚过多或脂肪组织与其他软组织的比例过高。无明显病因者称单纯性肥胖，有明确病因者为继发性肥胖。

治疗肥胖必须坚持四原则，即：合理饮食，减少热量摄入；体育锻炼，增加机体热量消耗；辅助药物治疗；治疗过程必须持之以恒。需要强调的是，对肥胖的治疗必须个体化，应根据患者完整的家族史、环境因素、饮食习惯、食欲和体力活动强度来决定，以及合并症的情况，盲目偏信各种减肥药以及不合理的禁食都是有害而无利的。

中医认为"肥人多痰"、"胖人多气虚"，故治疗应以化痰除湿、健脾益气为本。防治此病的单方妙方有以下数种。

★番泻饮

番泻叶 1.5 克，决明子、泽泻各 12 克。水煎取药汁。1 日 1 剂，分 2 次服用。泻热导滞，降脂。适用于肥胖症。

★川芎荷叶饮

玫瑰花、茉莉花、荷叶、川芎各 5 克。上药用沸水冲泡 15 分钟。代茶饮，晚上服用。减肥降脂。适用于肥胖症。

★桑枝饮

鲜桑枝 20 克。上味洗净，切薄片，放于茶杯中，沸水冲泡。代茶饮。祛风湿，行水气。适用于肥胖症。

★三鲜饮

鲜山楂、鲜白萝卜各 15 克，鲜橘皮 10 克。上药煎水代茶。适用于气滞患者。

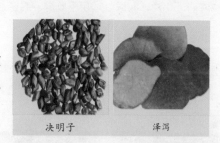

决明子　　泽泻

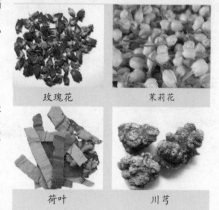

玫瑰花　　茉莉花

荷叶　　川芎

★消肥饮

荷叶 1 片，山楂 15 克，泽泻 9 克。煎水代茶。适用于湿浊或湿热患者。

★山楂决明饮

菊花 10 克，山楂片 15 克，决明子 15 克（捣烂）。上药用开水冲泡代茶。适用于肝阳上亢患者。

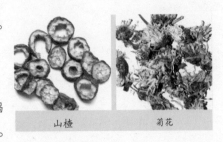

山楂　　　　菊花

★山楂银菊茶

山楂 10 克，银花、菊花各 10 克。山楂拍碎，与银花、菊花同入茶杯中，开水冲泡。代茶频饮。化瘀清脂，清凉降压。适用于肥胖、高脂血、高血压诸症。

★山楂根茶

山楂根、茶树根、玉米须、荠菜花各 10 克。山楂根、茶树根研轧成粗末，玉米须切碎，上述三味与荠菜花同入砂锅中，加清水适量，武火烧沸，改文火续煮 10 分钟即成。代茶温饮。降脂，化浊，利尿。适用于肥胖、高脂血等症。

★陈葫芦减肥茶

陈葫芦 15 克，茶叶 3 克。陈葫芦研与，与茶叶同放杯中，以沸水冲泡即成。代茶频饮。利水，降脂。适用丁肥胖症、高脂血症。

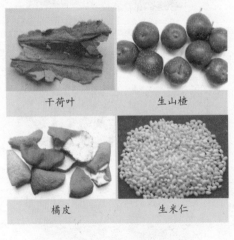

干荷叶　　　　生山楂

橘皮　　　　生米仁

★四味减肥茶

干荷叶 60 克，生山楂、生米仁各 10 克，橘皮 5 克。上四味共研细末，入热水瓶中，以沸水冲泡，代茶饮用。理气，行水，降脂，化浊。适用于单纯性肥胖。

★清宫减肥茶

荷叶、山楂、乌龙茶、六安茶。以上各物共研成粗粉，每袋 5 克，开水泡代茶。适用于血脂偏高患者。

★减肥茶

荷叶 12 克，山楂、薏米各 10 克，橘皮 5 克。以上各物共研末，开水冲泡，每日 1 剂，连服 100 天。适用于肥胖血脂偏高患者。

★黑白牵牛子首乌丸

黑白牵牛子 10 ~ 30 克，泽泻、白术、炒决明子各 10 克，山楂、制何首乌各 20 克。上药研成细末，炼蜜为丸，如梧桐子大，备用。口服，早、晚各服 20 ~ 30 粒。减肥去脂，消食化瘀。适用于肥胖症。

★轻身散

黄芪 30 克，党参、苍术、丹参、山楂、大黄、海藻、荷叶各 15 克，白术、柴胡、陈皮、姜黄、泽泻、决明子各 10 克。水煎取汁。每日 1 剂，分 3 次服用，早、中、晚饭前半小时各服 1 次。1 个月为 1 个疗程。以 2 ~ 3 个疗程为佳。活血理气，通腑导滞，降浊化饮。适用于肥胖症。

糖尿病

糖尿病是一种病因不明的内分泌——代谢疾病，以高血糖为其共同、主要标志，由于血糖过高，所以尿中会检测到葡萄糖。其发病原因为胰岛素分泌绝对不足或相对不足和靶细胞对胰岛素敏感性降低，导致体内糖、蛋白质、脂肪和继发的水、电解质代谢紊乱。早期无临床症状，或有食欲亢进、易饥多食等症状，往往在体检或患其他疾病时偶尔发现有少量糖尿。典型的患者有多饮、多食、多尿症状，即"三多"，早期由于多食而体态肥胖，病久则逐渐消瘦。另外，尚可出现周身乏力、四肢酸麻、外阴及全身瘙痒、视力减退、浮肿等症状。如治疗不及时，可引起酮症酸中毒、感染、心血管病等并发症。本病有遗传倾向，多发生于中年人。由于本病病情复杂，治疗失时，每致迁延反复，严重者可危及生命。

祖国医学认为本病属于"消渴"的范畴。病位虽与五脏均有关系，但其基本病位在肾，因藏精主水，为全身阴液之根本，故滋肾阴益气为主要治疗方法。防治此病的单方妙方有以下数种。

★山药汁

生山药 150 克。上味切片，煮汁，频频饮服。补益脾肾。适用于糖尿病之见尿频量多、口渴喜饮、腰膝酸软、手足心热等症。

★蚕蛹汤

蚕蛹10个。水煎。日服2次。止渴，益肾。治糖尿病。

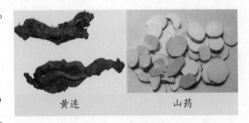

黄连　　　　　　山药

★山药黄连汤

山药25克，黄连10克。水煎服。清热祛湿，补益脾肾。适用于糖尿病之口渴、尿多、善饥。

★冬瓜皮霜

冬瓜1个。用玻璃片轻轻刮下冬瓜皮上的白霜。用开水冲服，每次如弹丸大即可。症状重且久者，每日2次，连服2～3天；症状轻者服1或2次可愈。清热润燥，补肾收摄。适用于口干、口渴、多饮、多尿等。

★木耳扁豆粉

黑木耳、扁豆等分。晒干，共研成面。每次9克，白水送服。益气，清热，祛湿。适用于糖尿病。

★桑椹芝麻散

鲜桑椹、黑芝麻各15克。桑椹捣烂，芝麻研末，和匀即成。1日2次服食。补肾益精。适用于糖尿病，症见腰膝酸软、尿频量多、口渴喜饮等。

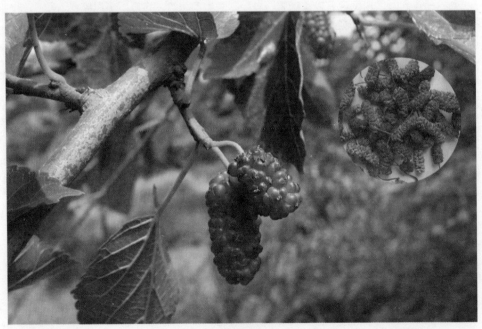

鲜桑椹

★降糖汤

黄芪、生地黄、山药、玄参各30克，丹参、苍术各20克，赤芍、枸杞子各15克。上药加水煎2次，每次用小火慢煎，取药汁200毫升，两煎药液混合共400毫升。每日1剂，日服2次，每次服200毫升。30日为1个疗程。益气健脾，养阴滋肾，活血化瘀。适用于糖尿病，调理尿糖代谢。

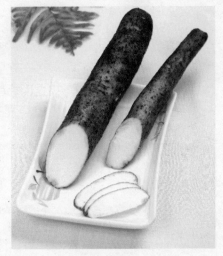

山药

★养阴化瘀汤

丹参、党参、元参、天花粉、淮山药、山萸肉各20克，红花、赤芍、桃仁、苍术各10克，川芎5克。上药加水煎2次，用小火慢煎，每次煎取药汁150毫升，混合二次所得药液共300毫升。每日1剂，上、下午各服150毫升。连服30日为1个疗程。益气养阴，活血化瘀。适用于糖尿病。

★补肾降糖汤

生地黄、黄芪、玉竹各20克，山茱萸、淮山药、菝葜、葛根各15克，菟丝子、蚕茧、丹皮、泽泻、茯苓、天花粉、麦冬、玄参、苍术各10克。水煎取药汁。每日1剂，分2次服用。补肾滋阴，生津润燥。适用于2型糖尿病。

★疏肝滋阴煎

醋柴胡、苍术各6克，丹皮、醋白芍、山萸肉、熟地黄、生地黄、葛根、山药各10克，生龙骨、生牡蛎各15克，黄芪30克。水煎取药汁。每日1剂，分2次服用。疏肝滋阴。适用于2型糖尿病，尤其适合平素性情不稳定者。

★降糖生脉方

生黄芪、生地黄、熟地黄各30克，生山楂、北沙参15克，麦冬、五味子各10克，天花粉20克。水煎取药汁。每日1剂，分2次服用。益气养阴，强心复脉，降糖降脂。适用于2型糖尿病。

★益肾降糖消脂饮

生地黄、枸杞子各20克，鬼箭羽18克，何首乌15克，泽泻12克，陈皮、水蛭各10克。水煎取药汁。每日1剂，分2次服用。益肾填精，活血化瘀。适用于2型糖尿病伴高脂血症。

★冷敷止渴方

冷毛巾2条。将毛巾浸泡冷水中，拧干。一条毛巾包住整个脚板约2～3分钟。一条毛巾敷于喉咙处，稍待洗个冷水脸。解口渴，安心神。糖尿病患者，通常在晚11时左右感到口渴难忍，采用冷敷法可使症状缓解。

痛风

痛风又称高尿酸血症，是因嘌呤代谢紊乱及尿酸排泄减少所引起的一组内分泌系统疾病，可分为原发性和继发性两大类。

痛风为嘌呤代谢紊乱所引起的疾病。人体嘌呤来源有饮食和体内合成，嘌呤及代谢产物尿酸自肾脏排出体外。当体内嘌呤基产生过多，超过肾脏排泄能力时，尿酸就会在血液及组织内聚集，并可沉着于关节、结缔组织及肾脏，引起这些部位的炎症变化，也可以尿酸钠盐结晶析出，形成特征性痛风结石或尿路结石。痛风急性期，通常症状为急性间歇性痛风性关节炎，起病急剧，24～48小时达高峰，常累及关节，多有红、肿、痛、热症状。可伴头痛、发热、白细胞增高等全身症状。持续数日至数周后自行缓解，关节活动可完全恢复。慢性期患者关节肿大、畸形及僵硬，约半数患者有痛风石。

防治此病的单方妙方有以下数种。

★猫须草茶

猫须草适量。上味泡水，代茶饮用。适用于足通风、风湿及各种结石症。

★紫葳根酒

紫葳根30克，白酒250克。上药泡入白醋中，密封7天即成。每次取药酒15～30克，1日2次。行瘀，祛风。适用于痛风。

★雷公藤甘草汤

雷公藤根去皮15克，生甘草5克。水煎取药汁。1日1剂，分2次服用，14日为1个疗程。祛湿通络。适用于风寒湿痹型痛风。

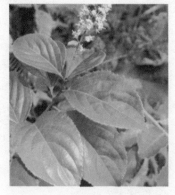

雷公藤

★消痛饮

当归、防风各12克，牛膝、防己、钩藤各15克，泽泻、赤芍各18克，忍冬藤25克，木瓜25克，桑枝30克，甘草5克。水煎取药汁。每日1剂，分2次服用。活血通络止痛。适用于痛风。

★痛风定痛汤

金钱草30克，赤芍12克，车前子、泽泻、防己、黄柏、生地黄、地龙各10克。水煎取药汁。每日1剂，分2次服用。清热化湿，宣痹止痛。适用于痛风之湿热内阻证。

★凉血四物汤

生地黄、赤芍、当归、川芎、黄芩、赤茯苓、陈皮各10克，红花8克，甘草3克。水煎取药汁。每日1剂，分2次服用。清热化瘀，凉血通络。适用于痛风之瘀热内郁证。

★土苓降浊汤

土茯苓、草薢、泽泻各30克，泽兰、当归各20克，薏仁24克，桃仁、红花各12克。上药水煎2次，每次加水500毫升，煎取药汁150毫升，共煎药汁300毫升，混匀备用。每日1剂，分2次服用。降泄浊毒，通络止痛。适用于痛风。

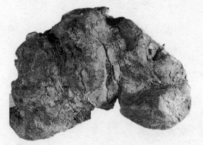

土茯苓

★土茯苓草薢汤

土茯苓、威灵仙、生薏仁各30克，泽泻、泽兰、桃仁、当归各10克，草薢20克，车前子12克。水煎取药汁。每日1剂，分2次服用。泄浊化瘀。适用于痛风所致的关节肿胀疼痛。

★加味五苓散

茯苓、泽泻各15克，白术、车前子各10克，桂枝、大黄各6克，川草薢、丹参各30克。上药水煎，取药汁500毫升。每日1剂，分2次服用。3周为1个疗程。健脾利湿，活血化瘀，清热排浊。适用于痛风。

★九藤酒

青藤、钓钩藤、红藤、丁公藤、桑络藤、菟丝藤、天仙藤、阴地蕨（取根）各160克，忍冬藤、五味子藤各80克，白酒1000毫升。上述九种藤草细切，纳入纱布袋中，扎紧口，泡入酒中，密封，春秋7天，冬季10天，夏5天。每服20毫升，1日3服。祛风除痛。适用于远年痛风、中风、筋脉拘急等症。

失眠

　　人的一生中，有三分之一时间是处于睡眠状态，不过越来越多的人却无法入眠，患上了失眠症。失眠症又称为失眠障碍，即自觉失去睡眠能力，睡眠不足，入睡困难、早醒等。长期的失眠，会给人带来身体和精神上的双重折磨，患者不仅白天精神萎靡，疲惫无力，情绪不稳，而且记忆力减退，免疫能力降下，有时出现心慌、心悸等植物神经紊乱现象。

　　中医称失眠为不寐，认为此病发生为邪扰心神或心神不交所致。防治此病的单方妙方有以下数种。

★百合糖水汤

　　百合 100 克，冰糖适量。百合加水 500 毫升，以小火煎至熟烂，加入冰糖，调匀即成。每日 1 剂，分 2 次服食。清心安神。适用于心烦不安，失眠多梦。尤宜病后虚烦失眠、结核病史失眠患者服用。

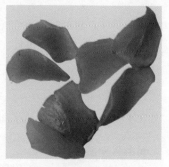

百合

★虚烦方

　　榆白皮、酸枣仁各 20 克。水煎取药汁。1 日 1 剂，温服。宁心安神。适用于病愈后，昼夜虚烦不得眠。

★安神代茶饮

　　龙齿（煅）9 克，石菖蒲 3 克。上二味水煎取汁。代茶饮。开窍，安神。适用于失眠、多梦等症。

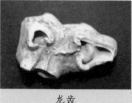

龙齿

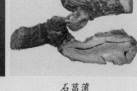

石菖蒲

★黄花合欢大枣汤

　　大枣 10 枚，合欢花 10 克，黄花菜 30 克，蜂蜜适量。黄花菜洗净，与合欢花同入锅内，水煎取汁，再与大枣共炖至熟，调入蜂蜜即成。1 日 1 ～ 2 次，连服 7 ～ 10 天。除烦，解郁，安神。适用于肝气不舒引起的失眠、惊悸之症。

★芍药栀豉汤

　　芍药、栀子、当归各 15 克，香豉 20 克。上药共研为细末。每次取 30 克药末，水煎取药汁服用。滋阴清热，养血柔肝。适用于产后虚烦不得眠。

★茯神饮

茯神 12 克，炙甘草 3 克，人参 9 克，橘皮、生姜各 6 克，酸枣仁 30 克。上药加水 600 毫升，煎至 120 毫升，滤渣取汁。每日 1 剂，分 3 次服用。宁心安神，健脾止悸。适用于心虚不得眠。

★甘麦大枣汤

浮小麦 60 克，甘草 20 克，大枣 15 枚（去核）。先将浮小麦、大枣洗净，然后与甘草一同加水煎煮，待浮小麦、大枣熟后，滤去甘草、小麦，即成。每日 1 剂，分 2 次服食，吃枣喝汤。养心安神。适用于失眠症。

★朱砂安神丸

朱砂 12 克，生甘草 7.5 克，黄连 15 克。上药共研为细末，水泛为丸，如黍米大。口服，每日 10 丸。定神助眠。适用于失眠、心悸等。

★复方丹参酒

丹参、玄胡、石菖蒲各 50 克，五味子 30 克，优质白酒 500 毫升。上药共研成细末，浸泡入白酒内，密封 14 日。睡前服用，每次服用 5 ~ 10 毫升。化瘀安神。适用于心烦意乱，多梦易醒。

★黄连阿胶汤

黄连 12 克，阿胶 9 克，芍药、黄芩各 6 克，鸡蛋黄 2 个。将黄连、芍药、黄芩加水 1200 毫升，入锅煎煮，煎至 600 毫升，去渣，放入阿胶烊尽，稍冷，加入鸡蛋黄，搅匀即成。每次取 200 毫升药液服用，每日 3 次。养阴泻火，益肾宁心。适用于失眠，心烦不得卧。

★茯神饮

茯神 12 克，炙甘草 3 克，人参 9 克，橘皮、生姜各 6 克，酸枣仁 30 克。上药加水 600 毫升，煎至 120 毫升，滤渣取汁。每日 1 剂，分 3 次服用。宁心安神，健脾止悸。适用于心虚不得眠。

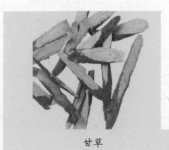
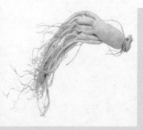
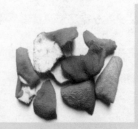

甘草　　　　　　　人参　　　　　　　橘皮

癫痫

　　癫痫俗称羊癫疯，是由于脑细胞过度放电所引起的反复发作的突然而短暂的脑功能失调。发病时，患者突然倒地，不省人事，全身抽搐，眼球上翻，口吐白沫，喉间发出痰鸣声。一般情况下，癫痫症状数分钟后就会停止，人也恢复意识，如正常人，只是感到周身疼痛、疲乏而已。

　　癫痫属于中医学中的"痫证"，在《难经》中已有记载，认为风、火、痰、瘀等外邪侵扰身体，导致五脏失调所致。防治此病的单方妙方有以下数种。

★白矾散

　　净白矾适量。将白矾研成细粉，备用。成人每次服 3 ~ 4.5 克，每日早晚饭后、睡前各服 1 次，温开水冲服。清热解毒。适用于癫痫。

★甘麦枣汤

　　干草 30 克，小麦 30 克，红枣 10 枚。水煎服。早晚空腹各 1 次。养心安神，除烦宁神。适用于癫痫。

★山药青黛粉

　　山药 2 克，青黛 0.3 克，硼砂 1 克。将山药晒干，与青黛、硼砂共研成末。每服 3 克，日服 3 次。清热化痰。适用于癫痫。

山药　　　　　青黛

★羊苦胆酒

　　蜜蜂 9 只，羊苦胆 1 个，黄酒适量。将蜜蜂装入羊苦胆内，外用黄表纸包七八层，再以绳扎好，黄酒封固，置木炭火上烧烤半小时，去掉泥土后研细末。以黄酒适量冲服，小儿每次 3 ~ 6 克。清热解毒、强心安神。适用于小儿癫痫。

★青果郁金膏

　　橄榄 500 克，郁金、白矾各 25 克。橄榄、郁金水煎取浓汁，入白矾细末，混匀再上火煎，得药液 500 毫升，装瓶备用。每次 20 毫升，早、晚各 1 次，温开水送服。清心化痰开窍。适用于风痰壅盛型癫痫。

★ 人参橘皮汤

生晒参、橘皮各 10 克，白糖适量。人参、橘皮先煎，去渣取汁，加入白糖，代茶饮。适用于气血不足型癫痫。

★ 钩藤散

钩藤、灵仙、莲子心各 9 克，天竺黄 6 克，青黛 3 克，寒水石 12 克。上药共研细末，备服。每次服 0.9～1.5 克，每日 2～3 次。清热解毒，凉血消斑，泻火定惊。适用于癫痫，惊厥，神昏。

★ 痫可停丸

姜半夏、川芎、荆芥、丹参各 5 克，柴胡、天竺黄各 10 克，僵蚕 2 克，蜈蚣 1 克。上药共为细末，过筛，炼蜜为丸，每丸重 3 克。10 岁以下者，每服 3～9 丸，每日 3 次，姜糖水送服。疏肝解郁，祛风解痉。适用于小儿癫痫。

★ 化痫汤

云茯苓 20 克，姜半夏、焦远志、焦白术、胆南星、粉甘草各 6 克，天竺黄 4 克，白僵蚕 10 克，广陈皮、炒枳壳、姜竹茹、石菖蒲各 8 克。水煎取药汁。每日 1 剂，分 2 次温服。宁心安神，镇静化痰。适用于小儿癫痫病情较轻者。

★ 癫狂清脑汤

石决明（先煎）、紫贝齿（先煎）各 30 克，天竺黄、生地黄、七叶一枝花各 12 克，麦冬、天麻、川芎、灵芝草、郁金各 9 克，脐带 1 条，玳瑁 6 克（先煎）。水煎取药汁。每日 1 剂，分次服用，相隔 6 小时服。10 日为 1 个疗程。服药期间避声响，忌食家禽头足。平肝熄风，清脑止痫。适用于癫痫。

★ 解醒汤

半夏、菖蒲各 15 克，柴胡、香附、郁金、龙骨、青皮、合欢各 20 克，桃仁、炒枣仁各 30 克，甘草 10 克。水煎取药汁。口服，每日 1 次。疏肝化瘀，开窍安神。适用于癫痫。

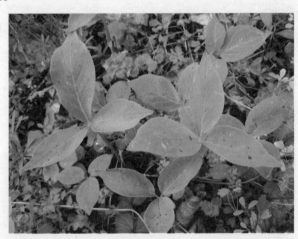

半夏

71

老年性痴呆

老年性痴呆是一种以脑组织弥漫性萎缩为病理特征的慢性进行性精神疾病。呆缓愚笨为本病的突出特征，即患者记忆力严重衰退，刚刚说过的话、做过的事很快就忘记，甚至叫不出亲近人的名字，出门数步就找不到自己的家门；说话变得啰嗦，甚至语无伦次，词不达意；性格变得孤僻，沉默；等等。调查显示，65岁以上老人有10％患老年性痴呆，80岁以上老人有20％患老年性痴呆。

由于老年性痴呆患者多精气不足，情志损伤所致，而从脏腑、气血来说，则与脾胃失调，肝肾虚损，痰湿扰心，气血凝滞等有关。防治此病的单方妙方有以下数种。

★益智散

人参粉10克、核糖核酸0.3克，混匀，分为3包，每服1包，1日3次，连服2周。本方对早期痴呆，尤其对老年记忆减退效果良好。

★养老益气方

牛乳500毫升，荜拨末30克，以水300毫升，合乳煎取200毫升，以瓷瓶盛装，每于食前，暖1小杯服之。适用于老年性痴呆患者有头昏、气短、乏力，精神萎靡不振者。

★黄芪膏

生箭芪30克，净蜂蜜60克，粉甘草10克细末，生淮山药20克轧成细末，鲜茅根20克。先将黄芪、茅根共煎10余分钟沸去渣，澄取清汁2杯，调入甘草、山药末同煎，煮时以筷搅之，勿令二末沉锅底，一沸其膏即成，再调入蜂蜜，令微似沸，分3次温服下，2日内服完1剂。如此服之，久服有效。适用于脾虚或气虚所致痰湿型的老年性痴呆患者服用。

★瓜蒌明矾散

瓜蒌2个，明矾为枣大样1块，同烧存性，研细，以熟萝卜蘸食。本散适用于痰火扰心型的老年性痴呆患者，有清心除痰火作用。

★连翘竹沥茶

连翘心10克，竹沥20克，白糖适量。将连翘心加清水500克浸泡20分钟，武火煮沸后取鲜竹沥兑入沸水中，放入白糖即可。本品功能清泻心火，化痰通窍。适用于老年痴呆症痰火扰心型患者。宜置冷服，以加强其泻心火之力；频服以代茶。

★红莲饮

红花12克，莲藕150克，冰糖30克。将莲藕洗挣，削皮，藕心切为薄片，备用，将红花、藕皮放入锅中，加清水600克浸泡20分钟，武火煮沸，沸后用文火煎20分钟，弃去渣；再将藕片及冰糖放入锅中，加药液煮沸，沸后2分钟，停火即成。本品有活血祛瘀，通经活络，凉血止血的作用。适用于老年性痴呆症之血瘀症患者，无论外伤、内伤所致瘀血的诸种病症，皆可用之。制成后，可饮汤食藕，不拘量，随意用之。

中风

中风也叫脑卒中，其实就是急性脑血管病。通常分为两类，即脑梗死和脑出血。本病发作比较突然，表现形式也多种多样，如突然口齿不清，好像嘴里含着东西，喝水呛咳；听不懂他人说的话，或是自己无法用言语表达；口角歪斜，身体一侧手脚麻木、不能动弹，走路摇摇晃晃，感到天旋地转，有摔倒可能；视物成双，患者自感眼内有"黑点"等。导致中风的危险因素有许多，人过四十岁以后，中风几率明显大过青年人；患有高血压、糖尿病、高脂血症、心脏病等疾病的人，中风几率也高于正常人；有吸烟、酗酒等习惯的人，也易发生中风。另外，此病还具有一定的遗传因素，有中风家族史的人更易发病等。从性别上来讲，男性中风的几率大于女性。中风致残率很高，必须及时发现，及时治疗，否则会给患者本人以及家庭带来巨大的痛苦。

防治此病的单方妙方有以下数种。

★桑叶汤

桑叶3～6克。水煎以药汁。口服，分2次服用。祛风安神。适用于中风，症见言语不清，口流涎水，摇头不止。

★荆芥薄荷丸

鲜荆芥、鲜薄荷各500克。上药共捣烂绞汁，煎熬成膏，余渣取多半晒干，研末后与膏和成药丸。1日4～6克，1日3次。通经疏络。适用于中风所致的口眼歪斜。

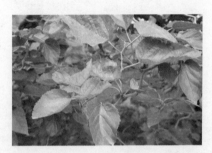

桑叶

★大豆煎

大豆 90 克，生姜汁 30 毫升。大豆水煮至熟粒，取取汁，入姜汁，以文火熬成膏，装瓶备用。每次 1 匙，含咽，1 日 3 次。补肾，醒神。适用于中风，失音不语。

★棕榈茶

鲜棕榈叶 30 克，槐花 9 克。上味以沸水冲泡。1 日 1 剂，代茶常饮。凉血，泻热。适用于中风的预防。

★当归荆芥粉

当归、荆芥各等份。上药炒黑，共研成极细末。用时，取 9 克药末，加水 1 杯，酒少许，煎汤服用。温通经脉，祛风理气。适用于中风，症见患者不省人事、口中吐白沫、手足拘挛。亦治产后风瘫。

★当归全蝎粉

当归 36 克，全蝎去尾 7.5克，天麻 9 克。上药共研极细末，备用。用时，取药末 6 克，煎汤服。1 日 2 次。温通经脉，活血止痛。适用于中风所致的半身不遂。

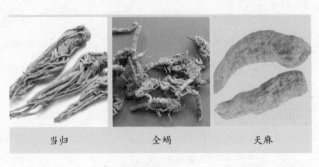

当归　　　　全蝎　　　　天麻

★乌梅天南星粉

乌梅 6 克，天南星 3 克，冰片 1.5 克。上药共研细末。搽牙齿。祛风定惊，燥湿化痰。适用于中风，症见口噤不开，牙关紧闭，不省人事。

★二角三汁饮

水牛角 30 克，羚羊角粉 0.5 克，竹沥汁 20 克，石菖蒲汁 15 克，生藕汁 30 克。将水牛角加水 200 毫升，煎煮 25 分钟，去渣取汁，兑入竹沥汁、石菖蒲汁、藕汁、羚羊角粉，混匀，分开二次鼻饲。本品有熄风豁痰开窍作用。适用于中风痰热闭证，肢体强痉的患者。

★天麻钩藤白蜜饮

天麻 30 克，钩藤 30 克，全蝎 10 克，地龙 10 克，白蜜适量。将四药同煎，去渣取汁，调入白蜜，空腹用，每日 2～3 次，每次 20 毫升。本品有平肝潜阳，熄风通络作用。适用于阴虚阳亢型的中风患者。

★竹沥姜汁水

竹沥水 100 毫升（晚间在竹林中选粗壮黄竹，以绳绑竹使其竹尾向下弯曲，削竹尾套上玻璃瓶固定之。次日晨早收采竹沥水），姜汁数滴，微温之可饮用。适用于中风后遗症失语属痰热者。

★伸筋草汤

伸筋草、透骨草、红花各 30 克。上药加水 2000 毫升，大火烧沸，再沸煮 10 分钟，取药液备用。以药液浸泡手足。活血化瘀，舒筋通络。适用于中风所致的手足拘挛。

★黄芪蜈蚣汤

黄芪 120 克，蜈蚣 1 条，赤芍、地龙各 15 克。水煎取药汁。口服，每日 1 剂。息风解痉。适用于半身不遂。

★乌梅天南星粉

乌梅 6 克，天南星 3 克，冰片 1.5 克。上药共研细末。搽牙齿。祛风定惊，燥湿化痰。适用于中风，症见口噤不开，牙关紧闭，不省人事。

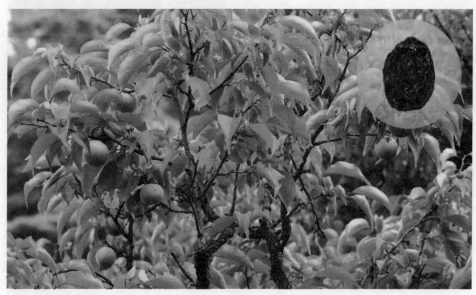

乌梅

★参附回阳煎

人参 10 克，制附片 9 克，龙骨、牡蛎各 30 克，黑豆 50 克。将龙、牡、附片水煎取汁，纳入黑豆再煎、至黑豆极烂，滤取上清液；另将人参单煎取汁。二汁兑匀，适温后鼻饲。本品益气回阳固脱，适用于中风昏迷的脱症患者。

偏头痛

偏头痛是一种血管性头痛，头部一侧疼痛甚剧，以阵发性刺痛、跳痛为主，甚至可引起眼疼、牙疼。西医认为，本病是脑血管舒缩功能发生障碍，脑血管时而痉挛、时而扩张所至。

中医中所说的"头风"，就指偏头痛。中医认为，本病实为肝、肾、脾虚，加之受风邪侵扰头部，于是发病。治疗时，宜养血祛风，化瘀通络。防治此病的单方妙方有以下数种。

★青葙子方

青葙子300克，白糖400克。青葙子冷水泡透，水煎3次，合并三煎所得药汁，以文火熬成浓膏。膏晾凉，拌入白糖，晒干，压碎，装瓶。每次10克，沸水冲饮，1日3次。清肝明目。适用于偏头痛、高血压、目赤肿痛等症。

★蔓荆子酒

蔓荆子200克，醇酒500毫升。蔓荆子捣碎，浸于酒中，密封7日，去渣取汁。每次取药酒10～15毫升，1日3次。适用于偏头痛、头痛及外感风热所致的头昏。

青葙子

★偏头痛妙方

黄荆子根30克，豆腐90克。上二味加清水适量，用文火煮汤。吃豆腐饮汤。祛风除痰，行气止痛。适用于治偏头痛。

★萝卜冰片

萝卜（选用辣者佳），冰片少许。萝卜洗净，捣烂取汁，加冰片溶化后，令患者仰卧，缓缓注入鼻孔，左痛注右，右痛注左。治偏头痛。

★香芎散

香附子（炒）、川芎、石膏（飞水）、白芷、甘草、薄荷各30克。上药共研为细末，装瓶备用。每次取药末6克，以清茶送服。散瘀止痛。适用于偏头痛。

★地肤子川芎汤

地肤子50克，川芎、菊花各15克。水煎取药汁。每日1剂，内服。清头明目，散瘀止痛。适用于偏头痛。

★热水浸手方

40℃以上的热水。备足两热水瓶的热水。把双手浸泡在盆中热水里。浸泡过程中，要不断加入热水，以保持水温。半小时后，头痛逐渐减轻，甚至完全消失。活血行血。治偏头痛。

遗尿症

遗尿症可简单地称为尿床，但它其实分为两种情况：一种是神经功能不协调所致，单纯性地尿床，并没有其他器官性病变，即原发性（功能性）遗尿症；另一种是有其他器官性病变，如脑外伤、脑膜炎、泌尿系统器官病变等，致使人在清醒状态下将尿液排泄在床上，或者排泄在衣物及其他不宜排放的地方，即继发性（器质性）遗尿症。防治此病的单方妙方有以下数种。

★玉竹饮

玉竹50克。将鲜玉竹洗净加水煎取药汁。每日1剂，分2次服用。补肺健脾，益气缩尿。适用于脾肺气虚遗尿。

★羊肚水

羊肚（羊胃）1个。羊肚盛水令满，用线扎紧两端使不漏水，煮熟，取羊肚内之水。顿服。补虚收敛。适用于肾虚遗尿、尿频。

★金橘方

小金橘49个。将小橘晾49天（注意勿腐烂），用文火烤干，研末。日服2次，每次6克，白开水送下。温肺散寒。适用于虚寒性遗尿

★芡实金樱子饮

芡实仁50克，金樱子20克。将金樱子煮100克汁，加入芡实仁和适量水，用大火烧沸后转用小火熬煮。每日1剂，分2次服用，温热食用。固肾缩尿，益肾固精健脾。适用于小儿肾虚遗尿及成人遗精、老年小便失禁等。

★白果膀胱汤

猪膀胱 150 ~ 250 克，白果 5 枚，覆盆子 10 ~ 15 克，精盐少许。白果炒热去壳，猪膀胱洗净切小块，二味与覆盆子加水共煮汤，以精盐调味即成。补肝肾，缩小便。适用于肾虚小便频数、遗尿等症。

★仙茅米酒

仙茅、山药、益智仁各 50 克，米酒（或白酒）1000 毫升。前三味浸入酒中，密封 20 日即成。每次服药酒 30 ~ 60 毫升，1 日 2 次。温补下元。适用于老年肾虚遗尿。切记，阴虚火旺，实热证的患者不宜服食本酒。

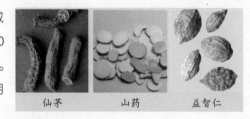

仙茅　　　　山药　　　　益智仁

☆遗尿方

菟丝子、黄芪、淮山药各 15 克，覆盆子、乌药各 10 克，石菖蒲、远志、柴胡各 6 克，甘草 3 克。水煎取药汁。每日 1 剂，分 2 次服用。10 日为 1 个疗程，连服 1 ~ 3 个疗程。温肾固摄，补脾益肺。适用于原发性遗尿症。

★外敷止遗方

益智仁、肉桂、乌药、黄芪、五倍子、山药各 10 克，醋适量。上药共研细末，混合均匀，装瓶密封以备用。每次取 10 克，临睡前用食醋调成糊状备用。胶布固定即可。24 小时更换 1 次，连敷 5 次；然后隔日敷脐 1 次，每次 24 小时后取下，再敷 5 次；然后每周敷脐 2 次，每次 24 小时后取下，敷 2 周以巩固疗效。温补固涩。适用于遗尿。

★二至交泰汤

女贞子、旱莲草、远志、桑螵蛸各 15 克，肉桂 6 克，黄连 9 克，菖蒲 10 克。水煎取药汁。每日 1 剂，早、晚分服，连服 8 周。交通心肾，养血安神，补肾固摄。适用于遗尿。

★止遗方

桑螵蛸、金樱子、芡实、益智仁、乌药、石菖蒲各 12 克，山药 30 克。水煎取药汁。每日 1 剂，连服 7 ~ 14 日。培元补肾，健脾益气，敛肺缩尿，醒脑开窍。适用于遗尿。

★夜尿警觉汤

党参、益智仁各 12 克，石菖蒲、麻黄各 9 克，桑螵蛸 15 克，乌药、补骨脂、薏仁各 8 克。水煎取药汁。每日 1 剂，分 2 次服用，连服 7 ~ 14 日。温补肾阳，健脾益气化湿。适用于遗尿。

肾炎

肾炎是原发于肾小球的疾病。临床上有急性和慢性两种，急性肾炎多见于儿童，常发生于感染后，尤以溶血性链球菌"致肾炎菌株"感染后多见；起病急、病程短，主要表现为血尿、蛋白尿、少尿、水肿、高血压及氮质血症，积极治疗预后较好，少数可发展为慢性肾炎。慢性肾炎多见于成年人，是一组原发于肾小球的免疫性疾病，可由多种病因引起；临床表现病程长，有不同程度的蛋白尿、血尿及管型尿，有程度不等的贫血及肾功能损害，预后较差，晚期可出现肾功能衰竭。

肾炎在祖国医学中属于"水肿"范畴，急性肾炎称为"风水"，风邪外袭、肺失通调为其主要病因病机。慢性肾炎水肿多因阳虚水泛所致。此外，湿热蕴结、气滞血瘀也可导致水肿。防治此病的单方妙方有以下数种。

★野鸭大蒜汤

野鸭1只，大蒜50克。将野鸭去毛开膛取出内脏洗净，大蒜剥皮填于鸭腹内，煮熟。食肉饮汤，2日食1只，连服数次。补中益气，宣窍通闭。适用于慢性肾炎。

★羊奶饮

羊奶400克。煮沸。早晚分2次饮用，连服1个月。补肾益精。适用于慢性肾炎。

★藕节汤

藕节150克，水500毫升。将藕节反复清洗干净，用文火煮20分钟。代茶饮用。化瘀止血。肾炎有血尿者可连续服用。

★赤豆冬瓜汤

赤小豆150克，冬瓜250克。共煎汤。常服有效。利尿解毒。适用于肾炎之水肿。

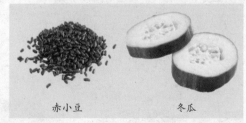

赤小豆　　　　　　　冬瓜

★熟地山药蜜

熟地、怀山药各60克，蜂蜜500克。前二味水煎2次，每次取汁100毫升，共取汁200毫升，药汁与蜂蜜共置碗中，加盖，入锅隔水蒸2小时，冷却，装瓶备用。每次1匙，饭后温开水送服，1日2次。滋肾补脾。适用于慢性肾炎。

★ 山药炒紫河车

鲜山药、紫河车各50克，米醋、酱油各适量。前二味洗净，切片同炒，以米醋、酱油调食。佐餐食用，1日3次。补肾填精，益气消肿。适用于小儿慢性肾炎。

★ 石韦茶

石韦、车前子各60克，栀子30克，甘草15克。上味共捣粗末，水煎。1日1剂，代茶频饮。适用于肾盂肾炎、膀胱炎、泌尿结石等症。

★ 枸杞土茯苓汤

猪尾1条（去毛洗净切块），杞子15克，狗脊30克，土茯苓60克，黄芪30克。共入瓦煲内，加水，文火炖1.5小时，调味即可，随意饮用。适用于脾肾虚，蛋白尿多患者（精关不固）。

★ 参芪草汤

太子参、丹参各20克，黄芪、白花蛇舌草、益母草、车前草、白术、淮山药、生地黄、菟丝子、川续断、泽泻各15克，甘草10克。上药加水煎2次，混合两煎所得药汁备用。每日1剂，分2次服用。3个月为1个疗程。扶正祛邪，固本消肿。适用于急性、慢性肾炎。

★ 活血祛风汤

银花、连翘、野菊花、赤芍各6～9克，淡竹叶4～6克，丹参、车前草各9～12克，白茅根12～15克，蝉蜕3～5克，生甘草3克。水煎2次，取药汁100～200毫升。每日1剂，分4次服用。清热活血，祛风行水。适用于急性肾炎。

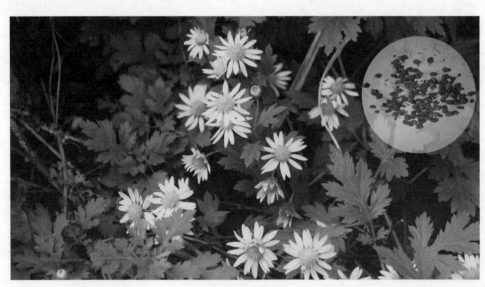

野菊花

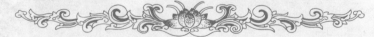

第二章　外科疾病妙方

颈椎病

颈椎病是指因颈椎退行性变而引起颈椎管或椎间孔变形、狭窄，刺激、压迫颈部脊髓、神经根，并引起相应临床症状的疾病。临床上主要表为颈肩痛，头晕头痛，上肢麻木，肌肉萎缩，严重时可影响人的下肢行动，导致下肢麻痹，大小便障碍，甚至出现瘫痪。本病多发于四十岁以后的人，随着年龄增高，发病率也增高。防治此病的单方妙方有以下数种。

★吴茱萸方

吴茱萸 150 克，黄酒适量。将吴茱萸研细末，过筛，用时取适量药末，加黄酒拌匀，入锅内炒热，搅成糊状，乘热摊于数块干净布上，分别贴于大椎、大抒、肩井、太溪穴，冷后更换。贴后可能出现水泡，为正常现象，无需处理。

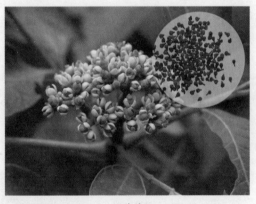

吴茱萸

★舒颈汤

葛根、当归、白芍各15克，桂枝10克，炒白术12克，黄芪30克，茯苓、狗脊各20克，全蝎粉3克（装胶囊）。上药除全蝎粉外，水煎3次，合并三煎所得药汁。每日1剂，药汁分3次温服。每次服用时，以药汁送服全蝎粉胶囊。7剂为1个疗程。补气血，益肝肾，祛风寒，化痰湿，活瘀血，通经络。适用于颈椎病。

★颈愈汤

炙黄芪24克，桂枝、白芍、当归、姜黄、鹿角胶（烊化）、乌梅、仙茅、制川乌、制草乌各12克，乌蛇9克，葛根、仙灵脾各15克。上药加水500毫升，煎取汁300毫升。每日1剂，分2次服用。15日为1疗程。祛风散寒，温经通络。适用于神经根型颈椎病。

★当归葛根二藤汤

当归、鸡血藤、丹参、威灵仙、杭白芍各 15 克，葛根 20 克，钩藤 12 克，没药、川芎、黄芪、全蝎、地龙各 10 克，蜈蚣 2 条，桑枝 5 克，甘草 6 克。水煎取药汁，药渣留下备用。药汁内服，每日 1 剂，每日 2 次。药渣热敷颈部 1 小时。5 剂为 1 个疗程。祛风活血，除湿通络神经根型颈椎病。

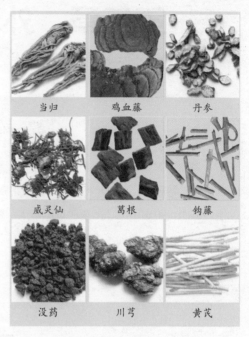

当归　　鸡血藤　　丹参
威灵仙　　葛根　　钩藤
没药　　川芎　　黄芪

★定眩汤

当归、何首乌、僵蚕、制乳香、黄芪各 10 克，川芎 30 克，泽泻、仙灵脾各 20 克，丹参、葛根各 25 克，全蝎、炙甘草各 6 克。水煎取药汁。每日 1 剂，分 2 次水服。10 日为 1 个疗程补肾固本，益气活血，化痰通络。适用于椎动脉型颈椎病。

★壮颈汤

炙黄芪 45 克，当归、生地黄、熟地黄各 25 克，牛膝、赤芍、白芍各 15 克，川芎、羌活、桑枝、防风、地龙、穿山甲（先煎）各 9 克，丹参、桑寄生各 30 克，续断 10 克。水煎取药汁。每日 1 剂，分次服用。5 日为 1 个疗程。祛风通络，活血化瘀。适用于椎动脉型颈椎病。

★活血通颈汤

当归 12 克，红花、丹参、川芎、白芷各 10 克，延胡索、葛根各 16 克，羌活、僵蚕各 15 克，桂枝 9 克，白芍 20 克，甘草 6 克。水煎取药汁。每日 1 剂，分 2 次服用。15 日为 1 个疗程。行气活血，解痉通络。适用于各型颈椎病。

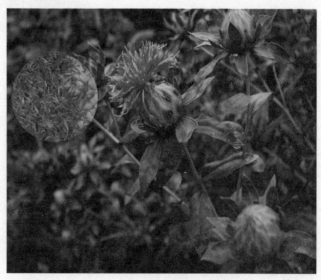

红花

肩周炎

肩周炎是肩关节周围炎的简称，又名冻结肩、漏肩风、五十肩等。为肩关节周围软组织的无菌性炎症。肩关节周围炎是中、老年人的一种常见病。主要表现为肩关节疼痛及关节僵直。疼痛可为阵发性或持续性；活动与休息均可出现，严重者一触即痛，甚至半夜会痛醒。部分患者疼痛可向颈、耳、前臂或手放射，肩部可有压痛。临床分为风寒型、瘀滞型、虚损型等类型。治疗时宜益气养血，疏筋通络。防治此病的单方妙方有以下数种。

★独活饮

独活20克。将独活研为粗末，放入杯中，用沸水冲泡。代茶饮用，1日1剂。祛风除湿止痛。适用于风湿痹痛、肩周炎。

★土鳖饮

土鳖虫4个。将土鳖虫洗净焙干，研成细末。放入茶杯内冲入开水，焖泡10分钟。代茶饮用。1日1剂，连服15~20日。破瘀活血，通络止痛。适用于瘀血性腰背疼痛、肩周炎。

★桑枝饮

鲜嫩桑枝1米。将桑枝研为粗末，放入茶壶中，用沸水冲泡。代茶饮用，1日1剂。通络利节，祛风除湿。适用于风湿型肩周炎。

★附子苍术饮

制附子5克，苍术10克。上药研为粗末，放入保温杯中，用沸水冲泡，加盖焖30分钟。代茶饮用，1日1剂。温中散寒，通窍止痛，祛风除湿。适用于寒湿型腰背痛、肩周炎。

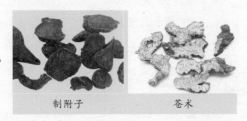

制附子　　　　　苍术

★葱姜花椒饮

大葱、生姜各15克，花椒3克，红糖20克。将大葱、生姜、花椒捣烂，与红糖一同放入保温杯中，冲入沸水，等候适宜的饮用温度。代茶饮用，1日1剂。风热痹痛者不宜服用。除湿止痛。适用于风湿寒邪所致痹痛及肩周炎。

★木瓜苍术饮

木瓜 25 克，苍术 15 克，当归、薏仁各 50 克。上药水煎 2 次，每煎取汁 250 毫升，两煎所得药汁混合。代茶饮用，1 日 1 剂。舒筋活络，燥湿止痛。适用于风湿痹痛、关节不利及肩周炎。

★仙灵木瓜饮

仙灵脾 15 克，川木瓜 12 克，甘草 9 克。上药研为粗末，放入保温杯中，冲入沸水浸泡。代茶饮用，1 日 1 剂。舒筋活络，祛风除湿，止痛。适用于筋节挛缩、风湿疼痛及肩周炎。

★乌头汤

川乌 5 克，麻黄 6 克，黄芪 15 克，芍药、甘草各 10 克。水煎取药汁。每日 1 剂，分次服用。温经散寒，祛风除湿。适用于风寒型肩周炎，症见肩关节疼痛较剧，痛有定处，得热痛减，遇寒痛增，关节屈伸不利，肩关节不红，苔薄白，脉弦紧。

腰肌劳损

腰肌劳损是指腰骶部肌肉、筋膜等软组织慢性损伤，医学界也把它称为"功能性腰痛"或"腰背肌筋膜炎"等。在慢性腰痛病中，本病占的比例最大。病起因多数是由于搬抬重物用力过猛，或姿势不当，弯腰或保持某种姿势时间太长，使腰肌筋膜充血、痉挛。急性发病时，疼痛剧烈，脊柱僵直，动作缓慢，甚至连咳嗽、大笑也会导致腰部剧痛，肢体活动大大受限。

从中医的角度看，腰肌劳损属于中医"痹证""腰痛"等范畴。王肯堂在《证治准绳》中说："腰痛有风、有湿、有寒、有热、有挫闪、有瘀血、有气滞、有痰积，皆标也，肾虚其本也。"这就是说腰肌劳损根本是肾虚，加上风、寒、湿等邪毒影响，于是病发。所以，治疗本病应当标本兼治，在散寒除湿、通络止痛、活血化瘀的同时，兼补益脾肾。防治此病的单方妙方有以下数种。

★二乌通痹汤

川乌（制）、草乌（制）、独活各 10 克，黄芪 20 克，牛膝、桃仁、红花、威灵仙、杜仲、桑寄生各 15 克。上药水煎，取药汁，药渣备用。每日 1 剂，口服药汁。将药渣用布包起来，外敷腰部 15 ~ 20 分钟。30 日为 1 个疗程。补益肝肾，益气活血，祛风除湿，散寒止痛。

适用于腰肌劳损。

★ 伤筋散

芫花根、草乌、威灵仙、穿山甲、川乌、樟脑各 50 克，生姜 150 克。将前 5 味药研成细末，过 100 目筛；再将樟脑研细末，两药末混匀，备用。捣碎 30 克生姜，与 50 克药末和匀，敷在痛点上，上面盖一层纱布，用胶布固定，再在药上敷以热水袋。48 小时后取下，按摩局部皮肤。间隔 6 小时，按照前面所述的方法，再重复敷药。10 日为 1 个疗程，休息 3 日可进行第二疗程。行气散结，通络止痛。适用于腰肌劳损。

★ 腰肌劳损方

红花、川乌各 20 克，草乌 15 克，白花蛇 60 克，牛膝 50 克，当归、甘草、鸡血藤各 30 克，乌梅 10 克，冰糖 100 克，白酒 1000 毫升。上药共研成粗末，倒入白酒中，每日振荡 2～3 次，5 日后滤取清液即可。每日口服 3 次，每次 10～20 毫升。同时取适量药酒外擦疼痛部位，每日 3 次。15 日为 1 个疗程。1 个疗程未愈者，可休息三五日，开始第二个疗程。（不善饮酒者，可单独外擦。）逐风除湿，活血化瘀。适用于风寒湿型腰肌劳损。

★ 党参黄芪汤

党参、当归、黄芪各 31 克，川断 18 克，杜仲 24 克，玄胡、牛膝各 15 克。水煎取药汁。每日 1 剂，水煎服。补肾益精，补气活血。适用于腰肌劳损。

★ 身痛逐瘀汤加减

桃仁、红花、香附、秦艽、当归尾各 10 克，牛膝 15 克，五灵脂、川芎各 9 克，地龙 12 克，没药、羌活各 6 克，甘草 3 克。水煎取药汁。每日 1 剂，早、晚各服 1 次。活血化瘀，通络止痛。适用于慢性腰肌劳损。

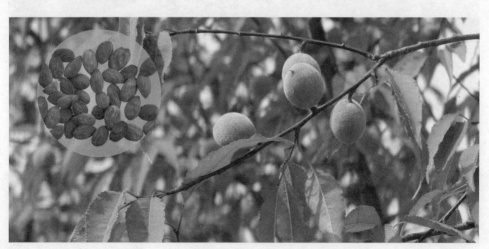

桃仁

★黄芪鹿角霜白术汤

黄芪40克，鹿角霜、白术各20克，当归、骨碎补、螃蟹、枸杞各10克，土鳖虫、没药各6克，生麦芽15克。上药水煎，取药汁，药渣备用。药汁每日1剂，分2次服用。将药渣趁热敷腰部。10日为1个疗程。益气通督，破瘀壮筋。适用于腰肌劳损，肝肾亏虚。

★阳和汤

大熟地30克，鹿角胶（另烊）20克，炮姜炭10克，白芥子8克，肉桂3克，生甘草、生麻黄各6克。水煎取汁。每日1剂，分次服用。7日为1个疗程。温经散寒，益气活血。适用于慢性腰肌劳损。

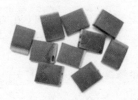

鹿角胶

★玄胡索杜仲散

玄胡索15克，杜仲、徐长卿、安息香、卷柏、牛膝各10克，马钱子6克（有毒，慎用），七叶一枝花8克。先将马钱子用麻油炸黄，研细末。其他药合研为细末，与马钱子混匀后过80目筛，装瓶备用。温开水冲服，每次3克，每日2次。12日为1个疗程。强腰通络，利湿消肿，行气止痛。适用于腰肌劳损。

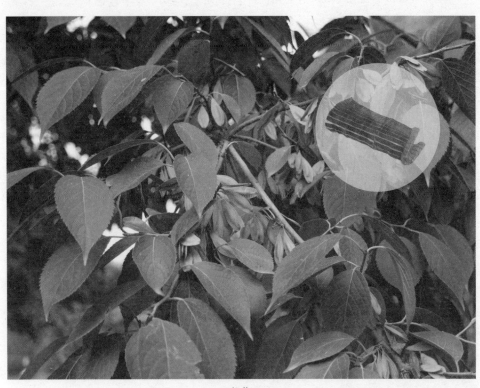

杜仲

腰椎间盘突出

脊柱是人体的中轴骨骼，有了它的支撑，人才能够直立行走，从事体力劳动。在脊柱的下端，生长着最大的椎骨，即腰椎。腰椎由五块椎骨组成，各椎骨之间由腰椎间盘连接。腰椎间盘结构分为三部分，即软骨板、纤维环、髓核。髓核是一种富有弹性的胶性物质，像橡皮筋一样，可受外部压力而改变其位置和形状。

人成年后，椎间盘发生退行性改变，髓核中的纤维物质变粗，逐渐失去原有的弹性，无法担负原来承担的压力。在过度劳损、体位骤变、猛力动作等情况下，髓核通常向外膨出，膨出部位受压迫神经组织，引起局部充血，继而水肿，以致发生炎症病变，导致腰腿痛，行走吃力，这种情况就称为腰椎间盘突出症。青壮年常患此病。

中医把"腰椎间盘突出"归为"腰痹"的范畴，病因分内因和外因，内因是肝肾亏损，气血不足；外因是跌仆闪挫，瘀血阻络，气血不通，不通则痛。所以，中医治疗此病的原则是补肾舒肝，活血化瘀，舒筋通络。防治此病的单方妙方有以下数种。

★穿山龙酒

穿山龙60克，优质白酒500克。穿山龙浸入白酒中，密封7天即成。每服药酒50克，1日2次。活血舒筋，祛风胜湿。适用于腰椎间盘突出引起的腰腿疼痛。

★治腰腿疼痛酒

甜瓜子120克，白酒适量。甜瓜子浸入白酒，密封10天，取出研末，备用。每服12克，空心酒送下，1日3次。适用于腰椎间盘突出引起的腰腿疼痛。

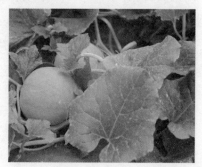
甜瓜子

★活参附酒

独活、制附子各35克，党参20克，优质白酒500毫升。前三味研末装瓶，用白酒浸泡5～7天，滤取上清液即成。每次服食15毫升，可常服。散寒逐湿，温中止痛。适用于腰椎间盘突出。

★通络止痛饮

黄芪、当归各30克，鸡血藤、川续断、千年健各20克，红花、白芍、独活各15克，牛膝、炙甘草、透骨草、胆南星各10克，炙马钱子3克，蜈蚣2条。上药加水煎2次，混合两次所煎药汁。在首煎前，应先用水浸泡药材半小时。每日1剂，分上、下午服。30剂为1个疗程。行气活血，补肾壮腰，祛风化浊。适用于腰椎间盘突出，腰腿痛，行走不利。

★ 舒腰汤

桑枝（先煎）、鸡血藤各30克，葛根、杜仲、牛膝、川续断各20克，红花、独活、地龙各15克，川芎5克。上药加水煎2次，混合两次所煎药汁。每日1剂，分上、下午服。补肾壮腰，散风通脉，活血化瘀。适用于腰椎间盘突出，腰腿痛，活动不利。

骨质疏松症

骨质疏松症是由多种原因导致的骨密度和骨质量下降，骨微结构破坏，造成骨脆性增加，从而容易发生骨折的全身性骨病。

疼痛是骨质疏松症的最主要表现。患者往往出现腰背酸痛或周身酸痛，身体负重时疼痛加重，严重时翻身、起坐及行走均有困难。骨质疏松病情加剧后，人体脊柱会变形，身高缩短，出现驼背，进而影响心肺功能。另外，骨质疏松后，骨折现象大幅增长。一些上了年纪的人，摔了一跤后便出现了骨折，这多与骨质疏松有关。

中医对骨质疏松症有所研究，认为该病可划分为三种类型：一是肝肾亏虚型，症见头晕目眩，耳鸣口干，少寐健忘，体疲乏力，腰膝酸软，佝偻日进，步履艰难，舌红苔少，脉沉细；二是脾肾阳虚型，症见神疲体倦，面色不华，肢冷畏寒，腰背酸痛，便溏，舌淡苔薄白，脉沉细；三是气滞血瘀型，症见骨痛，腰酸背疼，胁肋胀闷，亦可见四肢关节畸形，舌色暗红，舌苔白腻，脉沉弦。

中医认为，治疗骨质疏松应补肾补脾，固精益气。防治此病的单方妙方有以下数种。

★ 龟板鳖甲粉

龟板、鳖甲板各150克。将龟板、鳖甲板烤炒后用醋淬，共研成细末，瓶装备用。温开水送服，1日2次，每次3克。滋阴潜阳，补肾健骨。适用于肾阴虚型骨质疏松症。

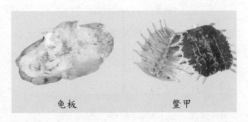

龟板　　　　　鳖甲

★ 山药枸杞甲鱼汤

怀山药 10 ~ 15 克，枸杞子 5 ~ 10 克，甲鱼 1 只（300 ~ 500 克），姜片、盐、料酒各少许。甲鱼放入热水中宰杀，剖开洗净，去内脏，然后与枸杞子、怀山药一起炖熟，加入姜、盐、酒少许调味，即成。佐餐食用。滋阴补肾，益气健脾。适用于阴虚偏胜型骨质疏松症。

★ 参苓白术散合右归饮

莲子肉（去皮）500 克，薏仁、缩砂仁、桔梗（炒至深黄色）50 克，白扁豆（姜汁浸，去皮，微炒）75 克，白茯苓、人参、甘草（炒）、白术、山药各 100 克，大枣若干。将上述各药（大枣除外）研为细末，备用。每次服 6 克，大枣煎汤送服。益肾健脾。适用于脾肾阳虚型骨质疏松症。

★ 护骨合剂

熟地黄 25 克，山萸肉、首乌、枸杞、淫羊藿、覆盆子各 15 克，龟板、杜仲、巴戟、紫河车各 10 克，山药、茯苓各 20 克。水煎取药汁。每日 50 毫升，分 2 次口服。1 个月为 1 疗程，连服 3 个月。补肾益精，养血滋阴，壮骨强筋。适用于绝经后妇女之原发性骨质疏松。

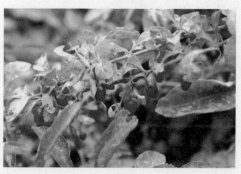

枸杞

★ 复方海螵蛸粉

海螵蛸 300 克，胎盘（紫河车）1 个，鳖鱼肝 200 克。将海螵蛸从乌贼鱼中取出，洗净晾晒，除去腥味，然后研成细粉。将胎盘去除羊膜及脐带，用清水漂洗几次，然后入沸水锅中略煮，捞出烘干，研成细末。鳖鱼肝洗净，切片，晒干（或烘干），研成细粉。三种粉末充分混合，瓶装，密封，放入冰箱冷藏保存。每日 2 次，每次 10 克，温开水送服。补肾益精，壮骨强身。适用于各类骨质疏松症。

★ 身痛逐瘀汤

秦艽、羌活、香附各 3 克，川芎、甘草、没药、五灵脂（炒）、地龙各 6 克，桃仁、红花、当归、牛膝各 9 克。水煎取药汁。每日 1 剂，分服。服食期间忌食生冷油腻食物，孕妇忌服。活血行气，通络止痛。适用于气滞血瘀型骨质疏松症。

骨质增生

　　骨质增生是一种常见的骨质不同程度的增生性改变，又称为退变性关节病、增生性关节炎、骨刺等。骨质增生的部位很多，包括颈椎、腰椎、膝盖骨、足跟骨等。部位不同，症状也有很大的差异，如腰椎骨质增生，腰椎及腰部软组织产生酸痛、胀痛、僵硬与疲乏感，一旦影响到坐骨神经，疼痛剧烈，向下肢放射；足根骨质增生时，脚底疼痛，早晨重，下午轻，起床下地第一步痛不可忍，有石硌、针刺的感觉，活动开后症状减轻。骨质增生分原发性和继发性两种，一般多发生在中年以上，与年龄、慢性劳损、外伤、代谢、精神等多种因素相关。本病属中医的"骨痹"范畴，治疗时应滋补肝肾、活血通络、除寒散寒。本病的防治单方妙方有以下几种。

★骨金丹14号

　　炙马钱子、炙川乌、炙草乌各5克，威灵仙、川续断、桑寄生、赤芍各10克，乳香、没药各15克，茜草、丁公藤各20克。上药烘干为末，炼蜜为丸，丸重10克。（马钱子沙炒，以黄褐色为度。）每次1丸，早、晚空腹服用。3个月为1个疗程。温经活络，祛温散寒。适用于寒湿型骨质增生。

★威灵苁蓉汤

　　威灵仙、肉苁蓉、熟地黄、清风藤、丹参各15克。上药加水煎2次，混合所煎得药汁。每日1剂，每日2次分服。补肾益精，祛风通络。适用于颈椎、腰椎、足跟等部位的骨质增生。

★补肾克刺汤

　　淫羊藿、独活、木瓜、杜仲各15克，巴戟天、川芎、鹿胶（兑服）各10克，薏仁30克，续断、狗脊、黄芪各20克，当归12克，炙甘草3克。水、酒各半，煎取药汁。每日

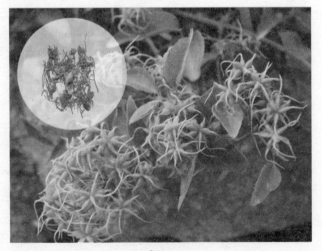

威灵仙

1剂，口服。补肾壮骨，祛风散寒，除湿通络。适用于腰椎骨质增生。

★ 木瓜灵脾汤

仙灵脾、鹿衔草、鸡血藤各30克，骨碎补、木瓜各15克，熟地黄、当归、鳖甲、龟板、甘草各10克，桂枝、细辛各5克。水煎取药汁。每日1剂，分2次温服。滋补肝肾，活血通络，软坚化瘀。适用于骨质增生。

★ 威灵仙甲散

威灵仙60克，穿山甲、乌梢蛇、土鳖虫各30克，白花蛇2条，皂角刺、生川乌、生草乌、透骨草、细辛、川芎、茜草、生没药、生乳香各50克，冰片15克。上药共研为极细末，用米醋（或黄酒）调成糊状，备用。将药糊敷于患处，隔日换药1次。7日为1个疗程。祛风湿，消骨哽，通经络。适用于骨质增生。

★ 益肾坚骨汤

黄芪、鸡血藤各30克，干地黄20克，骨碎补、狗脊、川断、菟丝子、枸杞子、葛根、当归、白芍、川芎各12克，补骨脂15克。水煎取药汁。每日1剂，每日2次。益肾养血，和络止痛。适用于颈椎增生。

★ 骨刺增生疼痛缓解方

杭白芍30～60克，制川乌、制草乌各12克，生干草10克，野木瓜15克，威灵仙、黄精各30克。水煎取药汁。每日1剂。滋补肝肾，去邪止痛。适用于骨质增生，包括颈椎腰椎、膝关节、足跟骨质增生等引起的疼痛、麻木等。

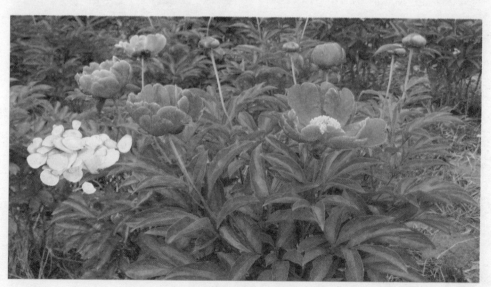

白芍

坐骨神经痛

坐骨神经是人体最粗大的神经，由腰神经和骶神经组成，起始于腰骶部的脊髓，经骨盆，穿过坐骨大孔，抵达臀部，然后沿大腿后面下行到足。它的主要功能是管理人体下肢的感觉和运动。当人患有腰肌劳损、腰椎间盘突出、腰椎骨增生、风湿性病变时，通常会引起坐骨神经通路及其分布区的疼痛，这种疼痛就称为坐骨神经痛。

严格来说，坐骨神经痛不是一种疾病，而是多种疾病的一种症状。其基本特征为臀部、大腿后侧、小腿外侧持续性钝痛、抽痛，痛感时轻时重，严重时抬脚行走都困难。

中医认为，坐骨神经痛发作受内、外二因影响，内因是肝肾不足、气血虚弱、营卫不固；外因是风寒湿邪入侵，外邪阻塞于经络中，不通则痛。所以，坐骨神经痛的治疗原则是：益气补血，驱风散寒，活血化瘀，祛湿通络。防治此病的单方妙方有以下数种。

★蜜汁木瓜

木瓜1个，生姜2克，蜂蜜适量。木瓜去皮切片，放入锅中，加清水适量，调入蜂蜜、生姜，煮熟即成。喝汤食木瓜，适量食用。祛风利湿，舒筋止痛。适用于坐骨神经痛。

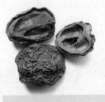
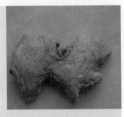

木瓜　　　　　　　生姜

★乌头汤

生川乌10克，香米50克，薏苡仁6克，姜汁、蜂蜜各少许。前三味共置锅中，加清水500毫升，煮沸后改文火煮，调入姜汁、蜂蜜，煮至米烂即成。每天1剂，作早、晚餐食用。温经散寒，除痹止痛。适用于寒痹邪实之坐骨神经痛。本方不可久服。

★坐骨丸

党参、当归、木瓜、延胡索、甘草各60克，续断90克，全蝎、落得打、甘松各30克，蜈蚣20条，蜂房2只。上药研成细末，炼蜜为丸。每服6克，每日3次。益气活血，舒筋止痛。适用于坐骨神经痛。

★痛痹汤

乌蛇 20 克，延胡索、申姜各 10 克，鸡血藤 25 克，牛膝、丹参、当归、白芍、炙甘草各 15 克，乳香、没药各 7.5 克。水煎取药汁。每日 1 剂，分 2 次服用。温经通络，祛风散寒。适用于坐骨神经痛。

★加味桂乌汤

桂枝 12 克，白芍、丹参各 30 克，制川乌、炙甘草各 9 克。水煎取药汁。每日 1 剂，分 2 次服用。祛湿散寒，温通经脉，化瘀止痛。适用于坐骨神经痛。

★舒筋活络饮

独活、牛膝各 15 克，灵仙、杜仲、当归、续断各 12 克，千年健、地龙、木瓜各 10 克，鸡血藤 30 克，红花、川芎各 9 克。水煎取药汁。每日 1 剂，分 2 次服用。舒筋活络，行血止痛。适用于坐骨神经痛。

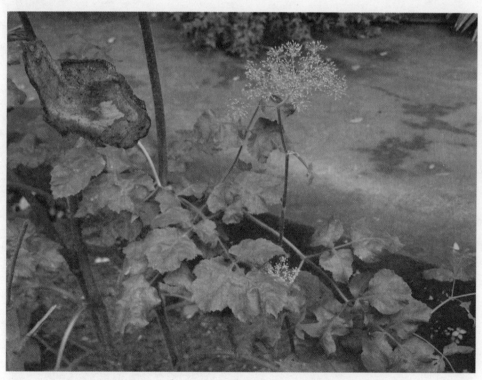

独活

★加味芍药甘草汤

生白芍、炙甘草各 50 克，元胡、罂粟壳各 15 克。水煎取药汁。每日 1 剂，分 2 次服用。舒筋活络，缓急止痛。适用于坐骨神经痛。

风湿性关节炎

风湿性关节炎是一种常见结缔组织炎症，多发生在膝、踝、肘、腕等大关节处。病发时，病灶所在关节肿胀、酸痛，局部皮肤温度增高，呈微红色，有的还伴有轻度发热、脉搏加快等症状。关节疼痛是不固定的，呈游走性，而且常呈对称性。

环境对风湿性关节炎有影响，气候多变的地区尤为多见。

中医把风湿病归为痹病，属于"痹症""历节风"，有风痹、寒痹、湿痹及热痹（急性风湿热）四型。风痹型关节炎的特点是关节疼痛游走不定；湿痹型关节炎的特点是湿邪内侵影响关节，关节拘挛，屈伸不利，活动不便，肢体沉重；热痹型关节炎的特点是关节红肿灼热，疼痛拒按，伴有发热、出汗、口渴、尿短赤等热证；寒痹型关节炎喜热怕凉，局部拘挛，痛如锥刺，痛处不移。

风湿性关节炎的治疗原则是正气固卫，驱风散寒，化寒温通。防治此病的单方妙方有以下数种。

★五加皮醪

五加皮50克，糯米500克，酒曲适量。五加皮洗净，先用水浸泡透，再煎煮，每30分钟取煎液一次，共煎2次，然后用所得煎液与糯米共同烧煮，做成糯米干饭。待米饭冷却，加酒曲拌匀，发酵成酒酿，即成。1日适量佐餐食用。祛风除湿，通利关节。适用于风痹型风湿性关节炎。

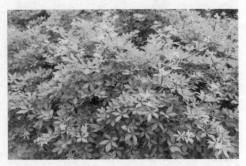

五加皮

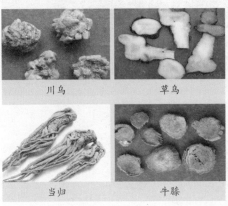

川乌　　草乌

当归　　牛膝

★草乌酒

制川乌、制草乌15克，当归、牛膝20克，低度优质白酒500毫升。将上述四味药材分别拣洗干净，晒干（或烘干）后切成片，同放入玻璃瓶中，加入白酒，加盖密封，1日摇动2次，浸泡15日即可饮用。1日2次，每次1小盅（约15毫升）。祛风除湿，温经止痛。适用于风寒湿痹型风湿性关节炎。

★ 番薯酒

番薯 500 克，优质白酒 1000 毫升。番薯切片，隔水蒸熟，捞出晾干后浸入白酒中，密封 1 个月。每次饮服 15～20 毫升，1 日 2～3 次。逐风湿，止痉痛。适用于风湿性关节炎。

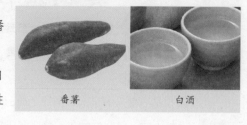

番薯　　　　　　白酒

★ 北五加皮酒

北五加皮、白鲜皮、穿山龙各 15 克，优质白酒 500 毫升。前三味浸入白酒中，密封 24 小时即成。每次饮服 10 毫升，1 日 1 次。祛风湿，壮筋骨。适用于风湿性关节炎。

★ 狗骨木瓜酒

狗骨 3 克（油炙酥），木瓜 9 克，白术、桑枝各 12 克，五加皮、当归、天麻、川牛膝、红花、川芎各 3 克，秦艽、防风各 1.5 克，冰糖 100 克，白酒 1000 克。上药同放酒中，密封浸泡 3～4 个月后即可服用。每次温服 1～2 羹勺，每日 2 次。驱寒消痛。适用于寒痹型风湿性关节炎。湿热或阴虚火旺者慎用。

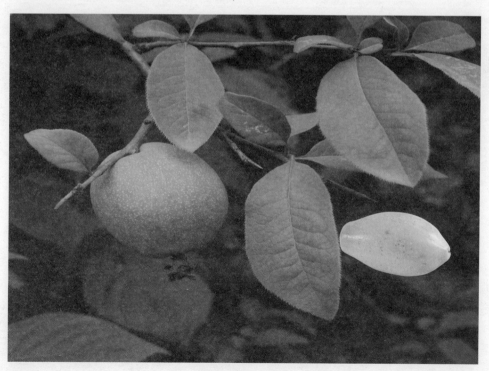

木瓜

类风湿性关节炎

类风湿性关节炎是一种以周围关节骨质损害为特征的全身性自身免疫性疾病。先是关节的滑膜发炎，进而致关节的软骨、韧带、肌腱也发炎。炎症渗出液进入关节腔致使关节腔积液，关节肿痛。

中医把类风湿关节炎归为痹症范畴。痹，就是闭塞不通的意思。人体如果肾虚脾弱，卫气不固，就易受到风、寒、湿等外邪侵袭，致使气血不畅，外邪顺着经络侵扰关节，久而久之，关节就会产生肿痛等一系列症状。

痹症分寒痹、热痹两大类。寒痹发病较缓，关节肿而不红，疼痛日轻夜重，遇寒加重，遇热则减，便溏，舌苔白或白腻，脉势沉缓。寒痹治疗的原则为补肾健脾，温经散寒，驱风胜湿。

热痹发病较急，关节红肿、疼痛，拒按，有时还会导致人体发烧。患者口干喜饮，烦躁，舌红，苔黄或黄腻，脉数。热痹中的热，是由外邪久郁化热而来。治疗热痹的原则为清热解毒，散风通络，凉血活血，健脾祛湿。

总之，类风湿性关节炎起因是人体正气不足，感受风寒湿热之邪所致，治疗时需依此理。防治此病的妙方有以下数种。

★除痹汤

续断 30 克，鹿角片、当归、秦艽各 15 克，威灵仙、松节、羌活、桑枝、乌药、防风、玄胡、蚕沙各 10 克。上药加水煎 2 次，每次加水 500 毫升，煎取药汁 150 毫升。每日 1 剂，分 2 次服用，15 日为 1 个疗程。补益肝肾，祛风通络，蠲痹止痛。适用于类风湿性关节炎寒热不显者。

★独活寄生汤

黄芪 30 克，党参、白术、千年健、金刚刺、鸡血藤各 10 克，当归 15 克，白芍、杜仲、桑寄生、牛膝、防风各 6 克，独活 9 克。水煎取药汁。每日 1 剂，分 2 次服用。补气血，养肝肾，蠲痹通络。适用于类风湿性关节炎寒湿证。

★乌头汤加味方

草乌、川乌各 15 克，黄芪 30 克，麻黄、芍药、防己、甘草各 10 克，鸡血藤、伸筋草各 20 克。取上药每次加水 500 毫升，煎取药汁 2 次，将二煎混合。草乌、川乌先煎煮 1 ~ 2

小时。每日1剂,分2次服用。温经散寒,祛风除湿。适用于类风湿性关节炎寒湿证。

★独活寄生汤

独活、杜仲、牛膝、秦艽、防风、川芎、当归、芍药各10克,细辛、甘草各3克,肉桂5克,桑寄生、干地黄各15克,党参30克,茯苓12克。上药加水煎2次,每次加水500毫升,混合两煎所得药汁备用。每日1剂,分2次服用。30日为1个疗程。滋补肝肾,益气养血,佐以祛风散寒。适用于类风湿性关节炎肝肾两虚证。

★桃红饮

当归、桃仁、川芎、威灵仙各15克,红花、熟地黄、制僵蚕、露蜂房、地龙、路路通各10克,赤芍、制南星、白芥子各6克。水煎取药汁。每日1剂,分2次服用。化痰祛瘀,搜风通络。适用于类风湿性关节炎寒湿证。

★加味身痛逐瘀汤

秦艽、地龙、牛膝各12克,羌活、红花、桃仁、川芎、当归、五灵脂、没药、香附、蜂房各10克,鸡血藤30克。取上药每次加水500毫升,煎取药汁2次,将二煎混合。每日1剂,分2次服用。30日为1个疗程。祛风除湿,活血化瘀,通络止痛。适用于类风湿性关节炎风湿热证。

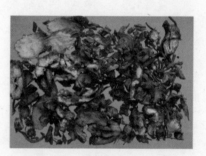

秦艽

甲状腺肿大

甲状腺是人体最大的内分泌腺,包裹在气管的前面。如果甲状腺肿大了,就会压迫到临近的组织。症状轻者,无法用肉眼看出来,用手摸才能发现。症状重者,脖子会变得粗大,让人触目惊心,故一些人把甲状腺肿大称为"大脖子病"。甲状腺肿大分为两种,一种是单纯性的,即由人体缺乏碘引起的;另一种是散发性的,是由多种疾病引起,如甲状腺功能亢奋。防治此病的单方妙方有以下数种。

★紫菜汤

紫菜20克。加调料冲汤。每日2次,连续用1个月。散结软坚。适用于甲状腺肿大、淋巴结核及各种坚硬肿块。

★老蛇盘酒

老蛇盘100克，白酒500毫升。上味浸泡入白酒中5日，去渣。每服15毫升，1日2次。适用于甲状腺肿大。

★紫白汤

紫菜15克，白萝卜250克，陈皮5克。将上述3味切碎，加水共煎煮半小时，临出锅前加盐少许调味。可吃可饮，每日2次。理气调中，破积解滞。适用于甲状腺肿大及淋巴坚肿。

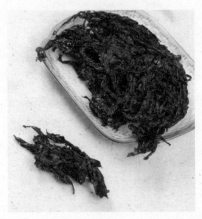

紫菜

★紫黄酒

紫菜100克，黄独（即黄药子，中药店有售）50克，高粱酒（60度以上）适量。前两味用酒共浸泡10天。每日适量饮用。软坚消瘀。适用于甲状腺肿大。

★加味逍遥散

当归、柴胡、茯苓各15克，昆布、海藻、赤芍各20克，焦白术、青皮、陈皮、郁金各12克，枳实8克，牡蛎30克。水煎取药汁。每日1剂，分2次口服。10日为1个疗程。疏肝理气，健脾化痰，活血消瘿。适用于甲状腺肿大。

★四海舒郁汤

柴胡、陈皮、枳壳各9克，昆布、黄药子、海藻各12克，青木香6克，制香附、厚朴各10克，半夏3克，海螵蛸、海蛤壳各15克。水煎取药汁。每日1剂，分2次服用。疏肝理气，解郁消肿。适用于甲状腺肿大。

★散瘿消瘤汤

柴胡、昆布、海藻各12克，川贝母、青皮、香附、赤芍、川芎、当归、延胡索、黄药子、制乳香、没药各9克，三棱、莪术各8克。水煎药汁。每日1剂，分2次服用。疏肝理气，活血化瘀，化痰散结。适用于甲状腺肿大。

★消瘿丸

香附20克，玄参、丹参、贝母各60克，紫草120克，夏枯草、白芷各30克，干姜15克。用上药共为极细末，水泛或炼蜜为丸。每服6克，每日2次。理气解毒，化痰活血。适用于甲状腺肿大。

★山药蓖麻贴

鲜山药1块,蓖麻子仁3粒。洗净后,同捣烂和匀。贴敷于患部,每日更换2次。消瘿化瘰。适用于甲状腺肿大及瘰疬赤肿硬痛。

甲状腺机能亢进

甲状腺机能亢进,简称甲亢,多见于青壮年女性。临床以颈部甲状腺肿大,情绪兴奋,紧张,易激动心动过速。严重者可出现手指震颤双目突出,多食易饥,消瘦,月经不调等症状。中医对本病多以疏肝解郁,健脾宁心为治。防治此病的单方妙方有以下数种。

★清柿蜜膏

青柿子1000克,蜂蜜适量。青柿子洗净,切碎捣烂,绞取汁液,入锅中以武火烧沸,文火煎熬浓缩至稠黏,调入超过柿汁量一倍的蜂蜜,煎熬成膏状,离火,晾凉后冷装瓶备用。每次取膏1汤匙,以沸水冲化,饮服。1日服2次。软坚消瘿。适用于甲状腺机能亢进、地方性甲状腺肿大等症。

★五汁饮

雪花梨1只,鲜藕1节,甘蔗1段,荸荠15个,水萝卜1个。甘蔗、荸荠、萝卜分别去皮,然后所有食材分别切碎,混匀捣取汁液。冷饮。清泄胃火,滋养胃阴。适用于胃中郁热型甲状腺机能亢进,症见多食善饥、渴喜冷饮、口舌干燥、胃痛、形体消瘦等。

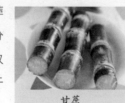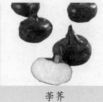

甘蔗　　　　　　荸荠

★海藻散

海藻、海带各500克。上述两味漂洗干净,晒干,共研捣为细末,装瓶备用。每次取药末10克,以温开水送服,1日1次。软坚散结。适用于甲状腺机能亢进。服食本散剂时,忌服甘草。

★育阴汤加减

麦冬、昆布、沙参、海藻、天冬、天花粉、生地黄各15克,五倍子、大贝各10

克。水煎取药汁。每日1剂，分2次服用。养阴解郁，软坚散结。适用于甲状腺机能亢进症。

★平复饮加味

生牡蛎、白芍各20克，当归、香附、柴胡、郁金各15克，海藻、昆布、夏枯草各25克。水煎取药汁。每日1剂，分2次服用。软坚散结，疏肝解郁，养血和血。适用于甲状腺机能亢进症。

★二陈汤加味

清半夏、昆布、海藻各15克，广陈皮10克，云茯苓、胆草各12克，生甘草6克，白芥子3克。水煎取药汁。每日1剂，分2次服用。清热化痰。适用于痰火内扰导致的甲状腺机能亢进。

★甲亢平

太子参、生牡蛎各30克，麦冬、玄参各10克，生蛤壳、生地黄各15克，川石斛、浙贝母、夏枯草各12克。水煎取药汁。口服，每日1剂。养阴生津，健脾润肺，化痰软坚。适用于甲状腺机能亢进症。

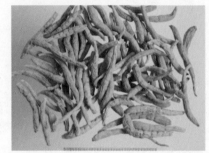

太子参

★抑亢丸

羚羊角2克（先煎），生地黄、沉香、白芍、莲子心、黄药子各15克，天竺黄20克，紫贝齿、白蒺藜各25克，珍珠母50克，香附10克。水煎取药汁。温服，每日1剂，早饭前服1次，晚饭后30分钟服1次。服药期间停服一切中西药物。平肝清热，消瘿散结。适用于甲状腺机能亢进症，症见心悸、汗出、心烦、消瘦、易怒、两眼突出等。

★当归六黄汤合消瘰丸加减

当归、黄芩、浙贝母各9克，玄参12克，黄连、黄柏各6克，酸枣仁、生地黄、黄芪各15克，生牡蛎、浮小麦各30克。水煎取药汁。每日1剂，分2次服用。滋阴泻火，益气散结。适用于阴虚火旺导致的甲状腺机能亢进。

甲状腺腺瘤

　　甲状腺腺瘤是最常见的甲状腺良性肿瘤。多见于40岁以下的妇女。在颈部一侧出现一个圆形或椭圆形肿块，质地较周围甲状腺组织稍硬，表面光滑，无压痛，能随吞咽上下移动。腺瘤生长缓慢，大部分患者无任何不适。有一种乳头状囊性腺瘤，有时可因囊壁血管破裂而发生囊内出血，此时，肿瘤体积可短期内迅速增大，局部出现胀痛。甲状腺腺瘤有引起甲亢或恶变的可能，原则上应早期切除。治疗时宜理气化痰，活血行瘀，软坚散结。甲状腺腺瘤的防治单方妙方有以下几种。

★甲瘤汤

　　柴胡、甲珠、浙贝、皂刺各10克，青皮、僵蚕、法半夏各6克，当归、海藻、夏枯草各12克。水煎取药汁。每日1剂，分2次服用。疏肝理气，和血散结。适用于甲状腺腺瘤。

★甲状消肿汤

　　柴胡、栀子、玄参、白术、郁金各9克，土贝母、薄荷各6克，昆布、海藻各12克，川楝子、夏枯草各15克，甘草3克。水煎取药汁。每日1剂，分2次服用。7剂为1个疗程，服完后休息1周。解郁化痰，软坚散结。适用于甲状腺腺瘤。

★消瘿瘤汤

　　海藻、昆布各20～30克，夏枯草12克，木香6克（研末冲服），桔梗6～10克，玄参、三棱各15克，浙贝母、生牡蛎各30克，炮穿山甲6～9克，莪术10克。以凉水800克浸泡1小时，再以小火煎至300克，每剂共煎3次。以3次之药汁混匀后再等分为2～3份，分服。每日1剂，隔日服1剂。理气软坚，活血消结。适用于单纯性地方性甲状腺肿与甲状腺腺瘤。

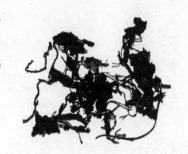

海藻

★消囊汤

　　控涎丹（分吞）2.5克，陈海蜇12克，昆布、苏子、夏枯草、炒天虫、海藻各6克，海浮石9克，炒白芥子4.5克，象贝10克，桔梗2克，地栗2枚。水煎取药汁。每日1剂，分2次服用。宣络消痰。适用于甲状腺腺瘤。

★消瘿散瘤汤

夏枯草、海藻、瓦楞子、白芥子、三棱、莪术、半枝莲各15克，连翘、赤芍、制半夏、浙贝母各10克，牡蛎30克，玄参12克。水煎取药汁。每日1剂，分2次服用。3个月为1个疗程。化痰清热，破瘀散结，消瘿除瘤。适用于甲状腺腺瘤。

骨折

骨的完整性遭到破坏或连续性中断时，称为骨折。按外伤造成的后果，分为闭合性骨折、开放性骨折；按骨折程度，可分为不完全骨折（仍有部分骨质相连）和完全骨折（骨质完全离断）。骨折发生后，应及时就医。骨折固定期应遵医嘱定期复查。

防治此病的单方妙方有以下数种。

★红花茶

红花20克。红花加水煎汤，滤渣取汁即成。代茶饮用，早、晚各1次。活血化瘀。适用于骨折初期。

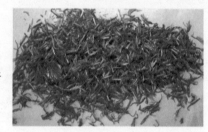

红花

★疗骨折药酒

白及、当归各9克，岩山枝15克，白酒500克。前三味浸入白酒中，密封3～5天即成。每次取药酒15毫升，1日3次。养血，化瘀。适用于骨折肿痛。

★小铜锤药酒

小铜锤10克，白酒500克。小铜锤浸入白酒中，密封2～3天即成。每次取药酒10毫升，1日2次。活血祛瘀，消肿止痛。适用于骨折。

★续骨糖蟹糕

续断、骨碎补各6克，白砂糖30克，鲜活河蟹250～300克。将续断、骨碎补混合粉碎，过100目筛备用，鲜活河蟹去泥污，连壳捣碎，以细纱布过滤取汁，装入碗中，加入续断、骨碎补及白砂糖，锅中加少许水，把碗放入锅中蒸30分钟成糕状，即成。温服，每日1次，晚间服用。7日为1个疗程。接骨续筋。适用于骨折。

★ 壮骨汤

制首乌、熟地黄、丹参、续断、当归、枸杞子各 15 克，鹿角胶、骨碎补、甘草、千年健各 10 克，黄芪、煅龙骨各 30 克，砂仁 6 克，三七粉 5 克（吞服）。水煎取药汁。每日 1 剂，分 2 次服用。2 周为 1 个疗程。补肾壮骨，益气活血，接骨续筋。适用于骨折。

★ 生骨散

骨碎补 30 克，煅自然铜、金毛狗脊、龙骨、牡蛎各 50 克，龟板、鳖甲各 20 克。研为细末，装胶囊，每粒 1.5 克。每日 3 次，每次 3 粒。强筋壮骨，活血止痛，补肝益肾。适用于骨折。

阑尾炎

阑尾炎是一种常见的腹部疾病，可分为急性和慢性两种。急性阑尾炎好发于青壮年，主要有腹痛、胃肠症状和发热等全身反应。急性阑尾炎的致病菌，如大肠杆菌、肠球菌、类杆菌等，原已生存于阑尾腔内，人之所以发病，与全身抵抗力下降有关。

急性阑尾炎治疗不彻底，可变为慢性阑尾炎。慢性阑尾炎症状是腹部经常发生剧痛，尤其是脐之右侧，用手按之，痛得更甚；消化系统功能发生紊乱，腹闷胀痛，饱胀感，消化不良，便秘或恶臭稀烂便交替。人吃得太多，往往也会引起阑尾的疼痛。

中医治疗阑尾炎，宜清热解毒，活血化瘀，通腑理气。防治此病的单方妙方有以下数种。

★ 凤仙花汤

凤仙花全草 1000 克。水煎取药汁。分数次服，1 日 1 剂。祛风除湿，活血止痛，解毒杀虫。适用于慢性阑尾炎。

★ 苦菜汤治

败酱草 100 克。水煎取药汁。1 日 1 剂，分 2 次服用。消炎解毒。适用于化脓性阑尾炎，兼治妇女乳痈、无名肿毒等。

★ 马齿苋白糖汁

鲜马齿苋 1 把，白糖适量。马齿苋绞取

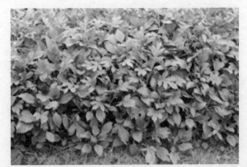

败酱草

汁液30毫升，加入100毫升冷开水，入白糖搅匀即成。每服100毫升，1日3次。清热解毒，散瘀消肿。适用于阑尾炎。

★鸡蛋地耳草

鲜地耳草200克（干品100克），鸡蛋2枚。上味洗净同煮，蛋熟后去壳，再入锅煮片刻，收汤汁至1碗即成。每天1次，饮汤食蛋，连服5~7天。清热解毒，活血消肿，利湿退黄，补阴护肝。适用于阑尾炎、早期肝硬化、急慢性肝炎等症。

★麻油醋

麻油500克，米醋2碗。麻油烧20沸，入米醋，再烧沸，搅匀即成。1日1剂，分5次温服。解毒散瘀。适用于阑尾炎。

★鲜半枝莲茶

鲜半枝莲120克。水煎取汁。代茶饮用。清热解毒，活血祛瘀，消肿止痛。适用于阑尾炎、肝炎、肺脓肿等症。

★金银花酒

金银花50克，甘草10克，酒半碗。前二味加清水2碗，煎取半碗，再入酒略煎，分3份。1日1剂，分早、午、晚服用，重症者可加量。清热解毒。适用于阑尾炎、肺痈等症。

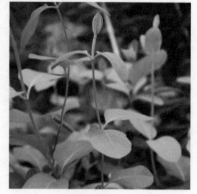

金银花

★肠痈汤

大黄（后下）、丹皮、黄柏、延胡索、芒硝（兑服）各15克，薏仁、瓜蒌仁、冬瓜仁各25克，败酱草30克，香附10克。水煎取药汁。每日1剂，分3次服用。清热利湿，解毒排脓，消肿散结，理气止痛。适用于急性阑尾炎并发局限性腹膜炎。

★排脓汤

赤芍、皂刺各15克，桃仁、穿山甲各10克，紫花地丁、败酱草、薏仁、冬瓜仁各30克。取上药加水800毫升，煎取药汁300毫升。每日1剂，分2次服用。清热解毒，活血化瘀，祛湿散结。适用于阑尾脓肿。

★清解汤

大黄、延胡索、赤芍各12克，红藤、紫花地丁、败酱草各30克，银花15克，牡丹皮、乳香各9克，桃仁6克。水煎取药汁。每日1剂，分早、晚2次服用。湿热重者加黄连、栀子各6克。清热解毒，活血祛瘀，通里攻下。适用于急性阑尾炎。

★消痈汤

银花、蒲公英各30克，穿山甲、皂刺各10克，当归、赤白芍、丹皮各12克，炒桃仁、甘草各9克。水煎取药汁。每日1剂，分3次服用。清热解毒，消肿散瘀。适用于阑尾脓肿。

脉管炎

脉管炎是血栓闭塞性脉管炎的简称，它是一种常见的周围血管慢性、闭塞性、炎症性疾病，多伴有继发性神经病变，多发生于四肢的中、小动脉和静脉，尤以下肢多见。病发时，病灶所在的肢端发凉、怕冷、麻木、酸痛，继而出现间歇性跛行，最后发展为静息痛，尤以夜间为甚；肢端皮肤的颜色由正常肤色变为紫红或苍白，皮肤干燥，小腿肌肉萎缩，趾或足溃烂或坏死。本病多发生于青年，以寒冷季节发病为主，病程漫长，最终累及心、肾、脑等人体重要器官。早在汉代，医术大家华佗在《神医秘传》中记载道："此病发于手指或足趾远端，先痒而后痛，甲呈黑色，久则溃败，节节脱落……"这里所说的就是脉管炎。

防治此病的单方妙方有以下数种。

★蜗牛泥

活蜗牛适量。将活蜗牛洗净，连同壳捣烂如泥状，备用。将蜗牛泥平敷于溃烂面上，并以湿纱布盖之。每日换药1次。通经活络，祛腐生肌。适用于脉管炎。

★蟾蜍丸

活蟾蜍适量。将活蟾蜍去肠杂，洗净后入锅，煮烂去骨，和面粉做成丸药。服食药丸，不拘分量，可随时服用。清热行湿，解毒杀虫。适用于脉管炎。

★丹参酒

丹参30克，60度白酒500毫升。丹参洗净，煎碎，装入细口瓶中，加白酒约500毫升，封紧瓶口，1日振摇1次，浸泡半月后开始饮。每次20毫升，日3次，饭前服。常饮有益于栓闭塞性脉管炎的治疗和康复。

★ 白花丹参酒

白花丹参、白酒 (55 度) 各适量。白花丹参切碎，泡入白酒中，密封，15 天后即成。每次饮 20 ~ 30 毫升，1 日 2 ~ 3 次。活血化瘀。适用于血栓闭塞性脉管炎，症见患肢紫红或青紫等。

★ 红花酒

红花 100 克，75% 酒精 500 毫升。将红花浸泡入酒精内，闭封 7 日以上。用时，以棉签蘸药酒涂患处，每日数次。养血活血，舒筋活络。适用于脉管炎。

★ 藕花饮

金银花 15 克，麦门冬、鲜生地黄各 20 克，雪花梨 2 只，鲜藕 200 克。金银花、麦门冬、生地黄三味药材入锅，水煎 2 次，共取汁 400 毫升。每次服食前，将藕、梨榨汁 20 ~ 40 克，对入 150 毫升的药液中，冷服，1 日 2 ~ 3 次。清热育阴，活血止痛。适用于血管闭塞性脉管炎，症见患肢剧痛难忍，局部肿胀、发热，肤色变紫黑色，口咽干燥等。

★ 当归威灵仙独活桑枝熏洗

当归、威灵仙、独活各 15 克，桑枝 30 克。上药用水沸煎 10 分钟，备用。以药汁乘热熏洗患处，每日 1 次，1 剂药可用 2 日。消炎止痛。适用于脉管炎。

痔疮

人体直肠末端黏膜下和肛管皮肤下静脉丛发生扩张和屈曲所形成的柔软静脉团，称为痔，又名痔疮、痔核等。以 20 ~ 40 岁的人为多见，并随着年龄的增长而逐渐加重。痔疮包括内痔、外痔、混合痔，是肛门直肠底部及肛门黏膜的静脉丛发生曲张而形成的一个或多个柔软的静脉团的一种慢性疾病。

中医临床上将痔疮分为风伤肠络、湿热下注、气滞血瘀、脾胃虚弱四个证型。治疗时应以行气活血，逐瘀通络为主。防治此病的单方妙方有以下数种。

★ 蒲公英汤

鲜蒲公英 100 ~ 200 克。水煎取药汁。1 日 1 剂，分 2 次服用。消炎止血。适用于气滞血瘀型痔疮，症见便血色红、肛门滴血或喷射。

★木槿花饮

鲜木槿花60克（干品9克）。木槿花加水煎汤，去渣取汁。不拘时代茶饮，1日1剂。清热利湿凉血。适用于围产期痔疾。

★金针菜糖饮

金针菜100克，红糖适量。将以上2味加水煎汤，去渣取汁。1日早晨代茶饮，连用数天。清热利尿，养血平肝。适用于围产期痔疾。

★木耳芝麻饮

黑木耳、黑芝麻各60克。取以上2味，1份炒熟，1份生用；每次取生熟混合物共15克，沸水冲泡15分钟。代茶频饮，1日1～2剂。凉血止血，润肠通便。适用于围产期痔疾。

★槐叶饮

槐叶15克。取嫩槐叶蒸熟，晒干；每服15克，用沸水冲泡。代茶饮，1日1剂。清热凉血止血。适用于围产期痔疾。

★马齿苋藕汁

鲜马齿苋、嫩藕各500克，稠米汤100毫升。前二味分别洗净，榨成汁，调入稠米汤，拌匀即成。1日1剂，早、晚各服1次。清热解毒。适用于痔疮出血。

★黑豆乌梅汤

黑豆30克，乌梅、生姜各3克。上味共入砂锅中，加清水适量，煮至黑豆熟即成。食豆饮汤，1日2次。清热解毒。适用于痔疮肿痛。

★竹酒

嫩竹120克，白酒1000毫升。嫩竹切成片，浸入白酒中，密封12～15日即成。每次饮服20毫升，1日早、晚各1次。清热利窍。适用于痔疮、便秘等。

★地榆槐花饮

地榆炭、槐花各30克，蜂蜜20克。将地榆炭、槐花洗净，入锅，加适量水，大火煮沸，改小火煎煮30分钟，去渣取汁，待药汁转温后调入蜂蜜，拌匀即成。上、下午分别服用。清热凉血止血。适用于热伤肠络型痔疮，对痔疮便血者尤为适宜。

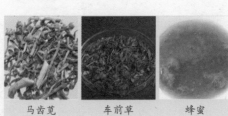

马齿苋　　　车前草　　　蜂蜜

★马齿苋车前草蜜汁

马齿苋60克，车前草30克，蜂蜜20克。将马齿苋、车前草洗净，入锅，加适量水，煎煮30分钟，去渣取汁，待药汁转温后调入蜂蜜，搅匀即成。上、下午分别服用。清热化湿。适用于湿热下注型痔疮。

★润肠消痔汤

槐角、黄柏、赤芍、泽泻各9克，地榆、知母、瓜蒌仁各10克（打碎），生地黄12克，防风4.5克。水煎取药汁。口服，1日1剂。清热利湿，润肠消痔。适用于湿热下注型围产期痔疾。

★二黄槐角饮

槐角15克，黄芩12克，黄柏10克。水煎取药汁。代茶饮，1日1剂。清热利湿，活血祛风，润燥。适用于湿热之围产期痔疾。

★黄芪汤

黄芪30克，党参20克，升麻10克。水煎取药汁。每日1剂，分2次服用。益气固脱。适用于小儿直肠脱垂，属虚证，肛门坠胀疼痛不显。

★鸡冠花地榆饮

鸡冠花、地榆各15克，仙鹤草6克。水煎取药汁。代茶饮，每日1剂。活血润燥。适用于围产期痔疾。

肛裂

肛裂是因为强行排硬便而造成的肛门外伤。其原因主要是粪便干结，硬性通过肛管时擦伤肛管皮肤，撕裂肛管造成的。肛门上皮与直肠黏膜不同，伸缩性小，大便干燥，排便时容易受刺激，被擦伤。它是一种常见的肛肠疾病，约占肛肠病的15%，好发于青壮年，女性多于男性。肛裂的典型症状是疼痛与便血。早期的肛裂只需要改善日常生活习惯就能治愈。但因为是在排便通道口肛门处受伤，所以排便时容易使伤口扩大，伤口也就不容易愈合了。再加上持续便秘，大便干燥，致使最初很浅的伤口渐渐加深。肛裂的常见防治妙方有以下数种。

★决明子黄连饮

决明子30克，黄连3克，绿茶2克。将决明子、黄连洗净，与绿茶一道放入大号杯中，用沸水冲泡，加盖焖10分钟即成。代茶频用，可冲泡3～5次，当日饮完。清热凉血，止血润肠。适用于热结肠燥型肛裂。

★ 四物火麻仁蜜饮

当归、熟地黄各15克，生地黄12克，火麻仁、蜂蜜各30克。将当归、生地黄、熟地黄、火麻仁洗净，同入锅中，加适量水，煎煮2次，每次30分钟，合并滤液，待药汁转温后，调入蜂蜜。搅匀即成，对大便干燥者尤为适宜。上、下午分别服用。养血润肠通便。适用于血亏肠燥型肛裂。

★ 归地黄芩鸡冠花饮

生地黄12克，当归、黄芩、鸡冠花各10克，蜂蜜20克。将当归、生地黄、黄芩、鸡冠花同入锅中，加适量水，煎煮2次，每次30分钟，合并滤汁，待滤汁转温后调入蜂蜜即成。上、下午分别服用。清热凉血，止血润肠。适用于热结肠燥型肛裂。

★ 忍冬藤连翘汤

忍冬藤、天冬、麦冬、玄参、生栀子、大生地黄各9克，连翘12克，黄连、生甘草、莲子心各1.5克，灯心3克，绿豆30克。上药加水，浸泡40分钟，然后煎2次，混合两煎所得药汁，再加火浓缩100毫升，备用。每次30毫升，每日2～3次。清热解毒，润肠通络。适用于肛裂。

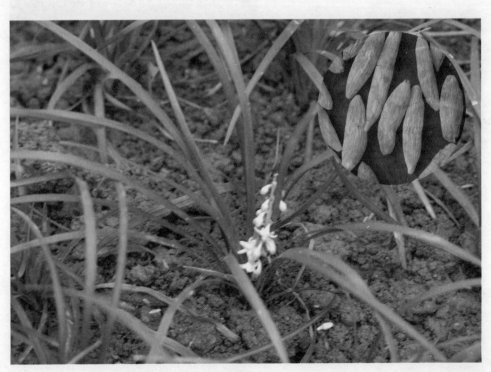

麦冬

肛瘘

　　肛瘘为肛周与肛管或直肠相通的慢性瘘管，又称肛门直肠瘘，多为肛腺感染化脓后所遗留的腔道。肛瘘以肛周流脓水、肿痛、瘙痒为主要临床表现，继发感染时，可出现恶寒发热，口渴便秘等全身症状；肛周局部常可见有一个或多个溃口，并可触及索状或大片硬结组织。本病治疗以手术为主，食疗等自我治疗方法对肛瘘有辅助治疗作用，可改善流脓水、肿痛、瘙痒临床症状及协助控制肛瘘继发感染。

　　肛瘘的防治单方妙方有以下几种。

★生黄芪煎

　　生黄芪60~150克。水煎取药汁。每日1剂，分2次服用。益气托毒。适用于气血不足型肛瘘，一般病程较长，外口皮色暗淡，脓液清稀，形瘦乏力。

★蒲公英苦参蜜饮

　　蒲公英、蜂蜜各30克，苦参、地榆各15克，川芎10克。将蒲公英、苦参、地榆、川芎洗净，入锅，加适量水煎煮40分钟，去渣取汁，待药汁转温后调入蜂蜜，即成。上、下午分别服用。清热解毒，利湿消肿。适用于湿毒内蕴型肛瘘。

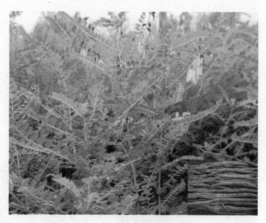

生黄芪

★女贞桑椹煎

　　女贞子、制首乌各12克，桑椹子15克，旱莲草10克。将女贞子、桑椹子、制首乌、旱莲草洗净，放入砂锅中，加适量水，大火煎沸，然后改用小火煎30分钟，滤汁；再将药渣加适量水，煎煮25分钟，滤取汁液，合并两次汁液。上、下午分别服用。养阳清热，利湿托毒。适用于阴液亏虚型肛瘘。

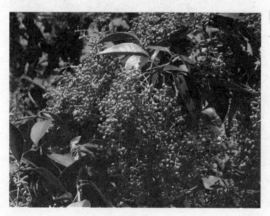

女贞子

胆结石

　　胆结石是沉积在胆囊中的结晶状物，它们可大可小，可坚硬也可柔软，数量可能是一个，也可能是数个。一般情况下，胆结石没有什么症状，只有它游离到胆囊管，阻塞胆汁流动时，才会引起人的不适。胆石症典型的症状是腹痛，可伴有恶心、消化不良和发热。疼痛起因于胆囊收缩，常在进餐 1 小时之内或是在半夜发生。

　　结石也可梗阻在将胆汁引流入小肠的胆总管。一旦这种情况发生，那么往往会引起炎症或感觉。持续时间长了，就会出现肝脏损害和肝功能衰竭，还可患胰腺炎。

　　胆结石的发病率有"重女轻男"的现象，女性患者远远高于男性。另外，这种病还常见于 40 岁以上的肥胖者。

　　防治此病的单方妙方有以下数种。

★ 鸡骨草煲红枣

　　鸡骨草 60 克，大枣 10 枚。上味加清水 3 碗，煎至 1 碗，去渣取汁。饮汁，1 日 1 剂。清利湿热，消炎解毒，养肝补血。适用于胆结石、肝炎等症。

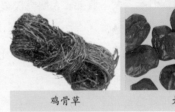

鸡骨草　　　　　大枣

★ 利胆排石茶

　　败酱草、茵陈各 30 克，金钱草 5 克，白糖适量。前三味加清水 7000 毫升，煎取 1000 毫升，去渣取汁，入白糖调匀即成。代茶温饮，宜常服。清热，利湿，排石。适用于胆结石、慢性胆囊炎等症。宜常服。

★ 消炎利胆茶

　　玉米须、蒲公英、茵陈各 30 克，白糖适量。前三味加清水 1000 毫升，煎取汁液 600 毫升，调入白糖即成。每服 200 克，1 日 3 次，温服。清热利胆。适用于胆结石发热疼痛者。

★ 四逆散

　　柴胡、枳实、炙甘草各 6 克，白芍 9 克。水煎取药汁。口服，每日 1 剂。疏肝理脾，透热利胆。适用于胆结石合并慢性胆囊炎，症见胸胁胀痛不适，腹痛，小便不利。

★ 利胆二金散

郁金12克，半边莲、海金沙、石韦各15克，鸡内金6克。上药研为极细粉末，过100目筛，去粗渣，药末装瓶备用。每天中、晚餐后，开水送服药末3克。坚持服用1～3个月。利胆排石。适用于胆结石、慢性胆囊炎，症见胁肋胀满作痛，腹胀口苦，厌油纳差等。

★ 虎杖金钱草饮

虎杖、金钱草、海金沙、广郁金、鸡内金各15克。水煎取药汁。口服，每日1剂。解毒清热，利胆除湿，化瘀止痛。适用于胆道结石症。

肾结石

肾结石，就是肾脏中长有结石，石头多形成于肾盂或肾盏，有时可排入输尿管和膀胱。肾结石最典型的症状就是腰部绞痛。绞痛通常发生在运动后或夜间，从一侧起，刀割似的，向下腹部、大腿内侧辐射，同时可伴有恶心呕吐、面色苍白等症状。另外，肾结石通常还会产生血尿、肾积水、发热等情况。

肾形成结石的原因很多，有遗传性因素、代谢性因素、饮食因素、药物因素等，发病机制也十分复杂。

中医把肾结石归于"淋症"范畴，因一些患者常可从尿道中排出小结石，所以称为石淋。治疗时，有清热、利湿、通淋、排石等多种方法。防治此病的单方妙方有以下数种。

★ 黄花菜茶

黄花菜鲜根30克。上味洗净，水煎取汁。代茶饮用。清热利湿。适用于热蕴夹湿，阻遏中焦而引起的肾结石、黄疸、小便下利等症。

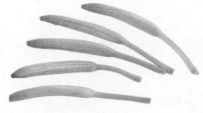

黄花菜鲜根

★ 鸡内金方

鸡内金150克。将鸡内金焙干，研为细末备用。每日早晨空服时，取鸡内金粉15克，以300毫升沸水冲泡，15分钟后饮用，顿服。喝完后，慢跑步，以助排石。理气化湿，通淋化石。适用于多发性肾结石。

★猫须草汤

猫须草鲜品 20 克。上药洗净切片，水煎取汁。内服，1 日 3 次。清热去湿，排石利水。适用于肾结石。

★草珊瑚汤

草珊瑚 30 克。水煎取药汁。1 日 1 剂，分 2 次服用。清热解毒，活血消肿，消炎止痛。适用于肾结石。

★鲜骨节草冬蜜

鲜骨节草 30 克，冬蜜 25 克。上味以开水冲炖。顿服。活血，利尿，治石淋。适用于肾结石。

☆鲜苗蓿汁

鲜南苗蓿 90 ～ 150 克，蜂蜜适量。南苗蓿捣烂绞汁，调入蜂蜜即成。清热，利尿，通淋。适用于肾结石。

★阳桃蜜汤

阳桃 3 ～ 5 枚，蜂蜜 30 克。上味水煎取汁。温热顿服食。清热，利水，润燥，通石淋。适用于肾结石。

★荸荠内金茶

荸荠 120 克，鸡内金 15 克。上味水煎取汁。代茶饮用。清热通淋。适用于肾结石。

★三金茶

鸡内金 15 克，金钱草、海金砂各 10 克。海金沙纳入纱布袋中，再与另二味加水同煎，去渣取汁，即成。代茶频饮。清热通淋。适用于肾结石。

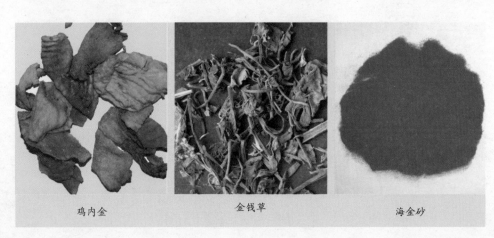

鸡内金　　　　　　　　金钱草　　　　　　　　海金砂

疝气

疝气俗称"小肠气"，指腔体内容物向外突出的病症。因发病部位不同，一般分为腹股沟疝、股疝和小儿脐疝等。临床表现为阵发性腹痛、恶心、呕吐、局部隆起或阴囊坠胀，腹部有囊状肿物，咳嗽时可对肿物产生冲击，平卧时肿物缩小或消失。

中医认为，疝气多与肝经有关，故有"诸疝皆属于肝"之说。防治此病的单方妙方有以下数种。

★猪脬散

猪脬 1 个。上味洗净，烘干为末。每取适量，以白开水冲服。补肾缩尿。适用于遗尿、疝气坠痛。

★向日葵秆汤

向日葵秆 (陈年者更佳)1 棵，红糖适量。将向日葵秆去皮，取内白心，切碎，加水煎熬。每次饮 1 碗，红糖冲服。利尿通淋。适用于小肠疝之睾丸偏坠。

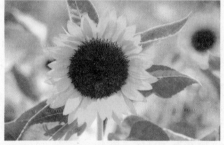

向日葵

★玉米茎心饮

玉米茎心 (玉米茎内之白色柔软绵状物质)10 条。加水煮汤。代茶饮用。清热利尿。适用于疝气、尿道刺痛、溺白等。

★龙眼核

生龙眼核 50 克。将龙眼核洗净，瓦上焙干为末，每日 9 克，用黄酒服。温阳散寒。治疗疝气疼痛。

★茄蒂汁

青茄蒂适量。将茄蒂煎成浓汁。2 岁每次用茄蒂 4 个；3 岁用 5 个；8 岁用 7 个，服后再饮白糖水 1 ~ 2 杯，见效后继续服用 2 次，可痊愈。理气，止痛。适用于疝气。

★丝瓜陈皮散

干老丝瓜 1 个，陈皮 10 克。上味共研细末，装瓶备用。每次取 10 克，以沸水冲服，1 日服 2 次。消炎止痛。适用于睾丸肿痛、小肠疝气等症。

★双核茶

荔枝核、橘核各10～15克。上味水煎取汁。代茶温饮，饮用时可入红糖调味。理气温胃。适用于疝气作痛。

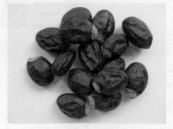

荔枝核

★疗疝酒

金橘根60克，枳壳15克，小茴根30克，白酒适量。前三味与酒共炖。每次饮服15～30克，1日2次。行气，散结。适用于疝气。

★茯苓白术桂枝汤

茯苓、台乌药、白术各9克，桂枝6克，炙甘草3克。水煎取药汁。口服，每日1剂。温经通脉，燥湿健脾。适用于小儿疝气。

★朴硝肉桂饼

朴硝40克，肉桂、丁香各4克，五倍子8克。上药共研细末，装瓶备用。用时取5～8克药末，以米醋调制成药饼，敷贴于脐部，用胶布固定，上加棉垫避免药物泄漏。隔3日换药1次。温中散寒，消肿生肌。适用于小儿脐疝。

★炒食盐

食盐、醋各适量。盐一撮，炒热。醋调涂脐中，上以艾绒搓成黄豆大，燃火灸之。散寒，止痛。适用于小儿疝气。

★胡椒膏药

胡椒10余粒。研细，掺膏药上，烘热。贴阴囊上，痛即止，偏缩者贴小半边。治寒疝、痛连小腹及睾丸偏缩者。

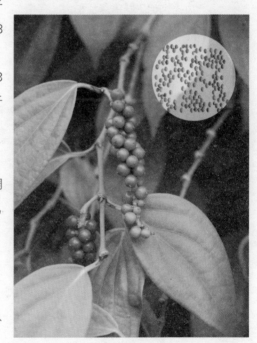

胡椒

第三章　皮肤疾病妙方

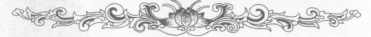

皮肤瘙痒

　　皮肤瘙痒是指全身皮肤瘙痒难忍，人不由自主地用手指搔抓，致使皮肤出现明显抓痕，甚至皮肤被抓破，产生血痂，但不起风团。瘙痒发病有一定的时间规律，从季节来讲，秋冬季发病率高于春秋节；从时间上来讲，一般昼轻夜重，夜间发作时使人难以入睡，严重影响睡眠。

　　老年人是皮肤瘙痒症的高发人群，故又称老年性皮肤瘙痒症。对皮肤瘙痒，西医和中医有着各自的认识。西医认为，老年人腺体器官萎缩，腺体功能减退，腺液分泌量减少，故而皮肤干燥、粗糙，瘙痒产生。

　　中医则把皮肤瘙痒症称为"痒风"，认为此症是老年人肝肾不足、肾阴亏虚而导致血虚，血虚致血燥，血燥则血液无法充分营养肌肤，加之风邪乘虚而入，于是皮肤瘙痒产生了。

　　防治此病的单方妙方有以下数种。

★醍醐酒

　　醍醐120克，酒150毫升。上二味共搅匀。饮服，1日1次。滋阴润燥。适用于皮肤瘙痒。

★银耳羹

　　银耳6克、冰糖15克。用温水将银耳浸1小时，摘去蒂头，择净杂质，然后入锅，加水适量，小火炖约2～3小时，待银耳熟烂汤稠，兑入溶化的冰糖汁即可服用。适用于老年性瘙痒症之阴血不足之燥热证或阴虚火旺证。

★银花枇杷露

　　鲜银花10克，鲜枇杷4个。将枇杷洗净，切开去核并捣烂，入银花后，开水冲泡，频饮。本品有清热祛风，宣透止痒作用，适用老年皮肤瘙痒之属风热外邪所致者。

★大枣桂枝干姜饮

　　大枣12枚，桂枝6克，干姜9克。上述三味共煎取汁，即成。1日1剂，代茶饮之益气和营，止痒。适用于各种皮肤瘙痒。

★痤疮祛风止痒汤

蝉蜕、徐长卿、生地黄各15克，红枣
10枚。上药加水煎2次，混合两煎所得药汁，
备服。1日1剂，分2～3次服用。止痒熄风。
适用于老年性皮肤瘙痒。

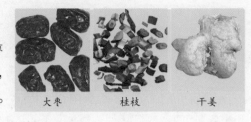

大枣　　　桂枝　　　干姜

鹅掌风

鹅掌风，西医称为角化性手癣，因风毒或湿邪侵于皮肤而发病，多始于一侧手
指尖或鱼际部。初起皮下小水疱，自觉瘙痒，以后迭起白皮而脱屑，皮肤开始粗糙
变厚，入冬则皲裂，疼痛。如果皮损处局限于掌心，称"掌心风"；如果皮损蔓延
到指甲，使甲板失去光泽，变形增厚，称为"鹅爪疯"。本病特别顽固，会反复发
作，甚至终年不愈。本病的常见防治单方妙方有以下几种。

★大麦芒烟熏方

大麦芒50克。点燃大麦芒，用其烟熏手掌。7天内手不沾水即愈。消炎，杀菌。适
用于鹅掌风。

★醋泡方

用塑料袋装醋，将手泡在醋中一夜。数次可愈。散瘀，解毒，杀虫。适用于鹅掌风、
灰指甲。

★透骨草洗方

透骨草6克，豆腐泔水2碗。用豆腐泔水煎透骨草，
数沸后稍温。用此水洗手并浸泡，每日1次，数日即愈。
清热破滞。适用于鹅掌风，症见手掌发痒、脱皮且痛。

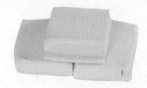

豆腐

★鹅掌风浸泡方

大枫子肉、花椒、鲜凤花各9克，皂荚、土槿皮各1.5克，地骨皮6克，藿香18克，
白矾12克，米醋1000克。将各味中药浸泡米醋内24小时，煎沸，待药汁温后放入塑料袋内。
将手伸入袋中，扎住袋口，泡6～12小时。隔日将药汁煎沸，待温后再浸，共浸3～4日。

117

治疗后的一星期内，不宜用碱水、肥皂水洗手。如有皲裂者，暂缓使用。杀虫止痒。适用于鹅掌风，兼治其他手足癣。

★小枣丹

防风、白僵蚕、全蝎、蔓荆子、羌活、荆芥、何首乌、牛蒡子、黄芩、独活、威灵仙、赤芍、生地黄、大枫子肉、大黄、苦参各60克，薄荷、天南星、枸杞子、天麻各30克，柏枝、山栀各120克，甘草15克，两头尖3克，白术500克，枣肉适量。上药共研为细末，与枣肉拌匀制成药丸，如梧桐子大。内服，每服60丸，以薄荷汤送服。发表祛风，胜湿止痒。适用于鹅掌风。

★三油膏

牛油、柏油、麻油、黄蜡、银牛各30克，官粉、麝香（研细）各6克。先将上药中的三种油混合加热化开，再入黄蜡，待黄蜡熔化后离火；放入银朱、麝香、官粉，搅匀成膏，备用。以药膏搽涂患处，再用火烘，以油干滋润为度。润肝止痒。适用于鹅掌风。

★透骨丹

大黄、青盐、轻粉、儿茶、胆矾、铜绿、雄黄、枯矾、皂矾各1.2克，杏仁3个，麝香0.3克，冰片0.15克。上药共研为细末，然后以苏合油调匀，即成。以药油搽患处，然后用火烘之，以助药性渗透皮肤。凉血解毒。适用于鹅掌风。

★砒油

红砒3克，麻油30克。将红砒敲算，投入麻油中煎至砒烟尽，去砒留油备用。先用火烘热皮肤患处，搽上药油。每日3次。攻毒杀虫，蚀疮去腐。适用于鹅掌风。

★鹅掌风浸剂

斑蝥1克，蜈蚣4条，砒霜3克，樟脑、白及、土槿皮、大黄、马钱子各9克，米醋1000克。上药研为细末，用米醋浸泡42小时，即可使用。将患手浸入药液中，开始每日浸5～10分钟，3日后逐渐延长，每日浸1～2小时，连用2～15日。杀虫止痒。适用于鹅掌风及其他手癣。

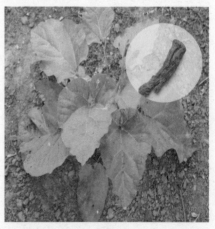

大黄

图解妙方大全

脂溢性皮炎

脂溢性皮炎是一种皮肤炎症，多发生于头皮、眼睑、鼻等皮脂腺丰富的部位。主要症状为头皮糠状脱屑或头、面等部位出现红色或黄色的斑片，表皮覆有油脂性鳞屑或痂皮，严重时可渗出液体；自觉瘙痒，人会抓搔痒处来止痒。

中医将脂溢性皮炎归属于"白屑风"范畴，认为是血燥，复感风热，郁久化燥，肌肤失去濡养所致。另外，此病还与过食辛辣、肥腻等食物，脾胃运化失常，湿热积于皮层有关。防治此病的单方妙方有以下数种。

★猪胆汁

猪苦胆 1 个。将苦胆汁倒入盆中，加入温水搅匀，洗头或患处，清除油脂状鳞屑后再用清水冲洗 1 次。每天洗 1 次。泻内热、通血脉。适用于脂溢性脱发及小儿脂溢性皮炎。治疗期间，禁食肥肉、动物油脂等油腻食品。油腻食品久食可加重皮脂溢出。

★硼砂苏打洗方

硼砂、苏打各适量。将上两味放置盆内，用热水溶化开。洗患处。每日晚 1 次，日久即愈。适用于脂溢性皮炎。

★白鲜皮生地酒

白鲜皮 15 克，鲜生地黄 30 克，白酒 150 毫升。将白鲜皮、生地黄浸泡入白酒内，5 日后去渣取汁，备用。以药汁擦洗头部。清热燥湿，祛风解毒。适用于缓解脂溢性皮炎炎症。

★芥菜黄瓜柿子汁

芥菜 150 克，黄瓜、西红柿各 100 克。上味捣烂取汁。饮服，1 日 1 次。解毒，除瘀。适用于脂溢性皮炎。

★大枣猪油汤

大枣 100 克，生猪油 60 克。将大枣生猪油放入锅内加适量水，煮熟食用。每周 3 次，12 次为 1 个疗程。具有祛风清热，养血润燥功效。适用于干性脂溢性皮炎等症。

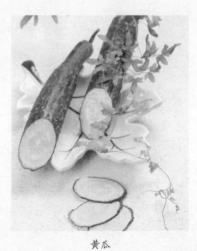

黄瓜

★苦参菊鲜洗方

苦参、白鲜皮、野菊花各30克，硫黄10克。上药水煎取汁。以药汁温洗皮损处。解毒止痒。适用于脂溢性皮炎。

★透骨草洗方

透骨草、侧柏叶各120克，皂角60克，明矾9克。上药加水2000毫升，沸煮10分钟，晾温后备用。以药汁温洗皮损处，洗浴15分钟。每周洗2次。除脂止痒。适用于脂溢性皮炎。

★苍耳子王不留行洗方

苍耳子、王不留行各15克，苦参13克，明矾8克。上药加水1500毫升，煎沸后去渣取汁，备用。以药汁洗皮损处，每次15分钟。每日1剂，可洗2次，间隔3日再用1剂。解毒止痒。适用于脂溢性皮炎。

接触性皮炎

接触性皮炎是因为皮肤、黏膜接触刺激物或致敏物后，在接触部位所发生的急性或慢性皮炎。能引起接触性皮炎的物质很多，有原发性刺激物和致敏物。有些在低浓度时为致敏物，但浓度增高时，则具有毒性和刺激性。它们的来源可分为动物性、植物性和化学性三大类。中医学根据接触物的不同，分别命名"马桶癣""漆疮""膏药风""粉花疮"等，治疗时宜疏风解毒，清热除湿。防治此病的单方妙方有以下数种。

★ 国老膏

甘草5千克切段，入锅加净水适量，煎6～7小时后过滤，取汁后再浓缩收膏1.5千克，然后用蜂蜜1.5升调匀，贮瓶。6～10克/次，2次/日，沸水冲服，5～7日/疗程。功能清热解毒，祛瘀消肿，调和气血。主治气血不和，余毒未清型接触性皮炎。

★荸荠清凉饮

荸荠200克去皮，切碎搅汁。鲜薄荷叶10克加白糖10克捣烂，入荸荠汁中，加水至200毫升。1剂1日，顿服。功能凉血祛风。主治血热生风型接触性皮炎。

★茶叶明矾洗方

茶叶60克，明矾60克。先用500毫升水将上述两味浸泡半小时，然煎煮半小时。

下水田前用此水将手脚浸泡10分钟，不用布擦，令其自然干。清热，化湿，收敛。预防和治疗下水田引起的皮炎。

★大黄芒硝饮

生大黄8~12克，芒硝6~9克。以大火煎大黄5~10分钟，取500毫升过滤液，加芒硝，溶解后。每日内分3~6次口服。泻火解毒。适用于漆等接触性皮炎。

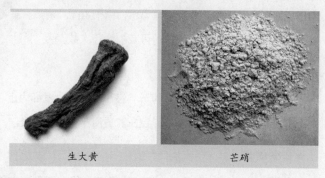

生大黄　　　　　芒硝

★山楂百合沙参饮

山楂、百合、沙参各9克。取上药水煎服。代茶饮。活血化瘀，清热消肿，清心安神。适用于风盛血燥型接触性皮炎。

★百合汤

百合、山楂、玉竹、沙参各9克，花粉15克。上味水煎取汁。代茶饮服，1日1剂。养阴清热，凉血解毒。适用于接触性皮炎。

神经性皮炎

民间又称此病为牛皮癣。本病病因不是十分清楚，大概与神经精神因素有较大的关系。另外，胃肠道功能障碍、身体中毒、内分泌异常、感染、毛织品或化学物质的刺激都可促使本病的发生。

本病多见于青年和成年人。皮肤往往先有瘙痒，在搔抓或摩擦后，出现粟粒性至绿豆大小的扁平丘疹，日久逐渐融合，而成苔藓样变，斑片边境清楚。好发于颈后、肘窝、腘窝、股内侧、尾骶及腕、踝等处。本病自觉剧痒，夜间为甚。防治此病的单方妙方有以下数种。

★醋蒜酊

大蒜、米醋各适量。将较鲜蒜瓣洗净捣烂，用纱布包扎浸于米醋内，2~3小时取出。以包擦洗患处，每日2次，每次10~20分钟。散瘀，解毒，杀虫。适用于神经性皮炎。

★醋蛋方

米醋，鸡蛋。将数枚鸡蛋浸于醋罐内密封，半月后取出，将鸡蛋打破，把蛋清蛋黄搅匀贮于瓶内备用。每日多次涂擦患部，稍干再涂。清热，解毒，散瘀。适用于神经性皮炎。如涂药期间出现皮肤刺激现象，可减少涂药次数。

★丝瓜叶擦方

鲜丝瓜叶适量。将丝瓜叶搓碎，在患部摩擦，发红为止。每7天1次，2次为一疗程，两疗程可见初效。清热，解毒，止血。适用于神经性皮炎。

★苦参制剂

陈醋500毫升，苦参200克。先将苦参用水洗净，放入陈醋中浸泡5天。用前先将患处洗净，用棉签蘸药液涂搽患处，每日早晚各1次。止痒去屑。适用于神经性皮炎。

★生橄榄液湿敷方

生橄榄1千克。橄榄洗净，去核捣烂，放入1千克清水煮，慢火煎至草青色溶液，静置半小时后去渣即成。可湿敷或湿浸患面，每日数次。收敛，解毒，生肌。适用于神经性皮炎或阴囊表浅溃疡、急性女阴溃疡、湿疹、擦烂红斑等。溃疡早期以冷湿敷较好，皮炎可以热敷。阴囊底部溃疡或阴茎糜烂可直接将患部浸入于药液中，女阴溃疡用纱布湿敷。

★斑蝥散

斑蝥、白狼毒、生半夏各10克。上药分别研成细末，备用。用时，以10%稀盐酸调和成糊状，外涂患处，每日3～4次，至患处产生水疱后停药。攻毒蚀疮，发疱破血散结。适用于神经性皮炎，湿热结聚证。

★新克银煎

雷公藤、鸡血藤、红藤、黄芪、黄精各20克。水煎取药汁。每日1剂，分2次服用。凉血清热，祛风止痒。适用于泛发性神经性皮炎。

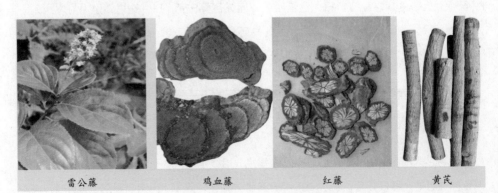

雷公藤　　　　　鸡血藤　　　　　红藤　　　　　黄芪

★ 养血祛风饮

当归、丹参、白芍、生地黄各 15 克，秦艽、苦参、苍耳子各 10 克，黄芩、栀子、白鲜皮各 12 克，甘草 6 克。水煎取药汁。每日 1 剂，分 2 次服用。养血祛风止痒。适用于泛发性神经性皮炎。

★ 白鲜皮饮

白鲜皮 15 ~ 30 克，黄芩、防风、荆芥、蝉蜕、苍术、当归各 9 克，赤芍、丹参各 15 克，甘草 6 克。水煎取药汁 200 毫升。每日 1 剂，分 2 次服用。清热祛风，凉血活血。适用于神经性皮炎。

带状疱疹

带状疱疹是由水痘—带状疱疹病毒所致的一种急性皮肤病。常见于腰胁间，蔓延如带，故有"缠腰龙"之称，中医还称之为"缠腰火丹""蛇丹""蛇串疮"。除常见于腰胁间外，还可见于胸部、四肢、颈部、耳、鼻、眼、口腔等。少数严重者可发生带状疱疹性脑膜脑炎以及胃肠道或泌尿道带状疱疹。

本病皮疹出现前常有发热、倦怠、食欲不振及局部皮肤知觉过敏、灼热、针刺样疼痛等症，然后皮肤出现红斑、水疱，簇集成群，互不融合排列成带状。治疗时宜泻火解毒定痛。患者应锻炼身体，增强抗病能力，皮肤保持清洁干燥，防止继发感染，饮食宜高蛋白、高维生素，易消化食物，忌辛辣刺激之品。防治此病的单方妙方有以下数种。

★ 薯叶冰片泥

番薯叶 200 克，冰片 5 克。番薯叶切碎，与研细的冰片共同捣烂。每次取适量，外敷在患处，一日 2 次。本方清肝利胆，利湿清热。适用于带状疱疹、水疱疹等症。

★ 蕹菜菜子油膏

蕹菜，菜子油。蕹菜去叶取茎，在新瓦上焙焦后，研末，用菜子油调成膏状。患处用浓茶水洗净，然后涂抹此油膏，每日 3 次。本方清热，凉血，解毒。适用于带状疱疹。

★ 番薯叶冰片

鲜番薯叶适量，冰片少许。薯叶洗净，切碎，同研细的冰片共捣烂。敷于患处。本方解毒消炎。适用于带状疱疹。

★老茶树叶涂方

老茶树叶适量。将茶树叶晒干，研细，以浓茶汁调和。涂患处，每日 2 或 3 次。本方清热，利尿。适用于带状疱疹。

★蛇蜕祛风膏

蛇蜕（蛇蜕的全皮），香油少许。蛇蜕用文火炒存性，研末，加香油调成糊状。涂抹患处，每日 2 或 3 次，3 ～ 4 天结痂即愈。本方祛风解毒。适用于带状疱疹。

★马齿苋泥

鲜马齿苋。将马齿苋洗净，切碎，捣如泥。每天 2 次，敷于患处。本方清热解毒，散血消肿。适用于带状疱疹。

★龙韭液

活地龙（即蚯蚓）20 克，鲜韭菜根 30 克。将上两味洗净，捣烂，加少量香油调拌均匀，置瓶内放阴凉处备用。使用时取其液涂患处，每日 2 次，外用纱布固定。本方清热凉血、解毒止痛。适用于带状疱疹。

★当归佛手柑

佛手柑鲜果 30 克，当归 6 克，米酒 30 克。三味同置锅内，水煎取汁。1 日 1 剂，可饮服数日。本方舒肝理气，养血活血。适用于带状疱疹。

★银花紫草茶

金银花 10 克，紫草 5 克。紫草切片，晒干，与金银花同置杯中，用沸水冲泡，加盖闷 15 分钟即成。代茶频饮，一般可冲泡 3 ～ 5 次。本方清热解毒，促进疮面愈合。适用于肝火型中老年带状疱疹。

★竹茹桑叶茶

竹茹 6 克，桑叶 8 克，炒谷芽 10 克。上味水煎取汁。代茶频饮，1 日 1 剂。本方清热除烦，健胃消食。适用于带状疱疹。

紫草

★柴胡陈皮蛋

柴胡 15 克，当归、陈皮各 10 克，鸡蛋 1 枚。上味加水共煮，煮至蛋熟即成。吃蛋饮汤，每日 1 剂，连用 7 日。本方行气活血，健脾和胃。适用于带状疱疹。

湿疹

湿疹是一种浅层真皮及表皮炎症。湿疹诱发原因很多，常因个体因素和疾病的不同阶段而异，因此不易确定。简单来说，湿疹诱因可分为外因和内因。外因又可分为若干种，如生活环境中的日光、炎热、干燥等，食物中的鱼、虾等，吸入的花粉、尘螨等，各种动物皮毛、皮屑，以及化妆品、肥皂、合成纤维等各种化学物质，它们均能成为湿疹的致病源。

根据病情发展的程度，湿疹可分为急性、亚急性和慢性三期。急性和慢性湿疹有明显的特征，亚急性期常是急性期缓解的过程或是向慢性过渡的表现。湿疹治疗的原则是清热健脾利湿，疏风止痒，健脾养血润燥。防治此病的单方妙方有以下数种。

★ 蕹菜洗方

蕹菜适量。将蕹菜洗净，加水煮数沸。趁热烫洗患处。本方清热，祛湿，止痒。适用于皮肤湿痒。在治疗皮肤瘙痒期间，辛辣刺激性食物如葱、姜、辣椒、胡椒等不宜长期或大量食用。

★ 绿豆蜂蜜冰片膏

绿豆粉30克，蜂蜜9克，冰片3克，醋30克。将绿豆粉用锅炒成灰黑色，同蜂蜜、冰片、醋共调和为胶状，摊油纸上，当中留孔。敷于患处。本方清热，解毒，防腐。适用于湿疹、疮疖、痈疽。

★ 绿豆香油膏

绿豆粉、香油各适量。将绿豆粉炒呈黄色，晾凉，用香油调匀，敷患处。本方清热，祛湿。适用于治湿疹流黄水。

★ 蔗皮香油

紫甘蔗皮、香油适量。紫甘蔗皮烘干，研细末，香油调匀。涂患处。本方清热，解毒，止痒。适用于皮肤瘙痒湿烂。

★ 胡桃仁糊

胡桃仁适量。将胡桃仁捣碎，炒至焦黑出油为度，研成糊状。敷患处，连用可痊愈。本方滋阴润燥，解毒，祛湿。适用于各种湿疹。

★黄柏青鱼胆

青鱼胆、黄柏等分。将青鱼胆剪破，取胆汁，与黄柏粉末调匀，晒干研细。用纱布包裹敷于患处。本方清热解毒。适用于皮肤湿疹久治不愈者。

★蚕豆皮粉

蚕豆皮，香油。将蚕豆浸泡软后，剥其皮晒干。用火将蚕豆皮烘烤极焦，研成细末过筛，香油调拌均匀。敷于患处，每日 1 次。本方利湿化滞，收敛疮面。适用于湿疹，对头、耳、颜面之急性湿疹效果最著。

★黑豆油膏

黑豆适量。将黑豆装入砂壶内，密闭壶盖，壶嘴向下，壶周围以木柴燃烧，约半小时，有黑色油汁自壶嘴滴出，继续燃烧，直至不再滴出为度。用黑豆油 10 克，氧化锌 90 克配成 10%的黑豆油氧化锌膏。用时直接涂患部，每日或隔日换药 1 次，直至痊愈。本方清热去湿，祛风解毒，收敛疹疮。适用于湿疹，疗效理想。

★蛋黄油

鸡蛋若干。将鸡蛋煮熟，剥去皮，取蛋黄放在铁勺内炒出油。每日以蛋黄油涂搽患处 2 次，连续搽 1 周。本方清热，散风，祛湿。适用于阴囊瘙痒难忍。阴囊湿痒或皮肤瘙痒的患者，在服药治疗期间，应少喝浓茶、咖啡、白酒和忌食海鲜及辛辣食品，以保障皮脂腺的正常分泌，有益于症状的改善。

★番薯叶洗方

鲜嫩番薯叶、食盐适量，滑石粉少许。嫩叶洗净切碎，加入食盐共捣烂，水煎。乘温洗涤患处，洗后用滑石粉撒布。本方清热解毒。适用于阴囊湿疹。

★三叶汤

核桃树叶 100 克，麻柳树叶 80 克，艾叶 50 克。将上三叶用水冲洗干净后，剪碎，放入砂锅内，加水 500 毫升，煎沸 30 分钟，滤出药液（每剂药可煎 3 次）。趁热用干净纱布反复蘸洗患部皮肤，每日早晚各 1 次。一般治疗 2 天见效，最多 5 天可愈。本方散寒逐湿，解毒润燥。适用于老年性阴囊湿疹。在治疗期间应保持患部清洁，忌用冷水洗病变部位。忌食易动风及油腻的食物。

★蜈蚣猪胆膏

蜈蚣 3 条，猪胆汁少许。将蜈蚣焙干，研末，用猪胆汁调匀。敷患处。本方通经络，除湿痒。适用于顽固性湿疹。

★百合桑椹汁

百合 30 克，桑椹 35 克，青果 9 克，大枣 12 枚，白糖适量。前四味水煎取汁，入白糖调匀即成。代茶饮，1 日 1 剂，10 日为一疗程。本方清热润肺，除湿止痒。适用于湿热引起的湿疹。

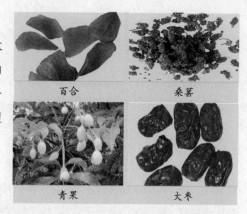

百合　　　　桑葚

青果　　　　大枣

★车前叶饮

车前叶 15 克，冬瓜皮、薏苡仁各 30 克，冰糖适量。前三味水煎取汁 500 毫升，入冰糖调匀即成。代茶饮服，1 日 1 剂，连服 7 日为一疗程。本方清热渗湿。适用于湿盛引起的皮肤湿疹。

★加减三仙汤

炒麦芽、炒谷芽、炒神曲各 10 克，薏仁、山药、土茯苓、苍术、防风各 5 克。水煎取药汁。每日 1 剂，分 2 次服用。本方健脾消食，清热除湿。适用于婴儿湿疹。

★黄柏除湿汤

黄柏、牛蒡子各 9 克，苦参、知母、浮萍 5 克，泽泻、防风、荆芥、甘草各 10 克，苍术 15 克，土茯苓 30 克。水煎取药汁。每日 1 剂，分 2 次服用。清热利湿，祛风燥湿。适用于急性、亚急性湿疹。

荨麻疹

荨麻疹是一种常见的过敏性皮肤病，以时隐时现之大小不等的风团为特征。常见的病因有食物、药物、感染、动物及植物因素，物理及化学因素，内脏和全身疾病及情绪紧张等。一般多发生于过敏体质者。主要表现为皮肤突然出现风团，形状大小不一，颜色为红色或白色，迅速发生，消退亦快，也可一天发作多次，有剧烈的瘙痒。患者饮食上应忌食鱼、虾等易致敏的蛋白质食物及辛辣刺激之品，忌饮酒、浓茶、咖啡等，避免皮毛、化纤织物直接接触皮肤，避免搔抓止痒。本病相当于中医学"瘾疹"等范畴，治疗时宜疏风止痒。防治此病的单方妙方有以下数种。

★艾叶酒剂

生艾叶 10 克，白酒 100 毫升。用上药共煎至药酒 50 毫升左右。顿服，1 日 1 次，连服 3 日。祛风散寒，调和营卫。适用于风寒型荨麻疹，症见风块色淡，受凉则发，舌苔淡白。

★蛇胆口服液

蛇胆 1 枚。上味用刀划破，入温白开水中，调匀即成。1 日 1 剂，连服 15 天。清热泻火，凉血解毒。适用于肝胆火旺引起的荨麻疹。

★姜糖醋饮

生姜 50 克，红糖、米醋各 100 克。生姜切丝入锅，加清水 200 毫升，煮汁 100 毫升，再放入红糖、米醋，煎至糖溶化为度，出锅晾凉即成。1 日 1 剂，分 3 次服食，连服 5 ~ 7 日。健脾胃，抗过敏。适用于食物过敏引起的荨麻疹。

★芋梗干饮

芋梗干 50 克，冰糖适量。芋梗干洗净切碎，与冰糖加水同煮，炖熟即成。每日 1 剂，饮汤吃菜，5 天为一疗程。清热凉血。适用于荨麻疹。

★韭菜甘草煎

韭菜、甘草各 15 克。取汁水煎。饮汁，1 日 1 剂。解毒散血。适用于荨麻疹。

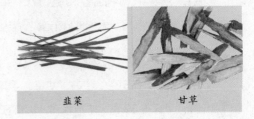

韭菜　　　　　甘草

★冬瓜皮茶

冬瓜皮不拘量。水煎取汁。代茶频饮。清热除毒。适用于荨麻疹。

★牛蒡蝉蜕酒

牛蒡根 500 克，蝉蜕 30 克，黄酒 1500 毫升。牛蒡根切片，与蝉蜕共置黄酒中，浸泡 3 ~ 5 日后开封，滤渣取汁。每饭后饮酒 1 ~ 2 杯。散风除热，消肿除毒。适用于荨麻疹。

★蟾蜍汤

活蟾蜍 3 ~ 4 只。去内脏洗净后放入砂锅内煮极烂，用纱布过滤去渣，留汤备用。搽洗患处，日 3 或 4 次。解毒，消肿，止痛。适用于丘疹性荨麻疹。本药有毒，不可内服。

★醋糖姜汤

醋半碗，红糖 100 克，姜 50 克。醋、红糖与切成细丝的姜同放入砂锅内煮沸 2 次，去渣。每服 1 小杯，加温水服，每日 2 或 3 次。散瘀，解毒。适用于因食鱼蟹等过敏引起的周身风疹，瘙痒难忍。

★僵蚕芥穗煎

白僵蚕 10 克，荆芥穗 10 克，蝉蜕 5 克。水煎。日分 2 次服。清热止痒。适用于荨麻疹、皮肤瘙痒。

冻疮

冻疮是冬季常见病，寒冷是发病的主要原因，一般在气温 10 摄氏度以下的湿冷环境中易发生，至春季气候转暖后自愈，但下一个冬天如果护理不好，再次复发。本病多见于儿童、青年妇女和血液循环不良的人。好发于手、足、耳廓、面颊等处，初起损害为局限性红斑或暗红带紫色肿块，有痒感，受热后更剧。重症冻疮会导致皮损溃烂，流出淡黄色或血性浆液，伴有疼痛。本病的防治单方妙方有以下几种。

★雀脑膏

麻雀脑。将麻雀脑取出，去筋膜，调成膏。每日涂敷患处 1 次。一般轻度冻疮 5 次可愈。活血，回阳。适用于冻疮。

★涂擦萝卜方

白萝卜（或胡萝卜）1 根。将萝卜洗净，切大厚片，烘烤热。临睡前涂擦患处，至皮肤发红为止，连续至愈。化滞散瘀，活血消肿。适用于冻疮（皮肤红肿未溃者）。

★热醋湿敷方

醋适量。将醋煮热，趁温用毛巾或纱布浸醋湿敷，每日 3 次，连用 1 周即消。适用于冻疮初起未溃，红肿刺痒。

★茄子方

茄子秧 1 千克，辣椒 500 克。上药放铁锅内加水熬 5 小时，取 3 次滤液合并浓缩成膏。涂患处，或将膏溶于水中熏洗，每日 1 次。清热消肿，散寒燥湿。适用于冻疮。

★辣椒酒

尖辣椒 10～15 克，白酒适量。将辣椒切作细丝，以好白酒浸泡 10 天，去渣过滤即成。涂于局部红肿发痒处，每日 3～5 次。要轻轻涂擦，防止将皮肤搓破。活血散瘀。适用于冻疮初期局部红肿发痒。冻疮红肿有溃烂化脓时禁用。

★老丝瓜末

老丝瓜、猪油。将老丝瓜烧灰存性，和猪油调和，涂患处。通络，消肿。适用于手足冻疮。

★辣椒油膏

尖辣椒、凡士林（用量为2∶8）。将尖辣椒焙干，研细粉，同凡士林搅匀即成。擦于耳轮、手背、足跟等处。活血，消肿。适用于预防冻伤。

★山药贴

鲜山药适量，蓖麻子仁3～5粒。洗净，共捣烂。敷于患部，干即更换，数次即消。润肤，消肿。适用于冻疮。

★花生皮贴

花生皮、醋、樟脑、酒精各适量。先将花生皮炒黄，研碎，过筛成粉末，每50克加醋100毫升调成糊状，放入樟脑粉1克，酒精少许调匀。将厚厚一层药敷于患处，用纱布包好固定，一般轻症2～3天可愈。活血，消肿。适用于冻伤初起局部红肿发痒未溃烂者。

★螃蟹壳灰

螃蟹壳（或河蚌壳）、香油各适量。蟹壳焙焦煅灰，香油调匀。外敷患处，每日3次。消结散血。适用于未烂之冻疮。

★蟹蜜膏

活蟹1只，蜂蜜适量。活蟹烧存性，研成细末，以蜂蜜调匀。涂于患处，每日更换2次。清热解毒，疗疮排脓。适用于冻疮溃烂不敛。

★独头大蒜解毒贴

紫皮独头蒜适量。蒜去皮，捣烂，加温。敷贴患处。适用于一般冻伤及冻疮，尤适于冻疮已溃者。

★桂枝乌头酊

桂枝50克，生川乌、生草乌各30克，细辛、红花、樟脑、冰片各10克，75%酒精750毫升。上述各味中药浸于酒精中，7日后用纱布过滤，取上清液备用。先清洗皮损处，拭干后搽以药酒。每日3～5次。消肿上痒。适用于用于冻疮初发，疮面溃烂者勿用。

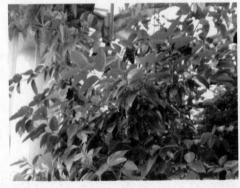

桂枝

★ 白及凡士林膏

白及 10 克，凡士林 100 克。白及研成细末，与凡士林调成软膏。将药膏涂于患处，每日 3 次。收敛止血，消肿生肌。适用于冻疮。

★ 冻疮膏

肉桂、熟地黄、紫草各 15 克，木香身 3 克，黄柏、炮苍术各 30 克，凡士林适量。上药除凡士林外，共研为细末，然后以凡士林调为软膏。取少许软膏，涂于患处。散寒止痛，活血生肌。适用于冻疮。

★ 桂枝加黄芪汤

桂枝、炙甘草、大枣、生姜各 10 克，赤芍 15 克，细辛 5 克，黄芪 30 克。上药水煎，取汁 300 毫升。每日 1 剂，分 3 次温服。7 日为 1 个疗程。调和营卫，散寒消肿。适用于预防冻疮，或用于冻疮初起及手足部冻疮。

扁平疣

扁平疣是一种疣病毒通过接触传染和自我接种引起的皮肤病。扁平疣多发于青年人面部、手背部，大多骤然发生为浅褐色或正常肤色，约如针尖至米粒大小，表面光滑，界限清楚，损害常为多个，散在或密集，一般无自觉症状或有微痒，可自愈，亦可复发。本病治疗时宜散风平肝，清热解毒。防治此病的单方妙方有以下数种。

★ 马齿苋汤

鲜马齿苋 300 克（干品 100 克）。水煎取药汁。1 日 1 剂，早晚温服，连服 6 剂为 1 个疗程。马齿苋渣外敷患处，1 日 4～6 次，每次 10～15 分钟。解毒消疣。适用于扁平疣。

★ 红花饮

红花 10 克。1 日 1 剂，反复泡开水。代茶饮，至无色即可丢去。活血消疣。适用于青少年扁平疣。

★ 紫草薏米汁

紫草、薏米、白糖各 15 克。前二味同置锅中，加清水 1000 毫升，煮汁 750 毫升，趁热调入白糖，晾凉即成。代茶饮服，1 日 1 剂，14 天为一疗程。清热凉血，解毒除湿。

适用于湿郁化毒引起的扁平疣。

★骨碎补酒

骨碎补 50 克。骨碎补放入 75% 乙醇 (酒精)500 毫升中浸泡 14 日后即可供使用。每日六次涂擦患处。涂药前用温水敷患处。止血活血。适用于寻常疣。

★去疣三号方

马齿苋 60 克，败酱草、紫草、大青叶 (或板蓝根) 各 15 克。水煎服，每日 1 剂，日服 2 次。清热利湿，凉血解毒。适用于扁平疣、传染性软疣。

★化毒消疣汤

大青叶、蒲公英、板蓝根、白花蛇舌草、土茯苓、牡蛎 (先煎)、磁石 (先煎)、鲜生地各 30 克，黄芩 12 克，制大黄 9 克。水煎服，每日 1 剂，日服 2 次。第 3 煎煎水外洗患部，每日 1 次。或用本方煎水，待温外洗患部，每日洗 3 次清热平肝。适用于扁平疣。

★二石消疣汤

灵磁石 30 克，石决明 18 克，紫草、鸡血藤各 24 克，夏枯草、蜂房各 12 克，全当归、僵蚕、炙甲片各 9 克，赤芍、防风各 6 克。水煎服，每日 1 剂，日服 2 次。养阴平肝，清肝经郁热。适用于多发性寻常疣。

生殖器疱疹

生殖器疱疹是由病毒引起的一种性传播疾病，其病原体是单纯疱疹病毒。本病多在性接触后 3 ~ 7 日内发病，患处先有烧灼感，很快出现红斑或丘疹，继而在此基础上出现簇集的小水疱。疱液由清逐渐变混浊或脓样，其后疱破形成一片糜烂面或浅溃疡，可有渗液或覆盖灰黄色假膜，以后干燥结痂，与此同时疼痛加重。全身症状较轻微，有时可有发热、头痛、乏力、纳差，常有腹股沟淋巴结肿大疼痛。男性可并发尿道炎，女性患者常合并排尿困难、尿潴留、白带多。重者伴发子宫颈炎和子宫炎、盆腔炎综合征、无菌性脑膜炎和横断性脊髓炎等。防治此病的单方妙方有以下数种。

★解毒清热汤

蒲公英、野菊花、大青叶各 30 克，紫花地丁、七叶一枝花、天花粉、虎杖各 15 克，赤芍9克。水煎取药汁。1日1剂，分2次服用。清热解毒，活血消肿。适用于生殖器疱疹。

★参芪归尾汤

黄芪、丹参、当归尾各15克，党参、土炒白术、红花各12克，炙甘草、茯苓、莲子、桃仁各10克，薏仁30克，砂仁5克。水煎取药汁。1日1剂，分2次服用。健脾利湿，活血化瘀。适用于脾虚血瘀型生殖器疱疹。

★水牛角生地赤芍汤

水牛角40克（先煎），生地黄、赤芍、牡丹皮、黄芩、蒲公英、车前子、麦冬各15克，黄连、黄柏、生甘草各10克。水煎取药汁。1日1剂，分2次服用。清热凉血解毒。适用于热毒内蕴型生殖器疱疹。

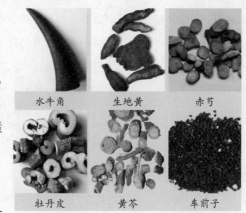

水牛角　　生地黄　　赤芍

牡丹皮　　黄芩　　车前子

★清毒神圣汤

金银花、天花粉、蒲公英、板蓝根各30克，当归15克，生甘草10克。水煎取药汁。清热解毒。每日1剂，分2次服用。适用于毒热蕴结之生殖器疱疹，证见阴部疱疹大而红，局部肿胀，疼痛明显，腹股沟淋巴结肿大，或有低热，排尿困难，舌红绛，脉滑数。

★托毒散

黄芪、丹参、蒲公英各30克，党参、当归、赤芍、茯苓、金银花各15克，甘草、白芷、白术各10克，皂角刺、生晒参（另炖）各5克。水煎取药汁。每日1剂，分2次服用。15日为1个疗程。扶正托毒。适用于生殖器疱疹。

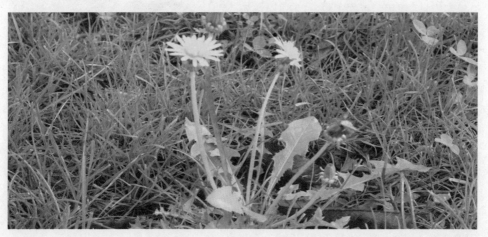

蒲公英

银屑病

　　银屑病是一种常见的易于复发的慢性炎症性皮肤病，特征性损害为红色丘疹或斑块上覆有多层银白色鳞屑。皮损主要分布于头皮和四肢伸侧，可泛发全身。除累及皮肤外，还可侵犯关节，即为关节炎型银屑病；少数患者在红斑基础上还可出现脓疱，即为脓疱型银屑病。病程呈慢性，容易复发，难治愈。青壮年发病最多，男性发病多于女性，北方多于南方，春冬季易发或加重，夏秋季多缓解。病因和发病机理未完全明确，研究发现，本病的发病与遗传因素、感染链球菌、免疫功能异常、代谢障碍及内分泌变化等有关。防治此病的单方妙方有以下数种。

★乌梅膏

　　乌梅1500克。将乌梅洗净，去核，水煎，熬成乌梅膏，装瓶备用。每次1汤匙，白糖调味，开水冲服，每日3次，服用天数视病情而定。杀虫止痒。适用于银屑病。

★大枣甘草汤

　　大枣30克，甘草10克。大枣、甘草洗净，加适量水煎煮，去渣取汁。每日1剂，分2次饮用。益气调中，扶助正气。适用于银屑病。

★狼毒参胶囊

　　狼毒90克，三七粉30克，苦参60克，麝香1克。上药共研细末，装入胶囊，每粒0.3克。饭后服用，每次1粒，1日1次；5日后每次2粒；无不良反应，1日3次。燥湿，杀虫，止痒。适用于银屑病。

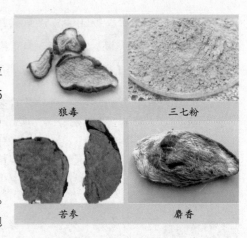

狼毒　　　　三七粉

苦参　　　　麝香

★蝮蛇酒

　　蝮蛇1条，人参15克，优质白酒1000克。蝮蛇置于净器中，用酒醉死，再入人参浸泡7日，即成。随量频饮药酒。适用于银屑病。

★石榴皮煎剂

　　石榴皮100克。石榴皮加适量水，煎煮取汁。趁热用汁液洗患处。每日2次，每剂药可煎3次。杀虫止痒。适用于银屑病。

★银花丹参饮

金银花 20 克，丹参 15 克。将金银花、丹参加水适量，置武火上烧沸，再以文火煎熬 30 分钟，去渣取汁，加白糖调味即成。早中晚分 3 次服用。清热解毒，凉血通络。适用于银屑病。

白癜风

白癜风是一种后天性色素脱失的皮肤病。症状是身体暴露、易受摩擦等部位出现白斑，特别是脸部、颈部、腰腹部、手指背部等处。无自觉症状，但日晒后皮损处可出现灼痛感。皮损为局部色素脱失斑，斑为近圆形、椭圆形，随着病情的迁延，皮损不断扩大。白斑内的毛发变白，边界清楚，日晒后局部发红或起水泡。

目前认为，白癜风可能与遗传、自体免疫、精神因素和内分泌因素等有关。本病发展缓慢，一般无自觉症状，患处皮肤知觉、分泌和排泄功能正常。患者要保持心情舒畅，树立战胜疾病信心，宜高维生素饮食，忌烟酒。防治此病的单方妙方有以下数种。

★无花果

无花果适量。上味洗净即可。每次服无花果 2～3 个，1 日 3 次；或用无花果汁外涂患处。养血生津，祛风润肤。适用于血虚、津伤、风动引起的白癜风。

★生芝麻油饮

生芝麻油 30 克，优质白酒 30 毫升。上味混匀即可。每次饮服 20 毫升，1 日饮 3 次，连饮 2 个月为一疗程。增肤色，去白癜。适用于白癜风。

★二白乌麻丸

制何首乌、刺蒺藜、白鲜皮、黑芝麻等量。将上述药物共研为细末，和蜜为丸，每丸重 6 克。早、晚各服 1 丸，儿童减量。3 个月为 1 个疗程。滋补肝肾，养血祛风。适用于白癜风。

★加减通窍活血汤

桃仁、川芎、白芷各 9 克，红花 6 克，葱 3 根（切碎），赤芍、鲜姜各 10 克，红枣 7 枚（去核）。将上述所有药物投入温热水约 250 克中浸泡 30 分钟，小火煎熬 10 分钟后复煎第 2 次，方法同前。将两次煎煮所获药液混合后加黄酒 100 克再煎 2 沸。早、晚 2 次分服。儿童酌减。1 个月为 1 个疗程，两个疗程间隔 5 日。通络开窍，行血活血。适用于白癜风。

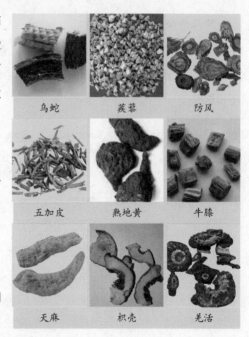

乌蛇　蒺藜　防风

五加皮　熟地黄　牛膝

天麻　枳壳　羌活

★乌蛇浸酒

乌蛇 180 克，白蒺藜、防风、桂心、五加皮各 60 克，熟地黄 120 克，牛膝、天麻、枳壳、羌活各 90 克，优质白酒 20000 毫升。上药研粗末，纳入纱布袋中，浸入白酒内，封固 7 天即可。每次饮服药酒 1 小盅，1 日 3 次。适用于白癜风。切记，服食药酒期间勿食用毒性、黏滑食物及猪肉、鸡。

★蒺藜蘸猪肝

猪肝 1 个，沙苑蒺藜 60 克，盐少许。沙苑蒺藜去杂，放锅中炒焦，然后研成细末。再将猪肝洗净，放入锅中，加适量清水，撒入盐，煮至用筷子扎猪肝不出血为度，捞出猪肝，切薄片即成。用猪肝蘸蒺藜末食之，每日 2 次。滋补阴血，平肝潜阳。适用于精血不足、肝木失养所引起的白癜风。

★扶正固本汤

炙黄芪、制何首乌、熟地黄各 30 克，枸杞子、女贞子各 15 克，当归 12 克，补骨脂、桑椹、生甘草各 10 克。水煎取药汁 200 毫升。每日 1 剂，分早、晚 2 次服用。儿童用量酌减。1 个月为 1 个疗程。补肾填精，润肤祛斑。适用于白癜风。

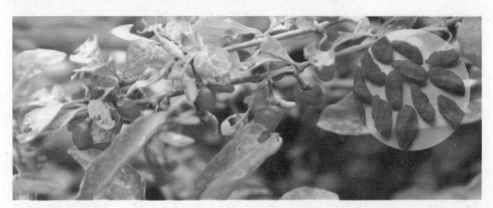

枸杞子

痈

痈是由多个相邻的毛囊和皮脂腺的急性化脓性感染所致，亦可有多个疖肿融合而成。中医所讲的痈有内痈、外痈之分，其外痈通常是指发生于皮下、肉脉之间的化脓性疾患，发病迅速，属阳证，易脓、易溃、易敛。初期表现为患部皮肤有粟粒样脓头，形似小疖，发痒作痛，逐渐向周围或深部扩大，形成多头疖肿，局部红肿热痛，全身伴有恶寒、发热、头痛，舌淡红，苔薄白，脉浮或弦。患者要注意个人卫生，及时治疗疖肿、糖尿病。忌食鱼腥、辛辣等刺激发物以及甜腻食物。防治此病的单方妙方有以下数种。

★ 首乌酒

生何首乌、60 度白酒各适量。首乌切细，浸入白酒中，密封，隔水炖 3 ~ 5 小时即成。1 日适量饮用。解毒，消痈。适用于各种痈疽肿毒。

★ 神效酒

人参、没药 (别研)、当归尾各 30 克，瓜蒌 (全者半生半炒)1 枚，甘草 15 克，黄酒 3 碗。前五味药用黄酒煎取 2 碗，均分 4 份。1 日 1 份，细细饮服。活血化瘀，软坚散结。适用于疮痈。

★ 地丁败酱糖茶

紫花地丁、败酱草、蒲公英各 30 克，红糖适量。前三味加清水 500 毫升，煮取 400 毫升，入红糖调匀即成。1 日 1 剂，分 2 次饮服，一次 200 毫升。清热解毒。适用于痈肿疮疡，产后感染发热等热症。

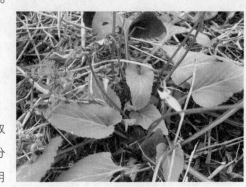

紫花地丁

痱子

痱子又叫"热痱""红色粟粒疹"，是夏季常见的一种皮肤损害。夏季高温，人体为了降温，会从皮肤密布的汗腺导管流出许多汗液。一旦汗液蒸发不畅，汗腺导管堵塞、破裂，汗液会渗入周围组织，皮肤表层遂出现小丘疹、小水泡，产生瘙痒，这就是痱子。瘙痒会使人不由自主地搔抓皮肤以止痒，所以痱子如果不及时治疗，可致继发感染，发生毛囊炎、疖或脓肿等皮肤病。小儿是痱子高发人群。防治此病的单方妙方有以下数种。

★枸杞梗叶冲洗方

枸杞梗带叶适量。将枸杞梗及叶洗净，放入盆内加水煮 1 小时，晾晒。冲洗身上的痱子，每日 2 次。清血热，止痛痒。适用于夏日皮肤长痱子、疮疖。

★绿豆滑石粉

绿豆粉、滑石粉等分。将两粉和匀。用时洗净患处，扑撒于痱子上。清热解毒。适用于炎夏长痱子成疮。

★黏土冰片

黄黏土 1 小块，冰片 10 克。取地下较深处的黄黏土块，晒干，辗碎，过筛留粉末。冰片研细，与黄土粉调匀。涂撒在痱子上，每日 1 或 2 次。清热，止痛。适用于痱子、小疮疖红痒。

★丝瓜叶汁方

鲜嫩之丝瓜叶。洗净，切碎，捣如泥状，用干净纱布绞挤汁液。以汁涂搽患处，每日 1 或 2 次。适用于痱子、疖肿、癣等。

★黄瓜方

黄瓜 1 条。洗净，切片。涂擦患处，每日洗澡后及临睡前各 1 次。清热解毒。适用于痱子。

★银花薄荷精

银花、白扁豆各 300 克，薄荷 100 克，白糖 500 克。前三味药水煎 2 次，共取汁 600 毫升，再以文火收汁至浓稠，入白糖调匀，吸收其中水分，出锅置阴凉通风处晾干，碾成粗粒，装瓶即成。每次取药末 20 克,以沸水冲服,1 日 3 次。养阴清热,透表除疹。适用于外感风热引起的痱子。

★ 紫草白糖饮

紫草 30 克,白糖 30 克。紫草加清水 500 毫升,煎取汁液 300 毫升,入白糖调匀即成。代茶饮用,1 日 1 剂。清热凉血,透疹。适用于痱子。

★ 清暑解毒茶

连翘、银花、鲜竹叶、鲜荷叶各 10 克。上味水煎取汁。代茶凉饮。清热解毒。适用于小儿痱子。

黄褐斑

黄褐斑俗称"蝴蝶斑",为边界不清楚的褐色或黑色的斑片,主要发生在面部,以颧部、颊部、鼻、前额、颏部为主,多为对称性。

许多原因导致黄褐斑出现。妇女怀孕后,体内激素发生变化,黄体酮和雌激素分泌量旺盛,引起面部皮肤色素沉着,出现黄褐斑。长期在野外工作、过多的阳光照射,也会诱发黄褐斑;在肝炎晚期、肝癌、肝硬化、肝功能差的患者,皮肤变黑、发黄,也会形成黄褐斑;少女子宫、卵巢等功能失调,会使体内的黑色素沉着于皮肤内,形成黄褐斑;长期服用冬眠灵、苯妥英钠等药物,也会导致黄褐斑的出现;等等。

中医认为,黄褐斑多与人体情志不遂,气血失和,肝气郁结有关。防治此病的单方妙方有以下数种。

139

★ 桑耳去斑方

桑耳 500 克。上味焙干研末,装瓶备用。每次取药末 3 克,温开水冲服。1 日 3 次,连服 30 天为一疗程。清热解毒,祛风消瘀。适用于面部黄褐斑、老年斑等症。

★ 槟榔露酒

槟榔、橘皮各 20 克,青皮 10 克,砂仁

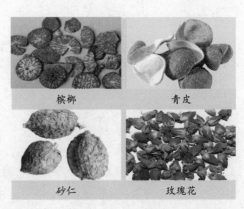

槟榔　　　　　青皮

砂仁　　　　　玫瑰花

5克，玫瑰花10克，黄酒1500毫升，冰糖适量。上述诸药材纳入纱布袋内，扎紧袋口，浸入黄酒中，文火煮30分钟，入冰糖，取出药袋，酒装瓶贮存。每服药酒20毫升，1日2次。适用于妇人面部黄褐斑，兼有胸部闷痛、气短、月经不调等症。切记，孕妇禁服。

★鹭鸶粪方

鹭鸶粪500克，猪油少许。将鸟粪晒干，研碎过筛，和猪油调匀。每晚睡前涂搽。据《千金翼方》载，此方有"去面黑"之功。故多用于治疗黄褐斑、老年斑及皮肤病所致的色素沉着。

★蜂蜜方

蜂蜜（以天然的未经加工的为佳）适量。搅匀。涂于斑点处。蜂蜜含有蛋白质、多种矿物质、大然香料、色素、有机酸、多种酶、多种维生素等，对治疗面部皮肤粗糙、黄褐斑、老人斑有一定的作用。

★桃花酒

桃花250克，白芷30克。清明节前后，采集东南方向枝上含苞初放的桃花，同白芷共分装于1000毫升的两个酒瓶中，密封，1个月后即可用。每日早晚饮服桃花酒1小盅，同时倒少许于手掌中，双手对擦，待手热后来回揉擦面部，连用1个月黑斑渐消，面部变白净红润。养血祛斑美容。适用于黄褐斑、黑斑、妊娠或产后出现的各种斑。

酒渣鼻

酒渣鼻又名玫瑰痤疮，俗称酒糟鼻、红鼻子，是一种好发于面部中央的慢性炎症皮肤病。多发生在中年人。毛囊虫感染、胃肠功能障碍、内分泌功能失调、情绪激动、嗜酒、过食辛辣、冷热刺激等因素，均可使人患上酒渣鼻。本病发病时，鼻部、面颊处出现红斑，范围由小到大，以后出现丘疹、脓疱及毛细血管扩张，如果病情得不到及时控制，甚至可发展成鼻赘。

中医认为，酒渣鼻多由肺胃积热，症结于鼻所致，治疗时宜清热凉血，活血化瘀。防治此病的单方妙方有以下数种。

★油蘸使君子

麻油、使君子各适量。使君子入锅，用文火炒至出香气，取出倒入麻油内，浸泡24小时即成。1日1次，睡前服食使君子3～5枚，10天为一疗程。润肤，杀虫，止痒。适用于酒渣鼻。

★ 绿豆杷叶饮

生石膏 30 克，绿豆 30 克，荷花瓣（晒干）9 克，枇杷叶（刷去绒毛）20 克，白糖适量。生石膏加清水 1000 毫升，煎煮 15 分钟，放入荷花瓣、枇杷叶，煮取药液 600 毫升，然后用药汁煮绿豆，煮至豆熟烂，入白糖调味即成。1 日 1 剂，代茶饮，连服 10 ~ 15 剂。清热泻火，解毒杀虫。适用于肺胃积热引起的酒渣鼻。

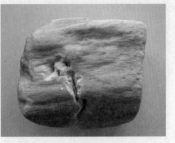
石膏

★ 茭白方

生茭白适量。茭白捣烂。每晚睡前敷于患部，次日晨洗去。同时，每日用茭白 100 克煎水服饮。利小水，解酒毒。适用于酒渣鼻（赤鼻）。

★ 硫黄酒

硫黄 120 克，烧酒 1500 毫升。将硫黄放砂钵内，以烧酒煮，煮干为度，取起备用。每用少许，放手内化开敷涂。解毒、化瘀、止痒。治疗酒渣鼻有效。

★ 文蛤粉

蛤粉（文蛤粉）25 克，轻粉 10 克，青黛 7 克，川黄柏 7 克，石膏（煅）25 克，香油 50 毫升。上述前五味共研极细末，用香油调匀，用时加冷水使稠。先温水洗面，然后将药涂于鼻上，早晚各 1 次。治疗酒渣鼻有效。

★ 枇杷叶方

枇杷叶、栀子仁等份。枇杷叶去叶背之绒毛，同栀子仁捣碎研末。每服 6 克，温酒 10 毫升送下，日 3 次。清热。适用于赤鼻。

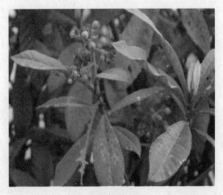
枇杷叶

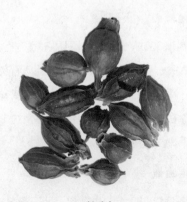
栀子仁

雀斑

雀斑是一种具有遗传特性的皮肤色素病变，一般在三、五岁出现，面颊部位长出黑褐色斑点，手背、颈、肩等部位也可发生，小如针尖，大如米粒，数目不定，到青春期时加重，随着年龄增长有减淡的趋势。女性发病者多于男性。

研究发现，雀斑受日晒影响，会加重。这也就意味着雀斑很难治愈，因为阳光成了它的生长催化剂，而人又不能不晒阳光。

西医治疗雀斑，主要采用的是脱色疗法、腐蚀和破坏疗法等。中医认为雀斑多因先天肾水不足、阴虚火炎、日晒热毒内蕴所致，治疗时以补益肝肾、滋阴降火为原则。防治此病的单方妙方有以下数种。

★香菜水方

香菜（即芫荽、胡荽带根的全草）适量。洗净后加水煎煮。用香菜汤洗脸，久用见效。适用于雀斑。患雀斑者在治疗期间，不宜吃苋菜、海带、胡萝卜、可可粉、橘子、牛肝、猪肝、核桃等，因为食后有可能使色素加重。

★白术醋

醋 500 克，白术 50 克。用醋浸泡白术 7 天。以醋涂擦面部，日数次，应连续使用。消斑洁面。适用于黑斑、雀斑。

★茯苓膏

白茯苓、蜂蜜各适量。将茯苓研成细粉，加少许蜂蜜搅拌调成膏状。每晚洗脸后以膏涂面，次晨洗去。去面䵟，消雀斑。适用于面色暗黑，雀斑。

★糯米膏

糯米30粒，生石灰半酒杯，碱面6克。先将碱用温水溶化，然后倒入石灰内拌匀成泥状，再倒入另一稍大的杯中，将糯米扎入石灰泥内 1 / 2，把石灰泥杯覆盖在潮湿地上，12 小时后，糯米已熟，将上半部熟米调匀成膏。用时针挑此膏点涂在雀斑上。涂后稍有痒痛感，约 10 分钟可消失。祛黑消斑。适用于雀斑。

★祛斑散

冬瓜仁 250 克，白芷粉、莲子粉各 15 克。上味合

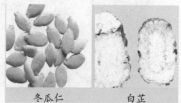

冬瓜仁　　　　白芷

研细粉，装瓶备用。每次取 1 汤匙，饭后以开水冲服。除雀斑，洁颜肤。适用于雀斑。

★ 雪梨柠檬饮

红萝卜、芹菜各 50 克，苹果 1 只，雪梨 1 只，柠檬 1／6 个。上味共捣烂，取汁即可。饮汁，隔日 1 剂。养阴生津，悦颜消斑。适用于面部雀斑。

痤疮

痤疮，俗称粉刺，是一种毛囊、皮脂腺的慢性炎症，好发于面部、前胸及背部，可形成黑头粉刺，丘疹、脓疱、结节、囊肿等为特点的损害。多见于青年男女。至今，对于痤疮的发病机制尚未完全明了。不过，有一点是可以明确的，即雄性激素在痤疮的发病过程中起着重要的支配作用，像皮脂的瘀积，毛囊内细菌、螨虫等微生物感染，内分泌因素，等等，也是诱发痤疮的重要因素。另外，痤疮的发病还与人们的生活、饮食、居住环境等有关，嗜食甜食，患痤疮的几率会明显提高；居住在气候闷热潮湿的环境，也使痤疮高发；精神紧张、使用化妆品以及使用某些药物等，也可导致痤疮出现。最让人担心的是痤疮在消失后，往往形成瘢痕疙瘩，影响人的容貌美观。

中医认为，素体血热偏盛，是痤疮发病的根本原因；饮食不节，外邪侵袭是致病的外在因素；血郁痰结，则导致病情复杂加重。治疗痤疮，应辨证施治。防治此病的单方妙方有以下数种。

★ 香油泡使君子

香油、使君子适量。使君子去壳，取出种仁，放入铁锅内文火炒至微有香味，晾凉，放入香油内浸泡 1～2 天。每晚睡前吃使君子仁 3 个（成人量），7 天为一疗程。健脾胃，润燥，消积，杀虫。适用于面部粉刺、酒糟鼻。使君子不宜用量过大，否则可引起反胃恶心、眩晕等不良反应。服用使君子时，不要饮茶，否则也会有上述反应。

★ 苦瓜清火饮

苦瓜半根。上味切成小丁，加水煮至熟烂。代茶饮，1 日 1 剂。清热散疠。适用于痤疮。

★ 贝母山楂茶

山楂、桃仁各 10 克，贝母 12 克，荷叶半张，绿茶适量。前四味同置锅中，加清水

1000 毫升，先用武火烧沸，再改用文火煎15 分钟，去渣取汁，倒入暖瓶。以药汁冲泡绿茶，1 日 1 剂，连服 30 日。清热解毒。适用于痤疮。

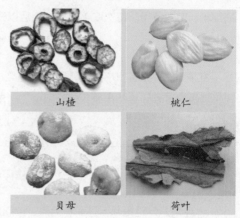

山楂　　桃仁

贝母　　荷叶

★杏花桃花水

杏花、桃花各适量。用矿泉水或经过滤化的井水浸泡两种花 7 天以上。用其浸液洗脸。散滞血，润肌肤。适用于粉刺。

★橙核方

橙子核适量。晒干，研极细，以水调。临睡前涂抹面部，次晨洗掉。润肌祛痣。适用于粉刺。

★皂角刺

皂角刺（即皂荚的嫩棘刺）30 克，米醋 120 克。用醋煎煮皂角刺，改用文火煎浓稠为度。取汁涂患处。托毒排脓。适用于脓液已成而尚未穿溃及疥癣、粉刺脓疱等。

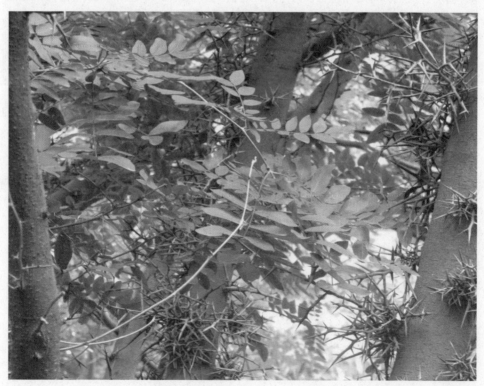

皂角刺

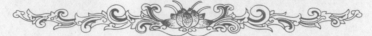

第四章　五官科疾病妙方

青光眼

青光眼俗称青眼，是造成人失明的第二大眼科疾病。病发时，眼球内部的眼压增加，且眼球表面硬化，产生眼睛痛、不舒服，视线模糊，光源四周有光环，瞳孔失去在黑暗中的调节放大功能等。一般情况下，青光眼多发生在40岁以后，而且女性患者高于男性患者。

西医和中医对青光眼都有着自己的解释。西医认为，青光眼是眼内压过度增高的结果。中医则把青光眼称为绿风内障，认为病起于肝肺痨热，痰湿功伤，也就是眼内之液体调节机能失常，因于水毒而引起的眼球疾患。临床研究发现，青光眼的起因很多，特别是与紧张、营养问题有关。防治此病的单方妙方有以下数种。

★菊花苦丁茶

菊花20克，苦丁茶15克。上味分别洗净，晒干后搓碎，充分混匀，每5克装成一包，共包若干小包，备用。1日2次，每次1小包，入茶杯冲泡，加盖闷10分钟。代茶饮用，一包可连续冲泡3～5次。清热明目。适用于原发性青光眼。

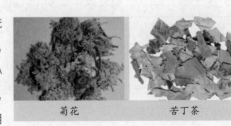

菊花　　　　苦丁茶

145

★夏枯草车前子茶

夏枯草、车前子各10克。上味分别洗净，晾干，夏枯草切碎，与车前子同置杯中，冲入沸水，加盖闷15分钟即成。代茶饮用。清肝明目。适用于原发性青光眼。

★大黄枸杞子茶

生大黄5克，枸杞10克，绿茶2克。前二味洗净，晒干，生大黄切片，与枸杞、绿茶同置杯中，用沸水冲泡，加盖闷10分钟即成。代茶频饮。滋阴明目，清热泻火。适用于原发性青光眼。

红眼病

红眼病指的是流行性出血性结膜炎，是一种暴发流行的、剧烈的急性结膜炎，俗称"红眼"，多发生于夏秋季节，其致病的病原体为肠道病毒。本病特点是发病急、传染性强、刺激症状重，结膜高度充血、水肿，合并结膜下出血、角膜损害及耳前淋巴腺肿大。具体症状表现：有剧烈的疼痛、畏光、流泪等重度刺激症状和水样分泌物；眼睑红肿，结膜高度充血、水肿，球结膜下点、片状或广泛出血；角膜弥漫点状上皮脱落，荧光素着色；耳前或颌下淋巴结肿大。本病为季节传染病。传播方式主要是通过接触传染。正常人接触患者和患者的分泌物，或者与红眼患者握手或用脏手揉眼睛等，都可能被感染。红眼病预后较好，对视力无不良影响。中医认为本病是风热外邪侵扰眼部而发病，治疗时主张清热解毒。防治此病的单方妙方有以下数种。

★石榴叶水洗眼方

鲜石榴叶 50 克。将石榴叶洗净加水一碗，煎至半碗，过滤。用叶水洗眼或滴眼，每日数次。清热，明目。适用于风火赤眼。

★荸荠方

鲜荸荠适量。洗净去皮，捣烂，用洁净纱布挤汁液。点眼，每日 3 或 4 次，每次 2 滴。清热。适用于风火赤眼。

★菊花龙井茶

菊花 10 克，龙井茶 3 克。开水冲沏。代茶饮。适用于肝火盛引起的赤眼、羞明怕光。

★胆汁饮

猪胆 1 个（或鸡胆 2 个），白糖 50 克。将猪胆汁（或鸡胆汁）倒入碗内，上火蒸热，加入白糖饮服。泻肝清热。适用于上焦火盛所致的眼痛，症见红肿流泪、刺痛、怕光、眼屎多。

★腊菊蜂蜜饮

杭菊花 10 克，腊梅花 15 克，蜂蜜适量。前二味水煎取汁 300 毫升，调入蜂蜜即成。1 日 1 剂，分 2 次服食。清热解毒。适用于红眼病。

★苦瓜木贼汤

苦瓜 100 克，木贼草 20 克。苦瓜去瓤切片，木贼草洗净切段，二味加清水适量，煎取汁液 300 毫升。1 日 1 剂，早、晚各服 1 次，连服 3 日为一疗程。清肝明目，解毒消肿。适用于红眼病。

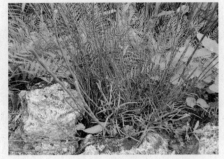

木贼草

★菠菜根野菊汤

菠菜红根 150 克，野菊花 15 克。上味水煎 2 次，每次加水 300 毫升，煎 20 分钟，混合两煎所得汁液。饮汁，分 2 次服食。清热解毒。适用于红眼病、心烦口渴等症。

白内障

白内障是由于先天或后天因素，使眼球瞳孔后面正常透明的晶状体变成混浊的眼科疾病。发病初期无明显症状，只有经医生用特殊仪器检查时，才能查出晶状体混浊。中、后期则无充血和其他刺激不适感，但可出现不同程度的视觉障碍，如视力减退、复视、多视、夜盲、昼盲、虹视（看灯光时出现五彩晕轮）、飞蚊症（眼前出现位置固定不变的点状或片状阴影）、色觉异常等。晶状体严重混浊时，可用肉眼观察到患眼的瞳孔变成乳白色，病情发展严重时可导致失明。

白内障可分为先天性、老年性、外伤性和并发性白内障，以老年性白内障最为普遍，起病往往在 45 岁以后，治疗白内障的最好方法是手术治疗。

防治此病的单方妙方有以下数种。

147

★决明子木贼茶

决明子 30 克，木贼 3 克。上味洗净，晒干去杂，同置茶杯中，用沸水冲泡，加盖闷 10 分钟即成。代茶频饮，泡至无色。清肝，降火，明目。适用于肝火上炎型老年性白内障。

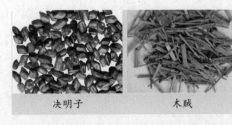

决明子　　　　　木贼

★桑椹酒

桑椹 250 克，低度白酒 500 克。将桑椹置于酒中浸泡 30 天，每日睡前饮用一小盅。本品有补肾益肝，滋液明目作用。对于肝肾阴虚，内障初起者，是养生明目之佳饮。

★枸杞酒

枸杞 250 克，黄酒适量。将枸杞浸于黄酒坛中，密封 2 个月。饭后适量饮用，每日 2 次。养肝明目，清热疏风。适用于肝虚所致迎风流泪、云翳遮睛、白内障。

★洗眼良方

青皮(即橘子未成熟或将成熟的小果皮)、芒硝各 15 克。以水 250 ~ 300 毫升(两三小碗)先煎青皮，水开后再煎 20 分钟，后入芒硝煎 10 分钟。待晾至 35 ~ 40℃，用双层纱布过滤后备用。洗眼温度：久病体弱者宜温洗，新病炎症或旧病复发急性期及体壮实者宜冷洗(或微温)。洗时以净棉花或纱布淋洗之。洗眼时间：晨洗脸后和睡前各洗 0.5 ~ 1 分钟。洗的时间不宜太长。洗 2 天后换新药。清热祛湿，理气化瘀，软坚止痛。用于治疗急慢性结膜炎、角膜炎、角膜水肿、角膜云翳斑翳、翼状胬肉、眼肿痛痒、目赤、白睛肿起者、白内障初期(及老年性)、玻璃体混浊、青光眼(眼压高、目痛)等症。

耳鸣、耳聋

许多人年过四十岁以后，听力减退，出现耳鸣、耳聋的病症。耳鸣，指人们在没有任何外界刺激条件下所产生的异常声音感觉。耳聋，指听力减退或完全失去听力。耳聋有突发性耳聋、药物中毒性耳聋、神经性耳聋等之分。突发性耳聋发病骤急，往往 1 小时或 1 周后病情加重，病发时有眩晕感，甚至能听到耳内"呼"或"卡嗒"一声，此声过后即感耳聋。药物中毒性耳聋主要表现为听觉系统的慢性中毒，以耳聋、耳鸣为主。耳聋多在用药后 1 ~ 2 周出现，并逐渐加重，多以双耳耳聋出现。神经性耳聋指内耳听觉神经、大脑的听觉中枢发生病变，从而引起听力减退甚至消失，常常伴有耳鸣、耳内闷塞感，有的人还会出现眩晕、恶心及呕吐等症状。

中医认为，耳为肾的外窍，胆及三焦等的经脉会于耳中，所以耳鸣、耳聋多与肾、胆、三焦有关。防治此病的单方妙方有以下数种。

★菊花马蹄粉茶

菊花末 6 克，马蹄粉 25 克，藕粉 25 克，白糖适量。以上原料用温开水调成糊状，用沸水冲熟，加入白糖，早晚服。适用于肝胆火气上逆患者。

★ 五味胡桃糊

五味子3克，胡桃肉30克，淮山30克。将五味子洗净，胡桃肉去外衣，三种药共研成粉，放入火锅内加水，不断搅拌至煮熟，加糖调成糊，即可食用。适用于肝肾两虚患者。

★ 杞子兔丝汤

杞子15克，熟地20克，红枣8枚，兔肉250克，生姜3片。上药用文火炖熟，分服。适用于肾阴虚患者。

★ 清肝聪耳代茶饮

菊花6克，石菖蒲5克，远志2.5克，生杭芍9克。上味水煎取汁。代茶温饮。清肝，开窍，聪耳。适用于耳鸣、耳聋、健忘、多梦等症。

中耳炎

中耳炎就是中耳发炎，有急性和慢性之分。急性中耳炎多由细菌感染引起，常见致病菌为肺炎球菌、流感嗜血杆菌等，症见耳部持续性隐隐疼痛，听力下降，耳鸣。急性中耳炎治疗不彻底，会变成慢性中耳炎。慢性中耳炎很难治愈，常会导致耳聋。

8岁以下儿童易发中耳炎，发病时表现为不明原因的搔耳、摇头、哭闹不安。病情继续恶化下去，会出现恶心、呕吐、腹泻等消化道中毒症状。

中医将中耳炎称为"耳脓""耳疳"，认为是本病是由肝胆湿热，邪气盛行而引起。治疗时，有虚实之分。实证表现为耳内胀闷，耳痛耳鸣，面色红赤，耳道脓液黄稠，多见于急性化脓性中耳炎；虚证表现为耳道流出脓色清稀，耳聋耳鸣，面色萎黄，头昏眼花，四肢乏力。

防治此病的单方妙方有以下数种。

★ 槐菊茶

槐花、菊花、绿茶各3克。上味沸水冲泡。代茶频饮。清肝泻火，解毒通络。适用于慢性中耳炎。

★ 猪胆白矾方

猪胆1个，白矾9克。将白矾捣碎放入猪胆内，阴干或烘干，研成细末，过箩。用时，先用3%双氧水洗净耳，拭干脓液，然后用笔管吹入猪胆粉剂。每2~3天用药1次。清热解毒，消肿止痛。适用于化脓性中耳炎。

★鲤鱼胆汁方

将鱼腹内的苦胆轻轻取出，把胆汁挤入小碗内。用双氧水将耳内脓水擦洗干净，滴入鲜鱼胆汁，然后以棉花球球堵塞耳孔。每日滴1次，3次可愈。清热解毒，消炎祛肿。用于治疗急性和慢性中耳炎。

★青鱼胆方

青鱼胆(烘干)10克，枯矾10克，黄连粉5克，冰片0.3克。将上述各味共研细末，备用。用时将耳内脓液洗净，拭干，用笔管将药粉吹入耳中。切勿吹入过多，以免堵塞耳道，影响疗效。清热解毒。适用于慢性中耳炎。

★泥鳅方

泥鳅2条。将泥鳅捣烂，贴敷于耳周围。每天换1次，数日可愈。消炎散肿。适用于急性中耳炎。

★桃油冰片方

胡桃仁3个，冰片3克。将胡桃仁用布包好，加压挤油贮于碗内，放入冰片浸泡使其溶解。用时洗净耳内外，以棉球拭干，将此油滴于耳内。每日1或2次，5~10天可愈。清热，消肿。适用于化脓性中耳炎。

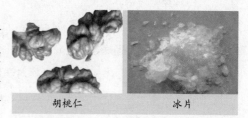

胡桃仁　　　　冰片

★蛤粉清热散

文蛤粉(炒)5克，冰片0.5克，枯矾1克。共研极细粉。吹入耳内。燥湿，止血，收敛，防腐。适用于中耳炎。

★蝎子散

全蝎(带尾)6克，白矾60克，冰片3克。先将白矾用铝勺煅制，研为细末。全蝎焙干，同冰片、白矾3味混合，研极细末备用。用前先以双氧水将耳内洗净，后用笔管或麦秆将药末吹敷耳内。每日2次。全蝎解毒散结，白矾消炎燥湿，冰片清热止痛，3味成药有止痛、消肿、排脓之功效。适用于化脓性中耳炎。

鼻炎

急性鼻炎未经彻底治愈，往往转变成慢性鼻炎或萎缩性鼻炎，中医学统称之为鼻渊或脑漏。鼻炎虽无明显全身症状，但长期鼻塞，黏膜充血，鼻甲肥大，脓性黏涕不断，不仅令人精神痛苦，而且可使嗅觉受阻，头昏脑胀，严重者甚至影响记忆力。

中医治疗鼻炎，通常采用消炎、通窍，温中扶正祛邪诸法，防治此病的单方妙方有以下数种。

★白沙参茶

白沙参3克。上味切片，放入杯中，沸水冲泡，加盖闷10分钟即成。代茶频饮。宣肺通窍。适用于肺脾气虚型单纯性慢性鼻炎。

★蜂房方

蜂房(蜂巢)不限量。将蜂房冲洗干净，撕成块状，放于口中嚼烂，吐渣咽液。每日嚼3次，每次嚼36立方厘米以上。祛风，攻毒，杀虫。适用于鼻窦炎、鼻塞、牙痛、气管炎。

★川芎菊花茶

白菊花6克，川芎10克，绿茶2克。川芎洗净切片，与菊花、绿茶同煮，取汁。早、晚饮服。清风消炎。适用于风热型单纯性慢性鼻炎。

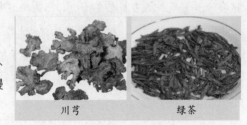

川芎　　　　　　绿茶

★苍耳白芷茶

苍耳子10克，白芷5克，绿茶2克。白芷切片，与苍耳子、绿茶同入砂锅中，加水浸泡片刻，煎煮取汁。1日1剂，早、晚各服1次。清火祛风。适用于风寒型单纯性慢性鼻炎。

★辛夷鸡蛋方

辛夷花15克，鸡蛋2个。将辛夷花放入砂锅内，加清水两碗，煎煮至一碗。鸡蛋煮熟去壳，刺小孔十余个。将砂锅复置于火上，倒入药汁煮沸，放入鸡蛋同煮片刻。饮汤吃蛋，常服有效。通窍，净脓涕，驱风痛。适用于慢性鼻窦炎之流脓涕、体弱不任寒凉。

★青苔塞鼻方

新鲜青苔适量。将青苔涮洗干净，用纱布包好，备用。使用时将青苔塞入鼻腔，十余小时更换新鲜青苔。若双侧鼻窦炎者应两侧交替使用。消炎排脓。适用于鼻窦炎。

★蒜液方

大蒜（选紫皮蒜最佳）。蒜洗净，捣烂如泥，过滤取其汁，与生理盐水配成40%大蒜液，或与甘油配成50%大蒜油。用时以棉卷蘸液涂布鼻腔内，每日3次。治萎缩性鼻炎。症见头痛、鼻塞、嗅觉减退或消失，鼻腔内有黄绿色痂皮附着、鼻干、流清涕或黄绿色臭涕、出血等。

★麻油滴鼻方

芝麻油适量。以麻油滴入每侧鼻腔3滴，每日3次。清热润燥，消肿。适用于各种鼻炎。

咽炎

咽炎是咽部黏膜，黏膜下组织的炎症，常为上呼吸道感染的一部分。依据病程的长短和病理改变性质的不同，分为急性咽炎，慢性咽炎两大类。慢性咽炎的治疗需循序渐进的过程，讲究"三分治，七分养"，所以慢性咽炎患者更应注意日常调整。

日常饮食宜吃清淡，具有酸、甘滋阴的一些食物，如水果、新鲜蔬菜、青果等。防治此病的单方妙方有以下数种。

★蜂蜜茶

优质绿茶20克，金银花10克，蜂蜜50克。将绿茶、金银花放入茶壶中，用300毫升的沸水冲泡，加盖焖30分钟后倒出约200毫升浓汁，待其冷却之后再加入蜂蜜，搅匀后待用。每隔30分钟，取50克茶漱喉咙2分钟，然后徐徐咽下。清咽利喉。适用于急性咽炎，可有效缓解咽炎带来的诸种不适。

★生梨青果茶（民间方）

生梨1个，青果3枚。将生梨去皮切碎，用白糖渍半小时，再加捣烂的青果3枚，冲入开水凉后，当茶缓慢咽下。

★橄榄茶

取橄榄两枚，绿茶1克。将橄榄连核切成两半，与绿茶同放入杯中，冲入开水，加盖闷5分钟后饮用。适用于慢性咽炎，咽部异物感者。

★葱白利咽汤

桔梗6克，甘草3克，葱白2根。将桔梗、甘草放入适量清水中煎煮6分钟，再放入葱白，焖2分钟，即成。趁热服用，早晚各1次。解毒散寒。适用于急性咽炎。

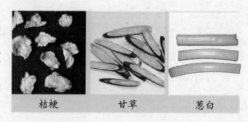

桔梗　　　甘草　　　葱白

★青果利咽饮

青果、元参各6克，桔梗3克，甘草1.5克。水煎取药汁。代茶频饮。清咽利喉。适用于急性咽炎，特别是咽痛多痰者。

★咸橄榄麦冬饮

咸橄榄4枚，麦冬30克，芦根20克。将以上三味药加水两碗半，煎至一碗后，去药渣取汁服用。1日1剂，分数次饮用。利咽降火。适用于慢性咽炎。

★天龙饮

鲜橘皮2克，胖大海2枚，海带3克。用以上3味冲开水200毫升泡饮。1日1剂，分2次服用。化痰止咳利咽。适用于慢性咽炎。

★养阴利咽方

玄参、麦冬各15～30克，枸杞10～20克，生甘草6～10克，桔梗3～10克，丹皮6～15克。水煎取药汁。1日1剂，分2次服用。滋阴，降火，利咽。适用于慢性咽炎。

153

★山楂利咽茶

山楂、丹参各20克，夏枯草15克。上述三味加水适量煎30分钟，去渣取汁。代茶频饮。活血散结，清热利咽。适用于慢性咽炎。

★罗汉果茶

罗汉果1枚。罗汉果切碎，以沸水冲泡10分钟即成。不拘时饮服。1日1～2次，每次取罗汉果1枚。清肺化痰，止渴润喉。适用于慢性咽喉炎引起的咽喉干燥不适、喉痛失音等症。

牙周炎

牙周炎是牙周组织的慢性炎症。常见症状为牙齿松动、牙龈出血、牙龈肿胀、露牙根、牙垢多、口臭等，病情发展下去，可对牙龈、牙槽骨、牙周膜等牙周组织造成实质性破坏。造成牙周发炎的主要病因是菌斑和牙石，全身其他疾患也可对牙周炎的发生发展形成一定的影响。

中医认为齿为肾所主，肾虚精亏血少，齿失濡养，引起骨质痿软，兼以阴虚火旺，虚火上炎于龈肉，久则牙齿动摇、根露；或由于素体虚弱，或久病耗伤正气，气血不足，牙龈失于滋养而病邪乘虚而入，以致龈肉萎缩，血不循经，齿龈出血，故成此病。治疗时宜止痛消肿，清火护龈，补肾固齿。防治此病的单方妙方有以下数种。

★鲜菊花汁

鲜菊花叶一把。将鲜菊花叶洗净捣烂，绞汁服下，连服 2 至 3 次。消炎止痛。适用于齿龈炎红肿疼痛。

★二花茶

金银花 30 克，野菊花 30 克，白糖适量。二药水煎沸 5 分钟，或沸水冲泡，温凉后加糖代茶饮。适用于胃火上蒸的牙周病，有清热生津，解毒消肿的作用。

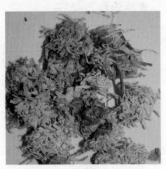

菊花

★枸杞麦冬饮

枸杞子 15 克，麦冬 10 克，白糖适量。二药水煎沸 15 分钟，取汁加糖频频饮用。适用于肾阴虚型之牙周病之牙根宣露，咀嚼无力，牙齿稀疏移位，牙齿松动患者。

★蒲公英茶

蒲公英 20 克，绿茶、白糖适量。蒲公英洗净，切碎，同茶叶用沸水冲泡，加糖后频频饮用。适用于胃火上蒸，心烦口渴，齿龈宣肿疼痛，出血溢脓。

★青刺尖茶

青刺尖嫩尖 15 克。上味以沸水冲泡。代茶饮服。清火，消肿，止痛。适用于牙周炎、牙痛。

面瘫

面瘫，即面神经麻痹，俗称"口眼歪斜"。春、秋两季发病较高。可发生于任何年龄，而多数患者为 20 ～ 40 岁，男性略多。病发往往比较突然，部分患者初起时只感到耳后、耳下疼痛，继而一侧面部板滞、麻木，面部表情肌瘫痪，出现眼睛闭合不紧、露睛流泪、鼻唇沟变浅、口角歪向健康的一侧等情况，患侧则无法作出蹙额、皱眉、鼓腮等动作。在面瘫病情发展过程中，一些患者还会出现味觉减退或消失，听觉过敏，视力减弱等。

导致面瘫的原因很多，中医认为多由脉络空虚，风寒之邪乘虚侵袭阳明、少阳脉络，导致经络受阻所致。治疗以驱寒散风，活血通络为主。防治此病的单方妙方有以下数种。

★ 杨树皮汤

鲜杨树皮 60 ～ 100 克。水煎取药汁。口服。祛风通络。适用于面神经麻痹，症见单侧或双侧面瘫，眼不能闭合，口角歪斜，面部肌肉有麻木感。

★ 姜糖苏叶饮

紫苏叶 3 ～ 6 克，生姜 3 克，红糖 15 克，以沸水浸泡 5 ～ 10 分钟。本方具有疏风散寒、解表的功效。适用于外感风邪引起的诸症。

★ 荆防虫衣汤

荆芥、防风各 15 克，蝉蜕 10 克。上药加水浸泡 5 ～ 10 分钟，用小火煎煮 15 ～ 20 分钟，去渣取汁，将药汁倒入盆内备用。用毛巾遮盖头面部，以药液的热气熏患侧头面 10 分钟左右，至出汗为止。待药液稍凉后，再用毛巾蘸药液擦洗患侧头面部 5 ～ 10 分钟。每晚睡前用药 1 次，连续用药 7 ～ 10 日为 1 个疗程。散风除热，镇痛止痉。适用于面部神经麻痹症。

★ 蜈蚣朱砂散

蜈蚣 18 条，朱砂 9 克。上药共研细末，分为 18 包，每日服 3 次，每次服 1 包，用防风 15 克，煎汤送服。小儿用量酌减。6 天为 1 疗程。益气祛风、通络止痉。适用于面部神经麻痹症。

★乌附星香汤

制川乌、制白附子、制南星、木香各10克。水煎取药汁。口服。祛风散寒，通络活络。适用于面部神经麻痹症。

★羌活荆灵汤

羌活、荆芥、威灵仙各30克。上药加水浸泡5～10分钟，用小火煎煮15～20分钟，去渣取汁，将药汁倒入盆内备用。用毛巾遮盖头面部，以药液的热气熏患侧头面10分钟左右，至出汗为止。待药液稍凉后，再用毛巾蘸药液擦洗患侧头面部5～10分钟。每晚睡前用药1次，连续用药7～10日为1个疗程。祛风除湿，通络止痛，豁痰开窍。适用于面部神经麻痹症。

★荷叶荆胡汤

薄荷、艾叶、荆芥、前胡各15克。上药加水浸泡5～10分钟，用小火煎煮15～20分钟，去渣取汁，将药汁倒入盆内备用。用毛巾遮盖头面部，以药液的热气熏患侧头面10分钟左右，至出汗为止。待药液稍凉后，再用毛巾蘸药液擦洗患侧头面部5～10分钟。每晚睡前用药1次，连续用药7～10日为1个疗程。疏风散邪，通经活络。适用于面部神经麻痹症。

★乌附星香汤

制川乌、制白附子、制南星、木香各10克。每日1剂，水煎服，1日3次，饭后服。制川乌，制白附子、制南星应先煎1小时，待药液不麻口后再加其他药物煎10分钟即可。祛风散寒，通经活络。适用于面部神经麻痹症。

★正颜汤

荆芥、防风各9克，全蝎6～9克，白僵蚕10克，白附子6克，蜈蚣2～3条，白芷10克，钩藤20～30克，葛根12克，桃仁、红花各10克，炙山甲6克。每日1剂，水煎服，日服2～3次。散风活络，化痰解痉。适用于面部神经麻痹症。

★马蓖散贴

马钱子5粒，蓖麻子10粒。将两药去壳取仁，粉碎为末，均匀混合后，用0.2克涂在小块伤湿止痛膏中央，贴在患侧。第1次贴翳风、颊车穴；隔日贴听宫穴、地仓穴，就此4穴轮换。温经散寒，祛风通络。适用于面部神经麻痹症。

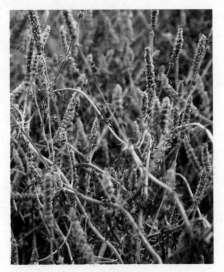

荆芥

★ 附乌散

熟附子、制川乌各15克，乳香30克。上药共研细末，分成8~10包，备用。用时每取上药末1包，加生姜末3克拌匀，用开水调成糊状，即可使用。先嘱患者用热生姜生擦患处，擦至局部充血为好，再将上药糊状敷患侧（上至太阳穴，下至地仓穴），宽约3厘米。用纱布敷盖，胶布固定。并嘱患者用热水袋热敷。每天换药1次，至愈为度。温经、散寒、通络。适用于面部神经麻痹症。

★ 天地膏

天麻、南星、钻地风、白僵蚕、白及各7.5克，巴豆5粒（去皮），鲜生姜500克。上药（前6味）共研细末，用生姜捣汁调和成膏，备用。用时取上药适量，贴于患者面部健侧（右歪贴左，左歪贴右），外以纱布盖上，胶布固定，7~8小时即可取下，每天换药1次。温经散寒，祛风通络。适用于面部神经麻痹症。

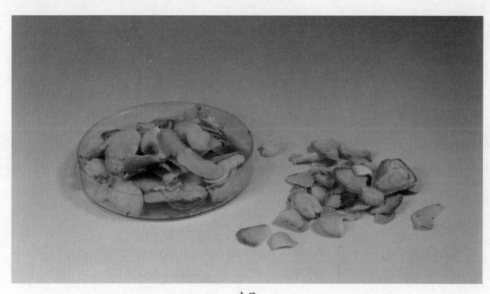

南星

第五章　妇科疾病妙方

女性不孕症

　　不孕症是一种常见生殖系统疾病，受影响的人数很多。不孕的原因多种多样，与男女双方都有关系，女方原因所占比例更高一些。排卵障碍、精液异常、输卵管异常、子宫内膜异位等都可导致不孕，女性的宫颈出现问题，也可致不孕。

　　不孕症首先要排除器质性疾病，然后结合月经情况进行辨症治疗。肾阳虚衰，宫寒不孕者，宜温肾补气养血调经。肾阴不足，或子宫蕴热而致不孕者，宜滋阴养血调经。肝郁不孕者，宜疏肝解郁理气调经。痰湿不孕者，宜燥湿化痰理气调经。血瘀不孕者，宜活血化瘀调经。防治此病的单方妙方有以下数种。

★佛手酒

　　佛手30克，白酒1000毫升。将佛手洗净，用清水润透发软后，切片，再切成1厘米见方的小块，待风吹略放水气后，下入酒坛内，再加入白酒，封口浸泡，每隔5天，开坛搅拌1次，浸泡20天后，即可开坛，滤去药渣，药酒即成。每日2次，每次10~20毫升。

★枸杞汁

　　新鲜枸杞250克。将枸杞洗净，用干净纱布包好，绞取汁液。每日2次，每次10~20毫升，适用于肝肾阴虚，肝气郁结。症见多年不孕，腰膝酸软，两胁胀满等。

★木耳鹿角汤

　　白木耳30克，鹿角胶6克，冰糖15克。将白木耳用温水泡发洗净，放砂锅内，加水适量，用文火煎熬，待木耳熟透，加入鹿角胶和冰糖溶化，和匀熬透。每日1剂，分次服食。滋阴养血，填精助孕。适用于阴虚型不孕症。

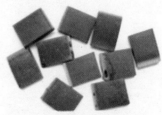

鹿角胶

★姜糖驱寒散

　　生姜、红糖各500克。将姜捣为姜泥，混入红糖，蒸1小时，晒3日。共9蒸9晒，最好在夏季3伏，每伏各蒸晒3次即成。在月经期开始时服用，每次1匙，1日3次，连服 1 个月，服药期间忌房事。本方对妇女宫冷不孕有效。

★开郁种玉汤

酒炒白芍 30 克，酒炒香附 9 克，酒洗丹皮 9 克，茯苓（去皮）9 克，酒洗当归 150 克，土炒白术 150 克，花粉 6 克。水煎服。解肝脾心肾四经之郁，开胞胎之门。适用于肝郁气滞型不孕症。

★补肾种子方

枸杞子 12 克，菟丝子 12 克，五味子 12 克，覆盆子 12 克，车前子 12 克，益智仁 12 克，乌药 12 克，炙龟板 12 克。补益肾气。适用于阴阳两虚型不孕症。

产后出血

产妇在分娩时，随着胎盘的排出，都有一定量的出血（一般为 100 ~ 300 毫升），这是正常现象。如果胎儿娩出后 24 小时内阴道流血量达到或超过 500 毫升者称为产后出血。产后 24 小时以内发生大出血的，称为早期产后出血；分娩 24 小时以后，在产褥期的任何时候（一般多在产后 1 ~ 2 周）发生子宫大出血的，则称为晚期产后出血。因为出血过多，常导致严重贫血和失血性休克，甚至危及产妇生命。因此，要加强孕期保健，对贫血、血液系统疾病、病毒性肝炎或其他全身性疾病，要及时纠正或控制。

本病的防治秘方有以下几种。

★益母草饮

益母草 45 克。水煎取汁。代茶饮，每日 1 剂。活血化瘀，调经利水。适用于产后出血。

★益母草大枣饮

益母草 60 克，大枣 30 克。水煎取汁。代茶饮，每日 1 剂。活血化瘀，调经利水。适用于产后出血。

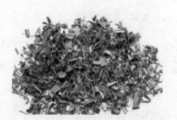

益母草

★固本止崩汤

人参、阿胶（烊冲）、白术各 12 克，黄芪、仙鹤草、熟地黄各 30 克，当归 9 克，黑姜 3 克。水煎取药汁。口服，每日 1 剂。补气摄血。适用于气虚型产后出血。

★清热化瘀汤

党参、黄芪各 10 克，当归、牡丹皮、川芎、乌药各 9 克，败酱草、蒲公英、仙鹤草各 30 克，延胡索 12 克，炮姜 5 克。水煎取药汁。口服，每日 1 剂。清热活血，化瘀止血。适用于外伤型产后出血。

★逐瘀止血汤

熟地黄 15 克，制大黄、枳壳、赤芍各 10 克，三七粉 3 克（分吞），没药、牡丹皮、归尾、桃仁各 9 克，陈阿胶 12 克（烊冲），黄芪 30 克。水煎取药汁。口服，每日 1 剂。益气行瘀。适用于血瘀型产后出血。

产后恶露不下

产后恶露不下是以胎盘娩出后子宫内的余血浊液（恶露）停蓄不下或下亦甚少，且小腹疼痛为主要临床表现的产科常见病证。发病原因多与产妇分娩时受寒邪，或产妇身体气血虚冷，导致气滞血瘀有关。治疗时宜散寒、活血、补虚。防治此病的单方妙方有以下数种。

★卷柏饮

卷柏全草适量。卷柏全草洗净晒干，每次 15 克，加开水浸泡。代茶饮。活血化瘀。适用于血瘀型产后恶露不下。

★山楂红糖饮

山楂、红糖各 30 克。山楂切片晒干加水 750 毫升，煎至山楂熟烂，加入红糖即可。代茶饮。一般服 3 ~ 5 次有效。活血散瘀。适用于血瘀型产后恶露不下。

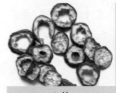

山楂　　　　　红糖

★益母草生姜红糖饮

益母草、红糖、生姜各适量。煎服取汁。代茶饮，1 日 1 剂，连服 3 ~ 7 日。养血调经。适用于产后恶露不下。

★三七饮

三七5克，花茶3克。用三七加水煎煮成250克药液，泡花茶。代茶饮用，冲饮至味淡。散瘀止血，消肿定痛。适用于血瘀型产后恶露不下。

★益母草当归饮

益母草5克，当归、花茶各3克。用前2味药煎煮300克药液，泡花茶。代茶饮用，冲饮至味淡。养血调经。适用于产后恶露不下。

★逍遥散

柴胡、当归、白芍、白术、白茯苓各30克，炙甘草15克。上药共研细末，每次服用6～15克，煨姜3片，薄荷少许，煎汤送服。口服，每日1剂。行气解郁。适用于气滞型产后恶露不下。

月经不调

月经不调也叫月经失调，是一种常见的妇科疾病，致病原因不同，疾病表现也不同。月经不调主要表现为月经过多、月经过少、月经延长等。

月经过多系由气虚、血热使冲任不固，或因瘀血内阻，血不行经，致月经量较正常明显增多，而周期基本正常的病，亦称"经水过多"。正常情况下，一般每次行经排出的经血总量约为50～100毫升左右。

月经过少系由精血衰少，血海不盈，或痰阻瘀滞，血行不畅，致使经期虽准，但经量较正常明显减少，或经期不足2日经量少的月经病，又称"经量过少""经少"。本病相当于西医的功能失调性子宫出血病、多囊卵巢综合征、卵巢早衰或人流手术后宫腔粘连或大失血后等疾病。

经期延长系阴虚内热、瘀阻冲任、血不归经致使经期虽基本正常，但行经时间超过7天，甚至淋漓半个月方净的月经病。另外，经期延长也可能是由子宫内膜炎、子宫内膜息肉、子宫黏膜下肌瘤或子宫颈息肉等病引起的。

防治此病的单方妙方有以下数种。

★干鸡冠花饮

干鸡冠花5～10克，白糖25克，绿茶1克。将鸡冠花加水400毫升煎沸，趁沸加入绿茶、白糖。每日 1 剂，分 3 次服用。凉血，止血。适用于月经过多。

★木耳红枣茶

黑木耳 30 克，红枣 20 枚，黑木耳红枣共煮汤服之。每日 1 次，连服。功能补中益气，养血止血。主治气虚型月经出血过多。

★浓茶红糖饮

茶叶、红糖各适量。煮浓茶一碗，去渣，放红糖溶化后饮。每日 1 次。清热、调经。主治月经先期量多。

★山楂红糖饮

生山楂肉 50 克，红糖 40 克。山楂水煎去渣，冲入红糖，热饮。非妊娠者多服几次，经血亦可自下。功能活血调经，主治妇女有经期错乱。

★莲花甘草饮

莲花(取含苞待放的莲花蕾)20 克，甘草 5 克，绿茶 3 克。将莲花、甘草水煎取汁泡茶饮。分 3 次服用饮，每日 1 剂。活血凉血，益气调经。适用于月经过多。

★茴香酒

小茴香、青皮各 15 克，黄酒 250 克，将小茴香、青皮洗净，入酒内浸泡 3 天，即可饮用。每次 15 ~ 30 克，每日 2 次，如不耐酒者，可以醋代之。功能疏肝理气。主治经期先期先后不定、经色正常、无块行而不畅、乳房及小腹胀痛等症。

★山楂红花酒

山楂 30 克，红花 15 克，白酒 250 克，将上药入酒中浸泡 1 周。每次 45 ~ 30 克，每日 2 次，视酒量大小，不醉为度。功能活血化瘀。主治经来量少、紫黑有块、腹痛、血块排出后痛减。注意忌食生冷勿受寒凉。

★乌鸡补血汤

乌鸡 1 只，当归、熟地黄、白芍、知母各 10 克。乌鸡宰杀干净，将各味药纳入鸡腹内，然后用线缝好，入锅加水煮熟，去药即成。食肉饮汤，随意服食。补益肝肾，益阴清热。适用于气血不足引起的月经不调。

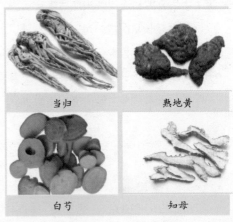

当归　　熟地黄

白芍　　知母

★四物益母丸

熟地 20 克，白芍药 5 克，川芎 5 克，益母草膏 40 克。上药制成丸剂。每服 6 克，日服 2 次。膏剂，每服 15 克，日服 2 次。补血调经，祛瘀生新。适用于月经不调。

★失笑散加味

生蒲黄（包煎）、牛角鳃、五灵脂、茜草各 12 克，益母草、仙鹤草各 30 克，制大黄炭、焦山楂各 10 克，制香附 9 克，炙甘草 3 克。水煎取药汁。口服，每日 1 剂。活血化瘀，调经止血。适用于血瘀之月经过多。

★青蒿牡丹皮饮

青蒿、牡丹皮各 6 克，茶叶 3 克，冰糖 15 克。将前 2 味洗净，加茶叶，置茶杯中，用鲜开水浸泡 15 ~ 20 分钟，加入冰糖令溶即得。不拘量，代茶饮用。清热凉血止血。适用于月经过多。

痛经

痛经系由情志所伤，六淫为害，导致冲任受阻；或因素体不足，胞宫失于濡养，导致经期或经行前后呈周期性小腹疼痛的月经病，又称"经行腹痛"。本病应注意个人卫生保健，是预防痛经的有效措施。女性要学习掌握月经卫生知识，生活起居要有一定规律，在经期不要吃生冷酸辣的饮食，积极做好经期卫生保健，锻炼身体提高健康水平，同时积极进行妇科病的诊治。总之，预防痛经，要从月经初潮之前开始积极进行，直至绝经之后方可避免痛经的发生。

防治此病的单方妙方有以下数种。

★山楂酒

鲜山楂 500 克 (干品减半)，优质白酒 350 毫升。山楂去核，切碎，浸入白酒，密封 15 天即成。每于月经来饮服药酒，一次 10 ~ 20 毫升，每天 2 次，连服 7 日。理气活血，行瘀止痛。适用于气滞血瘀引起的痛经。

★青核桃仁精

青核桃仁 3000 克，红糖 1000 克，黄酒 4000 毫升。青核桃仁捣碎，与黄酒、红糖同放置锅中，用文火炖煮至粥状，起泡时离火出锅，晒干，捣碎后装瓶。每次取药 20 克，用温开水冲服，1 日 3 次。散寒，活血，止痛。适用于寒凝血瘀引起的痛经。

★花椒红枣汤

生姜、红糖各30克，花椒9克，大枣12枚。生姜切片，红枣去核，二味与花椒同置锅中，加清水适量，煮至枣熟烂，入红糖调味，去渣取汁即成。月经来潮前5天温服，1日2次。温经散寒，活血化瘀，通络止痛。适用于寒阻气滞引起的痛经。

★生姜红枣汤

生姜10克，大枣10枚，红糖50克。生姜切丝，大枣去核，二味与红糖同置锅中，加清水适量，煮至枣熟烂即成。1日1次，于经前3～5天服食。益气，养血，止痛。适用于气血不足，络脉失养引起的痛经。

★丹参酒

丹参100克，党参60克，优质白酒500毫升，红糖适量。前二味纳入纱布袋中，浸入白酒中，密封7天，滤取上清液即成。每次饮服20毫升，用红糖温水送服，1日2次。经前3～5天服用。益气通阳，活血止痛。适用于阳虚有寒，血凝不畅引起的痛经。

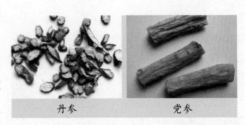

丹参　　　　　　党参

★加味乌药汤加味

乌药、失笑散（包煎）、郁金、枳壳、木香各10克，艾叶、砂仁（后下）各3克，延胡索12克，制香附15克。水煎取药汁。口服，每日1剂。气滞疏肝理气，调经止痛。适用于气滞之痛经。

★吴茱萸汤

当归、丹皮、肉桂、麦冬、吴茱萸、制半夏各6克，细辛、茯苓、木香、藁本、炙甘草、防风、干姜各3克。水煎取药汁。每日1剂，分2次服用。祛风散寒，温经止痛。适用于寒湿凝滞型痛经。

★桃红酱灵汤

桃仁、丹皮各9克，当归、川楝子各12克，川芎6克，赤芍、五灵脂各10克，败酱草30克，红藤15克。水煎取药汁。口服，每日1剂。清热除湿，化瘀止痛。适用于痛经。

★少腹逐瘀汤加减

小茴香、没药、干姜、血竭各6克，肉桂3克，当归、川芎、赤芍、制香附、五灵脂各10克，延胡索15克，生蒲黄（包煎）、焦山楂各12克。水煎取药汁。口服，每日1剂。活血化瘀，通经止痛。适用于痛经。

闭经

闭经是一种常见的妇科病，分为原发性闭经和继发性闭经两种。原发性闭经是指年满 18 岁以上，月经仍未来潮的症状。这种闭经以性腺发育不良多见，常与染色体异常有关。继发性闭经是指月经周期建立之后，因怀孕、哺乳等原因，又未到绝经期，月经突然停止而超过 3 个月以上仍未来潮的症状。继发性闭经多与精神、内分泌异常有关。

中医认为，闭经分为虚实两类。虚证多与先天精气不足有关，加上后天有失补养所致。实证指气滞血瘀，经脉不畅，多受外邪或饮食失节所致。

防治此病的单方妙方有以下数种。

★榕树叶酒

榕树叶 90 克，白酒 500 毫升。榕树叶焙干，研末，浸入白酒中，密封 3 天即成。每次服食 9 毫升，1 日 1 次，连服 3 ~ 5 日。活血，散瘀，解毒。适用于闭经。

★算盘子根蒸酒

算盘子根 30 克，烧酒适量。用算子根蒸烧酒。顿服，1 日 1 剂，连服 3 ~ 5 剂。活血，清热，调经。适用于闭经。

★四叶莲药酒

四叶莲 (对叶四块瓦)9 克，白酒 120 毫升。用四叶莲蒸酒。每次服食 15 ~ 30 毫升。散寒，活血，通经。适用于闭经、痛经等症。

★双红茶

红糖、红枣各 60 克，老姜 15 克，马兰头根 1 把。上味水煎取汁。代茶饮用，饮至经来为止。活血化瘀。适用于闭经。

★益母草乌豆糖水

益母草 30 克，乌豆 60 克，米酒 20 毫升，红糖适量。前二味加清水 3 碗，煎至 1 碗，调入红糖、米酒，即成。顿服，1 日 1 剂，连服 7 天为一疗程。活血，祛瘀，调经。适用于闭经。

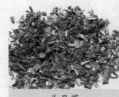
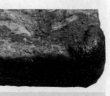

益母草　　　　　红糖

★红糖姜枣汤

红糖、红枣各 100 克，生姜 25 克。水煎取药汁。代茶饮。补血活血，散寒调经。适用于闭经。

★益母草乌豆水方

益母草 30 克，乌豆 60 克，2 汤匙黄酒，红糖适量。将益母草、乌豆同放锅内，加水 3 碗，煎至 1 碗，放红糖、黄酒冲饮。每日 1 次，连服 7 日。活血，祛瘀，调经。适用于闭经。

★蚯蚓粉

蚯蚓 4 条，黄酒适量。蚯蚓焙黄，研末备用。以黄酒送服，每日 1 剂，连服 5 日。通络。适用于多月不来月经、经闭。

★香附桃仁散

香附 2 克，桃仁 1 克，水蛭 1 条。将香附、桃仁研为细末，然后与水蛭捣成膏状，备用。将药膏敷于脐部，外贴伤湿止痛膏，每隔 2 ~ 3 日换药 1 次。活血祛瘀。闭经。

★桑椹鸡血藤汤

桑椹 25 克，鸡血藤 20 克，红花 5 克，黄酒适量。上药加水煎煮，取汁。每日 1 剂，分 2 次温服。补血行血，通滞化瘀。适用于闭经。

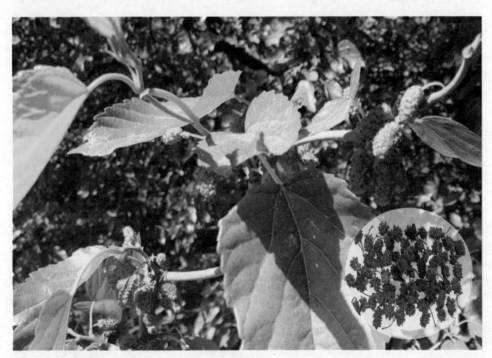

桑椹

阴道炎

女性阴道炎主要分为四种类型，即细菌性阴道炎、滴虫性阴道炎、念珠菌性阴道炎和老年性阴道炎。

细菌性阴道炎是指由一般的病原菌（例如葡萄球菌、链球菌、大肠杆菌、变形杆菌等）引起的阴道炎。多发生于身体衰弱及卫生条件较差的妇女。患者要注意饮食营养；宜多食新鲜蔬菜和水果，以保持大便通畅；宜多饮水；防止合并尿道感染。忌食辛辣刺激之品，如辣椒、葱、大蒜、芥末等。

滴虫性阴道炎是滴虫生长在阴道里引起的炎症，是一种性传播性疾病，是常见的阴道炎之一。传播方式除性交外，还可通过被污染的浴池、浴巾、游泳池、衣服、污染的器械、坐式马桶边等间接传播。

念珠菌阴道炎是由白色念珠菌感染所致的阴道炎。为常见妇女病，是一种传染性疾病。一般认为主要从肛门传染而来，与手足癣无关。患者要勤换内衣裤、注意经期卫生、忌食辛辣、肥甘之品，忌饮酒；瘙痒时避免搔抓，以免抓破后感染而加重病情。

老年性阴道炎不但常见于老年妇女，还见于卵巢功能衰退，手术切除卵巢或盆腔放射治疗后的中、青年妇女。患者要注意保持阴部清洁，勤换内衣裤，避免穿化纤内衣裤。保持乐观情绪，避免紧张、焦虑等不良情绪刺激。饮食搭配合理，多吃富含蛋白质食物及新鲜蔬菜，忌食辛辣等刺激性食物，忌烟、酒。

阴道炎类型不同，治疗方法也不同。常用的防治单方妙方有以下数种。

★ 肉苁蓉饮

肉苁蓉 20 克。水煎取药汁。代茶饮，每日早、晚各服 1 次。温阳补肾。适用于细菌性阴道炎。

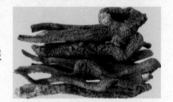

肉苁蓉

★ 鸡冠花藕汁速溶饮

鲜鸡冠花、鲜藕汁、白糖粉各 500 克。将鸡冠花洗净，加水适量，煎煮，每 20 分钟取煎液 1 次，加水再煎，共煎 3 次。合并煎液，再继续以小火煎煮浓缩，将要干锅时加入鲜藕汁，再加热至稠黏时，停火，待温，拌入干燥的白糖粉把煎液吸净，混匀，晒干，压碎，装瓶备用。每次取 10 克，以沸水冲化。顿服，每日 3 次。清热解毒，止带。适用于滴虫性阴道炎。

★知柏地黄汤

知母、黄柏、生地黄、淮山药、茱萸肉、丹皮、泽泻各10克，茯苓12克。水煎取药汁。口服，每日1剂。滋阴清热。适用于肝肾阴虚型细菌性阴道炎。

★鸡冠白果金樱饮

鸡冠花30克，金樱子15克，白果10个。把上3味洗净，一起放入锅中，加水适量，大火煮沸，改小火煲30分钟。代茶频饮。健脾固肾。适用于脾肾两虚型老年性阴道炎，症见腰酸耳鸣，带下量多清稀，食欲欠佳，疲倦乏力。

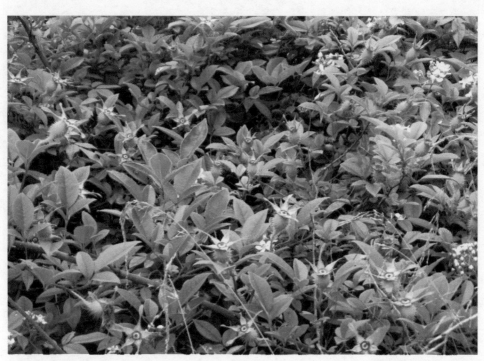

金樱子

★双蛸饮

桑螵蛸8克，海螵蛸、沙苑子、鹿角霜、金樱子各15克，白术10克。水煎取药汁。代茶饮，每日1剂。温肾健脾，固精止带。适用于细菌性阴道炎，证属肾虚；症见带下增多，清稀透明，伴腰酸膝软，头晕耳鸣，大便溏薄等。

★丹栀逍遥散加减

牡丹皮、炒栀子、当归、白芍、白术、茯苓各10克，薏仁30克，车前子12克，柴胡18克，茵陈15克。水煎取药汁。口服，每日1剂。疏肝清热，健脾利湿。适用于肝郁脾虚型细菌性阴道炎。

子宫颈炎

子宫颈就是宫颈炎，指女性的子宫颈的炎症病变，为现代妇科常见病。

临床上，子宫颈炎有急性和慢性之分。急性子宫颈炎大都发生于产褥感染、感染性流产、急性盆腔炎、宫颈裂伤等疾病，表现为宫颈局部充血、水肿、上皮脱落、坏死，甚至形成溃疡，带下量多、呈脓样。慢性子宫颈炎的主要症状是白带增多，白带呈乳白色黏液或淡黄色脓性，有的见血，如果治疗不力的话，炎症可扩散至盆腔结缔组织，引起腰、骶部疼痛，下坠感及痛经等。现代常听见的"宫颈糜烂""宫颈肥大"等症皆属于慢性子宫颈炎的范畴。

子宫颈炎的危害很大，治疗不及时的话，可引起多种并发症，甚至导致不孕症、流产、宫颈癌。急、慢性宫颈炎在中医属于"带下病"范畴，治疗时会根据带下的色、质、气味、症状等辨证施治。

防治此病的单方妙方有以下数种。

★刺苋根糖饮

刺苋根 30～60 克，冰糖适量。将刺苋根洗净切碎，放砂锅内煎取汁液，去渣，调入冰糖。1 日饮用 1 次。清热解毒，利湿止带。适用于湿热型慢性子宫颈炎。

★金银花蛇舌草饮

金银花 10 克，蛇舌草 30 克。把上 2 味洗净后一起放入药煲中，加水 300 毫升，水煎取汁。代茶饮，1 日 1 剂。清热解毒利湿。适用于湿毒型急性子宫颈炎。

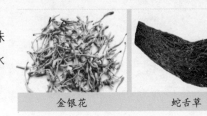

金银花　　　　　蛇舌草

★马齿苋车前草饮

马齿苋、车前草各 30 克。将 2 药洗净，一起放入药煲中，加水 300 毫升浸泡 10 分钟，煎汤。代茶饮，可连服。清利湿热。适用于湿热型急性子宫颈炎。

★止带方

猪苓、车前子（包煎）、茯苓、茵陈各 10 克，赤芍、丹皮、黄柏、知母各 9 克，蒲公英 15 克。水煎取药汁。口服，1 日 1 剂。清热利湿止带。适用于湿热型慢性子宫颈炎。

★佛手玫瑰花饮

佛手、玫瑰花各10克，败酱草40克。将上3味洗净后一起放入药煲中，加水300毫升，水煎取汁。代茶饮，1日2次。行气活血。适用于气滞血瘀型急性子宫颈炎，症见白带多，或白或黄或夹血，腰骶部坠痛，下腹坠胀。

★冬瓜子饮

冬瓜子、冰糖各30克。将冬瓜子洗净碾烂，冲入开水300毫升，加入冰糖，用小火隔水炖熟。1日1剂，7日为1个疗程。清利湿热。适用于湿热型急性子宫颈炎。

★椿根白皮汤

鲜椿根白皮、白糖（或蜂蜜）各30克。椿根白皮切碎，加清水300毫升，煎取汁液150毫升，入白糖（或蜂蜜）微煮即成。每次服食30毫升，1日2～3次。清热燥湿，涩肠止泻。适用于子宫颈炎引起的赤白带下、尿路感染等症。

子宫脱垂

子宫脱垂是指子宫从正常位置沿阴道下降，子宫颈外口达坐骨棘水平以下，甚至整个子宫全部脱出于阴道口之外。其发病原因较为复杂，目前多认为由于分娩损伤、盆腔脏器筋膜及支持组织薄弱、腹腔压力增加及体势用力等影响所致，且往往是综合因素的结果。主要表现为腰酸、阴道下坠。较重者有块状物从阴道脱出，咳嗽、走路时加重，卧床休息时可回缩变小。严重者需用手回纳，站立即又脱出，可伴发糜烂、溃疡、感染，阴道分泌物增多，月经失调等。

祖国医学认为本病多因房劳多产，气虚下陷及肾虚不固所致，应重视早期治疗调养，否则会引起阴部糜烂、感染、尿失禁等严重后果。

防治此病的单方妙方有以下数种。

★鸡冠花藕汁速溶饮

鲜鸡冠花500克，加水适量，煎煮，每20分钟取煎液一次，加水再煎，共煎3次，合并煎液，再继续以小火煎煮浓缩，将要干锅时，加入鲜藕汁500毫升，加热至黏稠时，停火，待温，拌入干燥的白糖粉500克把煎液吸净，混匀，晒干，压碎，装入瓶内备用。每次10克冲化顿服。适用于湿热下注的子宫脱垂患者。

★老竹根茶

老竹根 1 只。水煎取汁。代茶饮用。适用于子宫脱垂。

★月季花药酒

月季花 30 克，红酒 90 克。用月季花炖红酒。饮药酒，1 日 1 剂，连服 5 ~ 7 日。消肿解毒，活血温经。适用于产后子宫脱垂。

★二麻鸡汤

升麻 10 克，黑芝麻 100 克，小雄鸡 1 只，调料少许。黑芝麻捣烂，升麻装入纱布袋中，小鸡宰杀干净后，与前二味以文火炖至熟烂，入少许调味品即成。吃肉饮汤，隔日 1 次。升举子宫。适用于中气下陷引起的子宫脱垂。

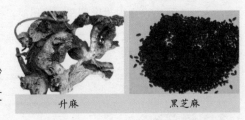

升麻　　　　　　黑芝麻

★提宫散

制川乌、制草乌各 30 克，白及 60 克。上药研成细末，过筛，混和均匀备用。取药末 1.2 克，装入绢制的拇指大小的袋内，袋口用线头扎好，并留一段五寸长的线头，然后放入阴道后穹窿处。每日 1 袋，6 ~ 8 小时取出药袋。升提固脱。适用于子宫脱垂。

★椿根皮汤

荆芥穗、藿香叶各 15 克，椿根皮 60 克。水煎取药汁。用药汁洗患处，每日数次。散寒除湿，温经止痛。适用于子宫脱垂。

★马齿苋公英黄柏洗剂

马齿苋 30 克，公英 15 克，黄柏 10 克。水煎取药汁。以药汁熏洗患处。清利湿热，解毒。适用于合并感染的子宫脱垂。

★龚氏升陷汤

柴胡、升麻、知母各 15 克，黄芪 60 克，桔梗 20 克。水煎取药汁。每日 1 剂，分次服用。升阳举陷，养阴清热。适用于子宫脱垂。

★收宫散

白胡椒、附片、元桂、白芍、党参各 20 克，红糖 60 克。前五味药材共研细末，加红糖 60 克，合匀后分成 30 包，备用。每日 1 包，分早、晚 2 次，空腹用温开水送服。服前先饮一小杯黄酒，以助药性。服药期间忌食生冷。升提固脱，温补脾肾，除下焦寒湿。适用于子宫脱垂。

乳腺增生

乳腺增生中医称乳癖，单侧或双侧乳房出现肿块，月经来潮时肿胀加重，经行之后减轻。患者可自我检查乳房，如发现乳房有界限不清的粗条索状肿块，质韧、稍硬，有压痛，与皮肤及深部组织之间无粘连，可推动，即为乳腺增生。乳腺增生与人情志有关，当人过度郁怒、忧思时，常致气血痰湿郁乳络，最终结聚成核。治疗本病，应以舒肝解郁、活血化瘀、消痰散结为主。防治此病的单方妙方有以下数种。

★枸橘李粉方

将枸橘李100克晒干或烘干，研成细粉，装瓶备用。每日两次，每次取枸橘李干粉5克，用适量黄酒加温开水送服。

★天麻散

天麻适量。天麻研成细末，装瓶备用。将天麻粉填入肚脐内，外用医用纱布和医用胶布固定。每天晚上贴，早晨取下。平肝息风，消肿散结。适用于乳腺增生。

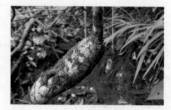

天麻

★橘饼饮

将金橘饼50克洗净，沥水后切碎，放入砂锅，加适量水，用中火煎煮15分钟即成。早、晚分服煎汁同时，嚼食金橘饼。

★金橘叶茶

将金橘叶(干品)30克洗净，晾干后切碎，放入砂锅，煎煮15分钟，取汁放入容器中即成。可代茶饮，早、晚分服。

★玫瑰蚕豆花茶

将玫瑰花6克，蚕豆花10克分别洗净，沥干，一同放入茶杯中，加开水冲泡。可代茶饮，或当饮料，早、晚分服。

★肉苁蓉归芍蜜饮

将肉苁蓉15克，当归10克，赤芍10克，柴胡5克，金橘叶10克，半夏10克，一同放入砂锅，加适量水煎煮30分钟，取汁放入容器，待其温热时，加入蜂蜜30毫升，拌和均匀即成。分两次服用。

★香附路路通蜜饮

将香附 20 克，路路通 30 克，郁金 10 克，金橘叶 15 克洗净，入锅，加适量水，煎煮 30 分钟，去渣取汁，待药汁转温后调入蜂蜜 30 毫升，搅匀即成。分两次服用。

★芒硝膏

芒硝 60 克，生南星、蜂房各 20 克，乳香、没药各 15 克，凡士林适量。上药共研细末，以凡士林调为糊状，即成。取药适量，外敷于乳腺增生处，敷料包扎，胶布固定。每日 1 次。活血通络，消肿散结。适用于乳腺增生。

急性乳腺炎

乳腺炎指乳腺的急性化脓性感染。本病多发于哺乳妇女，尤其是初产妇，哺乳期的任何时间均可发生。发病前，大多数都先有乳头皲裂现象。为婴儿哺乳时，乳头刺痛，部分乳管阻塞不能，出现乳汁郁积现象。继而乳房的某一部分出现胀痛和硬结，同时伴有全身不适，胃纳减少，大便秘结，有时头痛和发热，甚至畏寒或寒战。这时治疗措施得力，症状就此好转。否则，症情就会恶化下去，乳房肿胀乃至化脓，疼痛加剧，并有全身寒战高热，倦怠不适等表现。

中医学把急性乳腺炎称为乳痈，以清热解毒、消肿散结、疏肝理气、活血化瘀等为治疗原则。

本病的防治单方妙方有以下几种。

★马兰汁方

鲜马兰 120 克，白糖适量。将鲜马兰捣烂取汁，加白糖调匀；马兰药渣备用。每日 1 剂，药汁分 3 次服用。药渣局部外敷。清热凉血，利湿解毒。适用于急性乳腺炎。

★公英苦楝汤

蒲公英 12 克，大贝母、炒归尾、苦楝子各 9 克，炙没药、制香附、炙山甲片、炒延胡、桃仁泥、赤芍、炙乳香、酒炒怀牛膝各 6 克，橘络、柴胡、广木香各 2 克，橘皮 4.5 克。上药加水 2 碗，煎汤。每日 1 剂，分 2 次服用。清热解毒。适用于急性乳腺炎。

★当归清营汤

当归、生地黄、山栀、赤茯苓、白芍各 9 克，柴胡、川芎、甘草各 3 克，贝母 4.5 克，丹皮、天花粉、连翘各6克。水煎取药汁。每日1剂，分次服用。疏肝养血，滋阴润燥。适用于乳腺炎。

★公英柴胡汤

蒲公英30克，甘草6克，全瓜蒌、青皮、赤芍、枳实各12克，柴胡、丹参各15克。水煎取药汁。每日1剂，分2次温服。活血凉血，化痰理气。适用于急性乳腺炎。

★消化汤

金银花60克，当归30克，紫背天葵15克，天花粉、生甘草各9克，通草3克。水煎取药汁。每日1剂，分次服用。清热解毒，活血消痈。适用于乳腺炎。

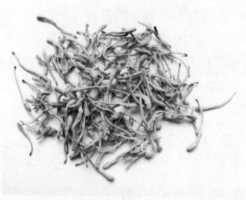

金银花

★麝香雄黄丸

麝香2克，乳香、没药各12.5克，冰片25克，雄黄87.5克，枯矾72.5克。上药共研为细末，炼蜜为丸，丸重7.5克。每次服食1丸，每日2～4次。清热解毒，消肿止痛。适用于急性乳腺炎。

第六章　男科疾病妙方

阳痿

阳痿，是性功能障碍之一，指性生活时阴茎无法勃起，或勃起不坚，无法完成正常的性交活动。男性勃起是一个复杂的活动，涉及大脑、激素、肌肉、神经、情感等多感因素，所以阳痿致病原因分为多种。不过，它造成的伤害是一样的，会影响男性生育，给患者造成心理负担，给夫妻感情带来伤害，等等。

狗肉、羊肉、麻雀、核桃、牛鞭、羊肾等，含锌食物如牡蛎、牛肉、鸡肝、蛋、花生米、猪肉、鸡肉等，含精氨酸食物如山药、银杏、冻豆腐、鳝鱼、海参、墨鱼、章鱼等，都有助于提高性功能。防治此病的单方妙方有以下数种。

★淫羊藿汤

鲜淫羊藿200克。将鲜淫羊藿剪碎，烧干，加水煎取药汁。口服，1日3次。壮阳。适用于阳痿。

★韭菜子鸡内金粉

韭菜子60克，鸡内金30克。上药共研为极细末，装瓶备用。每次服用2克，1日2次。壮阳。适用于阳痿。

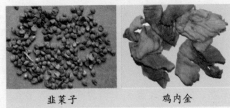

韭菜子　　　　　　鸡内金

★细辛茶

细辛3克。上味放入茶杯中，以沸水冲泡，加盖闷15分钟即成。代茶频饮，一般可冲泡3～5次。散寒补肾。适用于寒滞肝脉引起的阳痿。

★菟丝枸杞酒

菟丝子、枸杞各50克，优质白酒1000毫升。菟丝子研碎，与枸杞共浸于白酒中，加盖密封，置阴凉处，不拘时摇荡，10日后即成。每次饮服25毫升，1日2次。温补肾阳。适用于肾阳虚引起的阳痿、小便频数、头晕等症。

★蛤蚧定喘酒

蛤蚧2对，优质白酒2500毫升。蛤蚧去头、足、鳞，切成小块，浸入白酒中，密封后置阴凉处,经常摇荡,30日即成。每次饮服15~20毫升,1日2次。补肺益肾,纳气定喘。适用于久病体虚引起的阳痿、慢性虚劳喘咳等症。

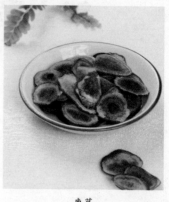

鹿茸

★手掌参酒

手掌参、党参各15克,黄精30克,优质白酒500毫升。上药切细,纳入白酒,密封30日即成。每次适量取服药酒。安神壮阳。适用于阳痿、失眠、神经衰弱等症。

★兴阳酒

鹿茸25克,山药100克,优质白酒1500毫升。前二味共浸入白酒中,密封浸泡15日即成。每次饮服25毫升,1日2次。补肾壮阳。适用于阳痿、遗精、早泄、性欲减退以及贫血等症。

★肝胆丸

雄鸡肝4个,鲫鱼胆4个,菟丝子粉(中药)30克,麻雀蛋清(蛋黄不用)。将上药拌匀,做成黄豆大药丸烘干或晒干。每日3次,每次1粒,温开水送服。补肾助阳。适用于阳痿。

★补肾壮阳丸

人参、枸杞子、肉苁蓉、仙灵脾各30克。上药共研为极细末,炼蜜为丸,丸重2克。每日2丸,分2次服用。补肾壮阳。适用于阳痿。

★启痿灵

淫阳藿、肉桂、当归、仙茅各等份。上药共研为极细末,备用。先用水清洗阴部,擦干水,然后取1克药末均匀地搽阴茎、龟头。为了大范围均匀用药,搽药时须拉直阴茎。每日1次,10日为1个疗程。疏肝补肾。适用于肾气不足或肝气郁滞所致的阳痿。

★鹿茸散

鹿茸(去毛,涂酥,炙令微黄)60克,羊踯躅(酒拌,炒令干)、韭菜子(微炒)、附子(炮裂,去皮、脐)、桂心、泽泻各30克。上药捣研为极细末,装瓶备用。空腹服用,每次用粥汤送服6克。温补肾阳。适用于阳痿。

★增精汤

蛇床子12克,淫羊藿、桑螵蛸各15克,九香虫6克,露蜂房10克,五味子20克。水煎取药汁。每隔2~3日服用1剂。服药后如果反感无力及头昏,立即停药。温肾壮阳。适用于阳痿。

早泄

早泄，是男子常见的一种性功能障碍性疾病。中医认为此症是由于性欲过度，或因犯手淫，致损伤精气，命门大衰；或思虑忧郁，损伤心脾；或恐惧过度，损伤肾气所致。防治此病的单方妙方有以下数种。

★ 狗肾饮

狗肾 1 对，切碎，焙熟后，碾成细末，每晚 3 克，黄酒送服。每日 2 次。适用于早泄。

★ 五倍子煎洗方

五倍子 20 克。将五倍子文火煎半小时，再加适量温开水，趁热熏洗阴部数分钟，待药温后浸泡龟头。每晚 1 次，15～20 天为一疗程。适用于早泄。

★ 和乐丹

淫羊藿、五味子、菟丝子、山萸肉、桑椹子、何首乌各等份。共为细末，水泛为丸。日服 3 次，每次 6 克，3～6 克白酒为引，3 周为一疗程，重者 2～3 个疗程。服药开始期间忌房事半个月。适用于早泄。

★ 辛香酊

丁香、细辛各 20 克。将上药 2 味浸泡入 95% 乙醇 100 毫升中，半个月过滤取汁。房事前涂擦龟头，每次 1～3 分钟，即可同房。适用于早泄。

★ 五倍子细辛洗方

五倍子 30 克，细辛 15 克，水煎取液。趁热熏洗浸泡龟头 15 分钟。每日 1 次。坚持连用。适用于肾虚不摄早泄。

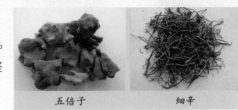

五倍子　　　　　　细辛

★ 蜂房白芷贴

露蜂房、白芷各 10 克，醋适量。前 2 味烘干研末。醋调敷于肚脐。日用 1 次。连用 3～5 次。适用于早泄。

★ 茱萸倍子贴

吴茱萸、五倍子各等份，研末醋调为糊。临睡前敷于肚脐，连用 7～14 天。可治早泄。要节制性欲戒烟酒。适用于早泄。

★ 固精止遗液

细辛、公丁香、海马各50克，蛇床子、淫羊藿各30克，浸泡于75度白酒500毫升中。30天过滤装瓶。每次房事前，用此药酒涂擦龟头或向上喷酒1~2次。待2~3分钟后再同房。可补肾壮阳，固精止遗。1次见效。5次可治愈早泄。

★ 清肾汤

焦黄柏10克，生地10克，天门冬10克，茯苓10克，煅牡蛎20克，炒山药15克。水煎服，每日1剂，日服2次。清热泻火，滋肾养阴。适用于虚火迫精所致的早泄。

★ 加减金锁固精汤

豆蔻6克，五倍子6克，金樱子9克，海金沙9克，龙骨9克，牡蛎9克，焦白术12克，罂粟壳12克，竹叶3克。水煎服，每日1剂，日服2次。固肾涩精，健脾助胃。适用于肾气不固所致的早泄。

★ 安神汤

人参3克，石莲肉12克，莲须3克，麦冬6克，远志6克，芡实6克，甘草3克。水煎服，每日1剂，日服2次。养心安神。适用于心肾不交所致的早泄。

遗精

遗精指不正常的精液外流。梦交而遗者为梦遗；无梦而遗者为滑精。中医认为此症多因于虚火；责之心、肝、肾。心肝之火内动，阴虚相火妄动及湿热下迫等都可扰动精室，精液外流；肾虚精关不固，亦可使精液失摄而自遗。防治此病的单方妙方有以下数种。

★ 虫草冰糖

冬虫夏草加适量冰糖隔水炖，或与桂圆、核桃仁、红枣蒸熟服用，为"秘精益气、专补命门"佳品。虫草有补肾益精气之功。

★ 白果糖水

白果仁60克，炒后加糖入水煎，吃白果，喝汤，每日1次。

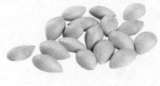

白果仁

★ 白果鸡蛋

生白果仁（即银杏仁）2 枚，鸡蛋 1 个。将生白果仁研碎，把鸡蛋打一小孔，将碎白果仁塞入，用纸糊封，然后上笼蒸熟。每日早晚各吃 1 个鸡蛋，连续食用至愈。滋阴补肾。适用于遗精、遗尿。

★ 补骨脂桃仁泥

核桃仁 9 克，补骨脂 6 克，共捣成泥状，用盐水送服，每日 1 次。此方亦有补肾固精作用。

★ 韭补末

韭菜子 30 克，补骨脂 30 克。捣碎共研为末。白水送服，每服 9 克，日 3 次。温肾壮阳，固精止遗。适用于命门火衰、精关不固引起的遗精滑泄、神衰无力。

★ 韭菜子末

韭菜子 100 克，白酒 75 克。韭菜子焙干研末，以白酒冲服。分 3 次服，补肾壮阳，收敛固精。适用于梦遗、见色流精或精液随小便流出。

★ 核桃烧酒

核桃仁 60 克，白酒、红糖各适量。先将核桃仁切细，与红糖同放碗内调匀，然后将烫热的白酒倒入盛有核桃仁的碗中。趁热一次用完。补肾益精。适用于腰痛、遗精。

★ 荷叶末

荷叶 50 克（鲜品加倍）。研末。每服 5 克，每日早晚各 1 次，热米汤送服。轻者 1 或 2 剂，重者 3 剂可愈。清热止血，升发清阳。适用于梦遗滑精。

★ 锁阳鸡

锁阳、金樱子、党参、怀山药各 20 克，五味子 15 克，小公鸡 1 只。将鸡开膛去内脏杂物，洗净，连同上述药物一并放入大炖盅内，注入开水八成满，盖上盅盖，放入滚水锅中，隔水炖 4 小时即成。固肾止遗，滋阴壮阳。适用于肾虚阳痿、遗精、早泄等。

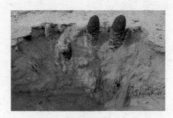

锁阳

★ 肾鞭汤

羊肾 2 个，羊鞭（公羊的生殖器）2 条，肉苁蓉 12 克，枸杞 10 克，巴戟天 12 克，山药 15 克，熟地 10 克。羊肾剖开取去网膜及导管后切条，羊鞭里外洗净，肉苁蓉等五味用纱布包好，锅内放水同炖，开锅后改文火。吃肉饮汤，日服 1 次，连续食完。补肾壮阳。适用于阳痿不举或举而不久、不坚，对见色流精有较好的疗效。

★鸡内金粉

鸡内金(鸡肫皮)。干鸡内金刷净后,置瓦上,用文火焙30分钟,俟成焦黄色,研成粉末,筛后备用。用时取鸡内金粉3克,用热黄酒半杯,搅匀。每日早晚开水送服,3日为一疗程。如不见效,可再服一疗程。适用于结核病之遗精。

精囊炎

精囊炎是青壮年时期男性比较多见的疾病。是由大肠杆菌、克雷白氏产气杆菌、变形杆菌及假单胞菌等引起。当精囊邻近器官:如前列腺、后尿道、结肠等有感染或任何情况下导致前列腺、精囊充血时,为非作歹的细菌就会乘机捣乱,侵及精囊,诱发精囊炎。精囊炎,尤其慢性精囊炎合并慢性前列腺炎,易致病程迁延,治病应持之以恒,切不可丧失战胜疾病的信心,放任病情发展,延误治疗,造成继发性不育等并发症,以致遗恨终生。防治此病的单方妙方有以下数种。

★贯众牛膝饮

贯众90克,川牛膝10克,云南白药适量。水煎取药汁。口服,1日1剂,空腹送服云南白药1克。活血化瘀,消肿止痛。适用于精囊炎。

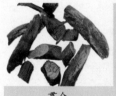
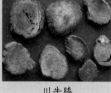

贯众　　　　　川牛膝

★金衣茶

绿豆衣20克,金银花30克,用沸水冲泡,代茶饮,1日1剂。

★香桂当归丹参汤

小茴香、当归、川芎、赤芍、蒲黄(包煎)、五灵脂、没药各10克,肉桂3克(后下),生地黄12克,丹参15克。水煎取药汁。口服,每日1剂。活血化瘀止血。适用于瘀血阻络型精囊炎。

★参芪白术大枣汤

党参、黄芪各20克,白术、当归、血余炭、侧柏炭各12克,木香、茯苓、酸枣仁、阿胶(烊化)、大枣各10枚,山药15克,陈皮、炙甘草各5克,远志6克。水煎取药汁。口服,每日1剂。益气摄血。适用于脾不统血型精囊炎。

前列腺炎

前列腺炎是成年男性的常见病之一。虽然它不是一种直接威胁生命的疾病，但严重影响患者的生活质量。前列腺炎患者占泌尿外科门诊患者的 8%～25%，约有 50% 的男性在一生中的某个时期会受到前列腺炎的影响。前列腺炎可以影响各个年龄段的成年男性，50 岁以下的成年男性患病率较高。前列腺炎发病也可能与季节、饮食、性活动、泌尿生殖道炎症、良性前列腺增生或下尿路综合征、职业、社会经济状况以及精神心理因素等有关。常见的防治单方妙方有以下几种。

★ 益智仁酒

益智仁 30 克，泡入 250 克白酒内，浸泡 20 天后服用。每服 10 毫升，每天服 2 次。适用于前列腺炎尿频。

★ 向日葵茶

每日取去掉籽的干向日葵盘 15 克，用凉水将干向日葵盘洗净放入搪瓷盆中，加适量水，煎煮 5 分钟，将煎煮好的药液放温代茶饮。饮用 5 天，就能改善前列腺炎症状。

★ 胡桃壳煎

胡桃壳 500 克，置铝锅内加水覆盖，煮沸 2 小时，加 4 个不去壳的鸡蛋，再煮 2 小时后去渣，每次服 1 个鸡蛋，1 大碗胡桃壳汤。1 天 3 次，连服 3 剂，尿胀尿痛便有好转，小便即通畅。

★ 紫苏麻油贴

紫苏适量，烘干研末，麻油调敷患处。主治淋毒性前列腺炎。

★ 参前六黄汤

党参、黄芪、生地黄、车前子各 15 克，黄连、蒲黄、黄柏、黄精各 10 克，淮牛膝 12 克。每日 1 剂，水煎服，日服 2 次。益气、解毒、利湿。适用于前列腺炎。

★ 活血清利汤

猪秧秧 100 克，半边莲 15 克，鱼腥草 30 克，红花 10 克，桃仁、泽兰、茯苓、车前子各 12 克，滑石 18 克，甘草 3 克，桂枝 6 克。每日 1 剂，水煎服，日服 3 次。清热解毒利湿、活血化瘀通阳。适用于慢性前列腺炎。

★清热利湿化瘀汤

蒲公英 30 克，金银花 20 克，连翘、滑石、茯苓、车前子各 15 克，莲须、当归、赤芍各 12 克，败酱草 15 克，丹参 20 克，穿山甲 9 克，王不留行 15 克，甘草 6 克。水煎服，每日 1 剂，日服 2 次。清热利湿、活血化瘀。适用于慢性前列腺炎。

★龙胆消炎汤

龙胆草、蒲公英、土茯苓各 15 ～ 30 克，黑山栀、败酱草各 15 克，茜草、丹皮、肿节风各 9 ～ 15 克，川黄柏、萆薢、柴胡各 9 克，夏枯草 10 克。水煎服，每日 1 剂（病重 2 剂），日服 2 ～ 4 次。清热利湿、解毒消肿。适用于慢性前列腺炎。

前列腺增生

前列腺增生是老年男性常见疾病，65 岁以上的男性，有 70% 的人患有不同程度的前列腺增生症。前列腺位于膀胱的下方，大小和形状如栗子，当它增生时，体积会膨胀，如鸡蛋般大。膨胀过程中，会对其上方的膀胱底部及尿道形成挤压，使尿道变狭、拉长和弯曲，引起尿道阻塞，临床上表现为尿频、尿急、夜间尿次增加和排尿费力等症状，并能导致泌尿系统感染、膀胱结石和血尿等并发症。目前，西医对前列腺增生的致病原因还不清楚，一般认为与内分泌失调有关。中医中所说的"癃闭"指的就是前列腺增生，其发病与三焦失常有关，治疗原则为补肾温阳，滋阴润肺，清热利水，活血化瘀。常见的防治单方妙方有以下几种。

★三七洋参散

三七、西洋参各 15 克，分别研粉混匀。每次用温开水冲服 2 克，每日 1 次（病程较长，小便点滴而出者每日 2 次），15 天为 1 个疗程。一般 2 ～ 3 个疗程即可痊愈。适用于前列腺增生。

★大黄煎方

生大黄 50 克放砂锅内，加水 500 毫升，煎煮至 200 毫升左右，倒入小盆中熏会阴部。待药液不烫时，以纱布浸湿擦洗会阴，每次 10 分钟左右。另取中极（脐下 4 寸处）、会阴两穴，外敷用生姜汁调制的大黄末 10 克，胶布固定。每天 1 次，连用 15 天为 1 疗程。

适用于前列腺增生。

★三黄桂甲汤

黄芪、生地黄各30克,党参、车前子各20克,穿山甲、王不留行、赤芍各15克,大黄(后下)10克,升麻、柴胡各6克,琥珀末(冲服)5克,肉桂(冲煽)3克。上药加水煎2次,首煎前先将药材浸泡半个小时。混合两煎所得药汁,备用。每日1剂,分上、下午服用。10剂为1个疗程。益气健脾,滋阴温阳,宣肺清热,活血化瘀。适用于前列腺增生所致的排尿困难、尿潴留。

★启癃汤

肉苁蓉30克,泽泻20克,当归、王不留行、炮山甲、牛膝、车前子各15克,黄柏、大黄(后下)、知母、枳壳、仙灵脾、石菖蒲各10克,桔梗6克,琥珀末(冲服)5克,肉桂(冲焗)3克。上药加水煎2次,首煎前先将药材浸泡半个小时。混合两煎所得药汁,备用。每日1剂,分上、下午服用。补肾温阳,清热泻火,宣肺利水,活血化瘀。适用于前列腺增生症。

★保元通闭汤

生黄芪100克,滑石、琥珀各30克。生黄芪、滑石两味加水先煎,煎2次,取两煎所得药液和匀,再将琥珀研粉兑入,即成。每日1剂,分2次空腹服下。益气扶正,祛瘀通闭。适用于前列腺增生。

★老人癃闭汤

党参24克,黄芪30克,茯苓、萆薢、王不留行各12克,莲子18克,车前子15克,吴茱萸5克,肉桂、白果、甘草各9克。水煎取药汁。每日剂,分2次服用。益气健脾,温肾补阳,涩利同用。适用于老年前列腺增生。

★补肾祛瘀汤

菟丝子、山萸肉、王不留行、覆盆子、牛膝各15克,牡蛎(先煎)30克,黄柏10克,肉桂(冲焗)3克。上药加水煎2次,每次小火煎取药汁150毫升,混合两次所得药汁共300毫升。每日1剂,分2次服用。补肾祛瘀,清热活血。适用于前列腺增生。

★通腑治癃汤

大黄30克,花粉、芒硝、连翘各12克,枳实、川栀子、甘草、川黄连各9克,莱菔子24克,绿豆45克。水煎取药汁。每日1剂,内服。通腑治癃开闭。适用于前列腺增生。

第七章 儿科疾病妙方

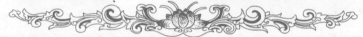

鹅口疮

鹅口疮为小儿口腔、舌上满布凝乳状白屑，因其状如鹅口而得名。又因色白似雪片而称"雪口"。本病为婴幼儿常见的口腔炎，由白色念珠菌感染所致。多见于新生儿、营养不良、腹泻、长期使用广谱抗生素或激素的患儿。

本病初起，先在口腔、舌上或两颊内侧出现白屑，渐次蔓延于牙龈、口唇、软硬腭等处。白屑周围绕有微赤色的红晕，互相粘连，状如凝固的乳块，随拭随生，不易清除。临床表现轻重不一。轻者，除口腔舌上出现白屑外，并无其他症状表现；重者，白屑可蔓延至鼻道、咽喉、食管，患儿出现烦躁不安，啼哭，拒食，甚至低烧。

中医认为本病主要由于口腔不洁，感染邪毒所致。鹅口疮有虚实之分，实证为心脾胃经积热，循经上行，熏蒸口舌，复感邪毒而发病。虚则为素体阴虚或患某些热性疾病，灼伤阴津，虚火上浮而发病。防治此病的单方妙方有以下数种。

★细辛散

细辛3克。将上药研细末置肚脐内，用胶布覆盖固定，2天后去掉。

★乌梅桔梗汤

乌梅、桔梗各15克。上药加水浓煎，用消毒棉签蘸药液轻轻拭擦患处，每天1～2次。

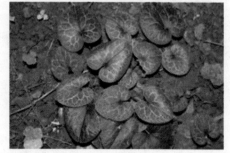

细辛

★倍冰散

五倍子20克，冰片3克。上药共研细末备用。每次用药末适量吹于患处，每天2次。

★地龙白糖浸液

活地龙10～15条，白糖50克。活地龙10～15条，白糖50克。

★鲜天晴地涂液

鲜天晴地白全草、糯米各适量。将天晴地白全草洗净切碎与糯米拌匀，加适量冷开水，捣烂取汁，用干净细布将药汁轻涂于患处，每天涂数次。

★ 蓖麻散

蓖麻子、吴茱萸各 30 克，大黄、制南星各 6 克。上药共研细末，用鸡蛋清调成糊状，每晚临睡前贴于涌泉穴处，再用胶布固定，次晨取掉。

★ 冰黛散

青黛 6 克，冰片 3 克，朱砂、硼砂、乌贼骨各 5 克。上药共研细末备用。用棉签醮..3% 碳酸氢钠溶液，把患面清洗干净，取适量药末吹撒于患处，每天 4 ~ 5 次。

★ 加减抑花散

黄柏、青黛各 30 克，炒蒲黄 20 克，冰片 5 克，硼砂 2 克。黄柏晒干或置锅内文火焙干，研为细末，与诸药混合备用。取一小白纸卷成筒状，将药末装筒内，吹入患儿口腔处，一般在乳食后 30 分钟吹药，每天 3 次。药量视疮面大小而定。

口疮

口疮是婴幼儿常见的口腔疾患。本病多为胎禀胃热，或热毒侵袭，或先天不足，体弱多病所致。它可发生于口腔黏膜的任何部位，特别好发于唇、颊内黏膜，其次是舌边缘及舌尖，溃疡呈圆形或椭圆形，直径约 0.6 ~ 1.5 毫米，溃疡面呈黄白色或灰白色，溃疡点 1 ~ 3 个，有烧灼样疼痛，遇食物刺激则痛甚。

心脾积热型 口舌溃烂，少则五六个，多则十余个，周围红赤，疼痛拒食，口臭流涎，烦躁多啼，大便干结，或发热面赤。治宜清热解毒。

虚火上浮型 口舌溃疡或糜烂，稀散色淡，不甚疼痛，口流清涎，颧红盗汗，口干不渴。治宜滋阴降火。

防治此病的单方妙方有以下数种。

★ 清热降火汤

生大黄（温开水泡 10 余分钟）5 ~ 10 克，生石膏 10 ~ 30 克，人中黄 3 ~ 6 克，人中白 3 ~ 6 克，剂量应根据年龄不同而增减。每日 1 剂，水煎，空腹凉服。清热降火，敛疮解毒。适用于小儿急性口腔黏膜溃疡伴有发热、口臭、疼痛灼热、吞食困难等症。

★ 黄白一三汤

川黄连、杭白芍，剂量之比为 1:3，均用生品。周岁以内黄连 1 克，白芍 3 克，1 ~ 3

岁者服2倍量；3～6岁者服3倍量；6岁以上者服4倍量。水煎内服，隔日1剂，1日服1次，连服3剂为1疗程。清心解毒敛阴。适用于小儿口腔黏膜溃疡反复发作，微痛灼热。

★竹叶合剂

竹叶9克，山栀9克，大青叶9克，银花9克，连翘9克，生石膏30克，川连4.5克，甘草4.5克，薄荷4.5克，水煎服。5剂为1疗程。清热解毒，泻火通便。适用于心脾积热、复感邪毒所致的口疮。

★化腐生肌定痛散

生硼砂30克，朱砂3克，飞滑石55克，琥珀6克，冰片4克，甘草20克，各研细未，再将朱砂和硼砂和匀，共研极细未后，诸药和之，共研成粉未，装瓶内备用。用时涂搽在溃疡面上，每日3次。痛甚不能进食者，饭前可加涂1次。清热解毒，化腐生肌。适用于小儿口腔黏膜溃疡、疼痛灼热，或伴发热口臭。

★沙麦玉天汤

沙参6～9克，麦冬6～9克，天花粉6～9克，扁豆6～9克，冬桑叶6克，甘草3～6克，大青叶9～12克，玉竹6～9克，人中白9～12克，水煎服。清热解毒，清肺养胃，生津润燥。适用于口腔黏膜白色溃疡。

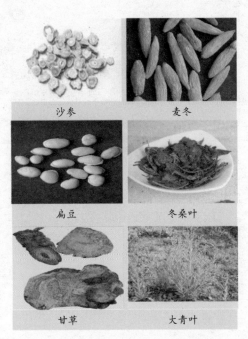

沙参　　　　　麦冬

扁豆　　　　　冬桑叶

甘草　　　　　大青叶

★三子贴

莱菔子、白芥子、地肤子各10克，食醋适量。上药用砂锅文火炒至微黄，共研为细末。将食醋煮沸，放置冷却至温热，再倒入药末，调成膏状。把药膏分次涂于2厘米见方的纱布或白布上，使膏厚2毫米，见方1厘米左右，然后分别贴于患儿两足涌泉穴，胶布固定，每日换药1次。本方适用于心脾积热型口疮。

图解妙方大全

积滞

　　积滞是指小儿乳食不节，停积中脘，食滞不化所形成的一种胃肠疾患。以不思乳食，食而不化，腹部胀满，大便不调为特征。多见于婴幼儿。一般说来预后良好。个别小儿积滞日久，迁延失治，可转成疳证。

　　伤乳型　不欲吮乳，口中有乳酸味，甚则呕出乳片，哭吵不安，大便伴不化乳食，有酸味。治以消乳导滞。

　　脾虚挟积型　面色萎黄，困倦无力，夜寐不安，不思乳食，食则饱胀，腹满喜按，呕吐酸馊乳食，大便溏薄酸臭。治以健脾益气，佐以消导。

　　脾虚挟积型　面色萎黄，困倦无力，夜寐不安，不思乳食，食则饱胀，腹满喜按，呕吐酸馊乳食，大便溏薄酸臭。治以健脾益气，佐以消导。

　　防治此病的单方妙方有以下数种。

★麦芽煎

　　麦芽 15 ~ 20 克。水煎，每日服 3 次。此方适用于伤乳型积滞。

★粳米煎

　　粳米 15 克（炒焦黄）。水一杯煎服，每日 3 次。此方适用于伤乳型积滞。

★大麦芽人乳煎

　　大麦芽 10 克，人乳 1 酒杯。将麦芽用人乳浸透拌炒焦，煎汤服。此方适用于伤乳型积滞。

★酒糟煎

　　酒糟 30 克。将酒糟烧焦，研末，稍对红糖拌匀，开水送下。此方适用于脾虚挟积型积滞。

★鸡内金饼

　　鸡内金 30 克。将鸡内金碾细末，与面粉 30 克，烙成薄饼，令儿食之。此方适用于脾虚挟积型积滞。

★山楂鸡内金煎

　　山楂 9 克，鸡内金 6 克。水煎后加白糖 6 克冲服。此方适用于脾虚挟积型积滞。

★秦皮茶

茶叶 45 克，秦皮 10 克。将上药用水浸泡一昼夜，以水一碗煎至半碗。1 岁以下，每次服 0.5 食匙；1 ~ 2 岁，每次服 1 食匙。3 ~ 4 岁，每次服 1.5 食匙。每日 3 次。此方适用于脾虚挟积型积滞。

★红曲煎

红曲 15 克。水煎服。此方适用于脾虚挟积型积滞。

★鸡内金饮

鸡内金末 30 克。瓦上焙黄，研末。温开水调服，每日 1 ~ 5 次，每次 0.5 ~ 1.0 克。此方适用于脾虚挟积型积滞。

★神曲山楂汤

神曲、山楂炭、原食物（所伤食物）炭各等分。将神曲、山楂炭与原食物炭共煎汤服之。此方适用于脾虚挟积型积滞。

★瓜皮竹叶饮

西瓜皮 20 克，丝瓜叶 20 克，竹叶心 30 克，马齿苋 20 克。将药物加水煎服，每日 3 次。此方适用于小儿食积发烧。

★枸杞双花饮

枸杞子 6 克，水仙花 4 克，金银花 30 克，柠檬 3 克。将药物加水煎服，每日 3 次。此方适用于小儿食积发烧。

★双芽粥

麦芽、谷芽各 15 克，粳米 30 克。谷、麦芽煎水去渣，与粳米煮粥，加红糖适量，调服。此方适用于脾虚挟积型积滞。

★白术鸡内金饮

白术 10 克，鸡内金 5 克，蝉蜕 3 克。共研为细末，每次服 1 ~ 1.5 克，温开水调服。此方适用于脾虚挟积型积滞。

★消滞方

将大枣去核后装入蜂屎，包好，火烧至枣胀大而枣皮稍发黑为佳。每天服 2 次，1 ~ 3 岁每次服 2 ~ 3 枚。此方治疗小儿食滞，一般服 2 天即愈。

★玄胡粉

玄明粉 3 克，胡椒粉 0.5 克。上药研细拌匀，放置肚脐中，外盖消毒油纸或纱布，用胶布固定，每天换药 1 次。此方敷脐治疗小儿积滞，一般 1 ~ 2 天见效，3 ~ 5 天可愈。

★灯心竹叶贴

灯心草 0.6 克，竹叶 12 克，伏龙肝 12 克，鸡蛋清 1 个。将药物捣烂，调拌蛋清，外敷贴脘腹部。此方适用于小儿食积发烧。

★栀子贴

生栀子 9 克。将生栀子研成细末，加面粉、鸡蛋清调成 3 个饼，分别敷贴在脐部与两足心。此方适用于脾虚挟积型积滞。

★朴硝贴

朴硝 100 克。将朴硝炒微热，用纸包后放入布袋内，敷于脐上。此方适用于脾虚挟积型积滞。

小儿肥胖病

小儿肥胖病是由体内代谢失调造成脂肪蓄积过多，而致体重超过按身高计算的标准体重 20% 的疾病 [标准体重（千克）＝身高（厘米）~ 100]。根据引起肥胖的原因，可将肥胖病分为单纯性和病理性两类，而以前者多见，是由小儿食欲过旺，营养过剩，能量消耗下降，体内脂肪代谢失调导致；而后者是由某些疾病继发的。病理性肥胖必须先治原发疾病，然后按单纯性肥胖进行调治。这里专讲单纯性肥胖病。

小儿肥胖不仅使行为笨拙，还影响正常发育，造成弓形足和平足，并可成为成人肥胖病、高血压、冠心病、糖尿病的先躯症，故应重视预防，及早调治，而不可滥用药物减肥。

本病患儿治宜健脾益气，化痰除湿。防治此病的单方妙方有以下数种。

★玉米须山楂饮

玉米须 50 克，山楂 10 克。二物打碎放入锅内，加水适量煎煮。去渣取汁，代茶饮服。

★减肥茶

生山楂 30 克，生苡仁 10 克，干荷叶 60 克，橘皮 5 克。诸药研成细末混和，放入热水瓶中，用沸水冲泡，代茶饮。每日1剂，连续服用60天。理气行水，降脂化浊。适用于单纯性肥胖，伴见动则气喘，四肢无力者。

★桑白皮茶

桑白皮30克。桑白皮洗净切段，同时用沙壶盛水煮沸，立即投入桑白皮，煮3~5沸，撤火，加盖闷几分钟，即可代茶饮用。利水消痰。适用于身体肥胖，素有痰饮，尿量较少兼有浮肿者。

★山楂银菊茶

山楂、菊花、银花各10克。先将山楂拍碎，三味共加水煎汤。取汁代茶饮。每日1剂。消食活血，化瘀散肿。适用于肥胖症、高脂血症。

★冬瓜皮煎

冬瓜皮30克。水煎饮用。利尿除水减肥。适宜于肥胖，四肢浮肿，周身乏力，腹胀，小便不利者。

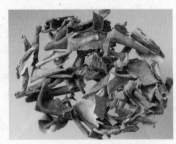

冬瓜皮

小儿营养不良

小儿营养不良为儿科四大症之一，是一种慢性营养缺乏症，又称蛋白质、热量不足性营养不良症。多见于3岁以下婴幼儿。主要是由于喂养不当、摄食不足、消化吸收不良等原因，使身体得不到足够的营养补充，迫使自身组织消耗，造成体重下降，皮下脂肪减少，出现渐进性消瘦。

中医学认为脾胃失调是导致本症的主要原因。小儿为"脾常不足"之体，饮食失调、喂养不当或其他因素（如慢性泄泻、病后失调）均可导致脾胃不和、运化失健而成本病。防治此病的单方妙方有以下数种。

★黄鳝内金

黄鳝1条，鸡内金6克，调料适量。将黄鳝去内脏，加鸡内金放锅中隔水蒸熟，用酱油调味服食。1日1次，可连服数日。

★核桃蚕蛹

核桃肉100～500克，蚕蛹50克。先炒蚕蛹，再与核桃肉同放锅中隔水炖服。隔日1次，3～5次为1疗程。

★虾皮蛋羹

虾皮20克，鸡蛋1个。虾皮择去杂质，冲洗一下；鸡蛋，磕入碗内，搅打成泡，然后放入虾皮搅拌均匀。将鸡蛋液碗，放入蒸锅中蒸熟，取出，可用以佐餐。补气益肾，和胃健脾。此羹经常食用，可防治儿童骨骼钙化不全的症状，是补充钙和维生素D的理想菜肴。

★羊肝散

鲜羊肝500克，白术、海螵蛸150克，茯苓、淮山、鸡内金各100克，甘草30克。将羊肝蒸熟晒干炒黄，海螵蛸去硬皮切成蚕豆大炒黄，余药均文火炒黄，共研细末，过细筛备用。每天服2～4次，1～2岁每次2～3克，3～4岁每次4～5克，5～6岁每次6克。温开水送服。此方治疗小儿重度营养不良疗效好。

★消积汤

槟榔炭10克，鸡内金15克，水红子15克，党参25克，白术10克，山药20克，木香7.5克，贯众10克，芫荑7.5克，荷叶10克。水煎服，每日1剂，日服3次。补脾益气，消积杀虫，理气升清。适用于脾胃气虚，运化无力型小儿营养不良症。

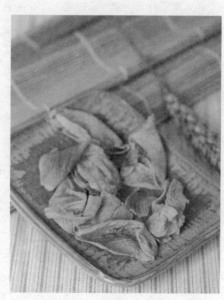

鸡内金

★猪肝散

煅牡蛎3克，大白3克，文蛤3克，夜明砂3克，去壳使君子3克，炒莱菔子3克，鲜猪肝125克（切碎）。将上药研成细末，和匀后，再将猪肝切碎与之混合蒸熟，酌情适量，日食3次。补肝消积，佐以杀虫。适用于疳积脾虚，肝阴不足，肝阳上亢型小儿营养不良症。

小儿厌食症

　　厌食症是指小儿较长时间见食不贪，食欲降低，甚则拒食的一种病症。多发于学龄前儿童。体内缺锌、不良的饮食习惯、不正确的喂养方法及急慢性疾病的影响等，均可导致厌食的发生。临床主要症状为食欲减低，不思饮食，腹胀，面色萎黄，精神不振，便溏或大便不成形，舌淡苔黄，脉软。

　　中医认为小儿脾胃娇嫩，胃肠消化功能不全，若受冷暖刺激、饥饱失调或贪吃生冷，就会损伤脾胃，引起小儿胃口不好，饮食不下。本症中医称之为"纳呆"、"恶食"。病久不愈可转为"疳积"。防治此病的单方妙方有以下数种。

★皂荚末

　　皂荚 100 克。取干燥皮厚，质硬光滑，深褐色的无虫蛀之皂荚，刷尽泥灰，切断，放入铁锅内，先武火，后文火煅存性，剥开荚口，以内无生心为度，研细为末瓶装备用。用时，每次 1 克，以红糖适量拌匀吞服。每日 2 次。

★大黄甘草散

　　先将大黄、甘草研细末备用。每次 0.5 克调以蜂蜜服，每天 3 次，连服 2 天。

★淮曲散

　　淮山 200 克，茯苓 100 克，酒糟曲 150 克，丁香 20 克。上药研极细末，过筛，装瓶备用。每天服 3 次，每次 15 克，饭后用温开水或加少许糖调服。

★萝卜酸梅汤

　　鲜胡萝卜 50 克，酸梅 5 枚，盐少许。先将胡萝卜洗净，切片，加清水 1 大碗，同酸梅共煮，煎至半碗，加食盐调味。生津养胃，促进食欲。对于小儿津液不足、小儿厌食症的患儿效果甚佳。

★波萝汤

　　菠萝肉 250 克，白糖适量。将菠萝肉放入淡盐水中浸泡 10 分钟，然后切成小块，加水煮汤，调入白糖即成。每日 1 剂，连服 5 ~ 7 日。补脾益胃，润肠通便。适用于小儿病后不思饮食、大便秘结等。

★橘皮山楂茶

橘皮 15 克，焦山楂、莱菔子各 10 克。将上 3 味共制粗末，放入杯中，用沸水冲泡，代茶饮用。每日 1 剂。2 岁以下小儿药量减半。健脾开胃，化食理气。适用于小儿厌食症。

★糖渍金橘

新鲜金橘、白糖各 500 克。将金橘洗净，压扁，去核，放入瓷器内，加白糖 250 克拌匀，腌渍 1 昼夜，待金橘浸透糖后，放入锅内，加水少许，烧沸后以文火熬至汁液耗干，离火，候凉，再拌入白糖 250 克，然后放入搪瓷盘内，风干数日，即成金橘果脯，装瓶备用。随意食用。理气开胃，消食化痰。适用于小儿厌食，食欲不振，消化不良，胸闷腹胀，痰多。

★炖苹果泥

苹果 1 个。将苹果洗净，去皮，切成薄片，放碗内加盖，置锅中隔火炖熟，用汤匙捣成泥状，喂幼儿服食。适用于小儿厌食。

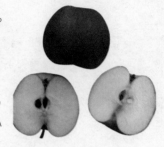

苹果

★山楂饼

山楂 15 克，鸡内金 7.5 克，山药粉、麦粉各 75 克。将山楂、鸡内金研为细末，与麦粉等加清水适量揉为麦团，捏成饼，放油锅中煎至两面金黄时即成，每日 1 ~ 2 剂。或将山楂、鸡内金水煎取汁与山药粉、麦粉和匀，如法做饼服食。健脾消食。适用于小儿厌食。

★黄白膏

大黄、大白、白蔻、三仙、良姜、陈皮各等份。上药研末，过 120 目筛，用凡士林调成膏状备用。每次取约莲子大的药膏置于 4.5×4.5 厘米橡皮膏中央，敷贴脐心上，每次敷8 ~ 12 小时，每天 1 次，10 天为 1 个疗程。

★吴茱萸椒矾散

吴茱萸、白胡椒、白矾各等份。上药共研细末，贮瓶备用。用时取上药粉 20 克，用陈醋调和成软膏状，敷于两足心涌泉穴上，外用纱布包扎固定。每日换药 1 次。温中散寒，清热燥湿。

★消化膏

炒神曲、炒麦芽、焦山楂各 10 克，炒莱菔子，陈皮、炒鸡内金各 6 克，延胡索 5 克。上药共研细末，备用。用时取 10~15 克药粉，加入淀粉少许，用白开水调成软膏状，敷贴肚脐上，外用纱布固定。晚敷晨取，每日 1 次，5 次为 1 疗程。消食化积，理气导滞。

★栀杏膏

杏仁（去皮）、栀子、小红枣（前3味，女子用7粒，男子用8粒），黍米1撮。先将黍米、红枣放入碗中，加适量水，上锅蒸20分钟取出，待凉后，将枣核去掉，再加入前2味药粉，一起捣如烂泥状，平摊于一块黑布上，备用。将膏药贴敷于脐腹部，用胶布固定，敷24小时后去掉，以腹部出现青色为适宜，连敷2贴。健脾醒胃，消炎化积。

小儿多动症

儿童多动综合征也叫注意力缺陷多动症，是儿童较常见的行为障碍性疾病，多发于6～14岁年龄段，男孩多于女孩。本病临床表现为注意力不集中，自我控制能力差，动作过多，情绪不稳，任性冲动，伴有学习困难，但智力发育正常或基本正常。多动症具有一定的自愈倾向，患者进入青春期后多自我好转。防治此病的单方妙方有以下数种。

★生脉饮

红参3克，麦冬、北五味子各6克。水煎取药汁。代茶频饮，1日1剂。益气养阴，安神定志。适用于气阴两虚型小儿多动症。

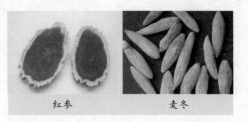

红参　　　　　麦冬

★益智糖浆

煅龙骨、煅牡蛎、珍珠母、钩藤、黄芪、炙甘草、红枣、浮小麦、夜交藤、当归、白芍、五味子、黄柏等。制成糖浆，每瓶200毫升。每服10毫升，1日3次。用药时间平均3.5个月。

★健脾益智糖浆

海参、茯苓、石菖蒲、麦芽各9克，半夏、益智仁、枳壳各6克，陈皮3克，牡蛎15克，制成糖浆90毫升。每服5毫升，1日3次。20日为1疗程，连服2个疗程。

★智力糖浆龟

板30克，龙骨100克，远志60克，九节菖蒲150克，雄鸡100克，制成糖浆500毫升。每服10～15毫升，1日3次。

★益脑宁

龙胆草、茯苓、远志、珍珠母、神曲、甘草等。研细末，水泛为丸。每服 10 ~ 15 克，1 日 2 次。一般服 2 个月为 1 疗程。

★桑椹子

桑椹子，鲜果 10 ~ 15 克，或干果 5 ~ 8 克，嚼服。10 ~ 15 日为 1 疗程，服 2 ~ 3 个疗程，每疗程之间停服 1 周。本品甘平，滋肝肾，充血液，生津止渴，聪耳明目，安魂镇魄，长精神，久服无弊。用于肝肾阴虚或心脾两虚证。

★糖龙眼

龙眼肉 500 克（鲜品更佳），白糖 50 克将龙眼肉放碗中加白糖，反复蒸晾 3 次，使色泽变黑，将龙眼肉再拌以少许白糖装瓶备用。每次 4 ~ 5 颗，1 日 2 次，连服 7 ~ 8 日。用于心脾两虚证。

小儿腹泻

小儿腹泻又称小儿消化不良，是以大便次数增多、粪质清稀或如水样为主症的消化道疾病。2 岁以下婴幼儿多见，年龄愈小发病率愈高。夏秋季节多发。临床常伴呕吐、发热。

本病属中医"泄泻"范畴，多由感受外邪，内伤饮食，脾胃虚弱所致。外受风寒，餐具食物不洁，喂养冷热不调，乳食无度，过食肥腻或生冷瓜果，突然断奶等造成小儿胃肠功能紊乱，从而引起泄泻。

积极调养，可以减少并发症，加快康复，避免导致小儿发育不良及其他不良后果。防治此病的单方妙方有以下数种。

★止泻散

炒车前子、枯矾各 10 克。上药共研细末备用。每天服 2 次，每次 1 ~ 2 克，每天饭前冲服，5 天为 1 个疗程。此方治疗 5 个月 ~ 2 岁婴幼儿湿热型腹泻

★二子散

车前子 3 份，五倍子 1 份。上药研末混合备用。4 ~ 12 个月婴儿每天服 3 次，每次服 1 克；1 岁以上者，按每岁 1 克为基本量递增。

★银葛散

金银花4份，茵陈、葛根各3份。先将金银花用瓦锅炒至焦黄，再加入茵陈略炒即可，葛根用火煨至微黑。三药共研细末备用。每天服3次，1岁以下每次服2克，2～3岁每次服3克，4～5岁每次眼4克。温开水送服。3天为1疗程。

★大黄蝉蜕汤

大黄、蝉蜕各1～3克。将大黄捣碎，蝉蜕去头足，用水适量浸泡20分钟，武火煎煮10～15分钟，取澄清药液约50毫升，每次灌服3～5毫升，每天5～8次。脱水现象严重者，可配合口服适量糖盐水或输液。

★麻黄前胡汤

麻黄2～4克，前胡4～8克。上药加水适量煎煮，取药液300毫升左右，稍加白糖频服。此方治疗无明显脱水及电解质紊乱的小儿腹泻。

★胡萝卜汁

取鲜胡萝卜250克，连皮切成小块，加水适量和食盐3克，煮烂，夫渣取汁，1天分2～3次服完。本方宜于伤食泻。

★山楂麦芽饮

用生山楂、炒麦芽各10克，鸡内金6克，煎水服。1日3次，每次30～50毫升。本方适用于脂肪消化不良患儿。

★山药饮

山药60克，水200毫升，煎水，日服2～3次，每次40～60毫升。或将怀山药研粉，每次3～10克，开水调成稀糊，再隔水蒸熟，1日食用3～4次。本方适用于脾虚泻。

★马齿苋饮

鲜马齿苋30～60克，水煎服，每次40～60毫升，日服3次。或兑入粳米粥中温服。本方适用于湿热泻。

★止泻外敷方

将吴茱萸研末，与云南白药混合备用。取总量的1/4，用少量米醋搅拌成糊状置于小儿肚脐，外用伤湿止痛膏固定，再以热水袋热敷30分钟。轻者1次，重者4次可愈。

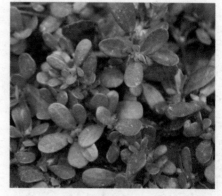

鲜马齿苋

★ 止泻洗剂

艾叶 50 克，透骨草、白胡椒各 25 克。上药加清水 500 ~ 1000 毫升，煎 10 ~ 15 分钟，将药液倒入盆中，以不烫为度，将患儿两脚放入盆中洗浴约 10 分钟，每天 3 次。1 剂药可煎 3 次。此方治疗小儿消化不良性腹泻。

★ 车金膏

炒车前子、炒鸡内金各 30 克，鸡蛋清 1 个。前二药研末装瓶备用。用时取药末适量，加鸡蛋清调和如膏状，贴于脐中，再用纱布和胶布固定。每天换药 1 次，5 次为 1 疗程。此方治疗湿热型腹泻。

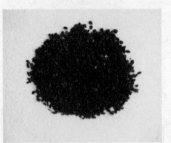

车前子

★ 巴豆黄蜡敷剂

巴豆、黄蜡各 30 克。将上药捣如泥，做药饼如铜钱大，贴敷脐部，以手按紧，用敷料胶布固封，再用热水袋早晚各热敷脐部 30 分钟，每天贴敷 1 次，3 次为 1 疗程。

★ 二叶菖蒲饼

艾叶 10 克，鲜荷叶 1 张（干者亦可），生姜、石菖蒲各 5 克，酒饼药 3 个，葱白 10 根，大米饭适量。将上药研成粉末或切碎，加水适量煮沸 2 ~ 3 分钟，待水吸干，加入大米饭搅匀，做成大饼，趁热适度以肚脐为中心敷于腹部，用纱布或白布缚紧，仰卧 2 小时左右即可。

★ 温脐散

肉桂 4 ~ 6 克，丁香、本香各 5 ~ 10 克。上药研细末置纱布袋内，用绷带缚于小儿肚脐上一夜，一般 1 ~ 3 次可见效。

★ 姜萸散

干姜、吴茱萸各 10 克，苍术、小茴香各 5 克。上药共研细末备用。每次用 1 ~ 2 克，以适量清水调匀后敷于患儿肚脐中，再用伤湿止痛膏封贴，每天换药 1 次。

★ 肚脐散

苍术、川黄连、车前子、滑石、冰片各适量。上药共研细末装瓶备用。取 2 克用稀蒜汁调和后贴敷神阙穴（肚脐）上，用 10×10 厘米胶布固定，24 小时换 1 次，连用 3 次为 1 个疗程。此方治疗婴幼儿湿热型腹泻。

夜啼

啼哭是婴儿时期表达要求和痛苦的一种方式。婴儿入夜哭啼不安，或每夜定时啼哭，甚则通宵达旦，但白天却安静如常，故名"夜啼"。患儿全身一般情况良好，无发热、呕吐、泄泻、疮疖、外伤，也无伤乳、停食、饥饿、尿布浸湿、受冷受热、皮肤瘙痒等不良因素。可分脾虚、心热、惊恐等型辩证论治。

脾胃虚寒 胎禀不足或护理失宜，脾胃受损，夜夜啼哭，啼声低弱，乳食不振，四肢欠温，面色不华，大便溏薄。治宜补中益气祛寒。

心经积热 每到夜间即啼哭不安，哭声洪亮，面赤唇红，心烦不宁，小便短赤。治宜清心泻热。

暴受惊恐 小儿心气怯弱，白天看到异物，或听到异响，以致夜间突然啼哭，惊惕不安，紧偎母怀，面色青灰。治以镇惊安神。

防治此病的单方妙方有以下数种。

★止啼汤

五倍子 1.5 克。上药加水浓煎 80 毫升，于睡前顿服，每天 1 剂。本方适用于脾胃虚寒型小儿哭啼。

★芡实小麦饮

小麦 30 克，黑枣 5 枚，芡实 15 克。将黑枣去核，与小麦、芡实共放锅内加清水适量熬煮。每日 1 剂，连渣带汁 1 次饮完，连服 5 ~ 7 天。1 岁以下减半，可以只饮汁液。本方适用于小儿脾胃气虚夜啼。

★乳香大蒜丸

煨熟大蒜 1 枚，乳香 2 克。将上药共研成细末，制成药丸如芥子大，每次 7 粒，乳汁送服。本方适用于小儿脾寒夜啼。

★内金散

鸡内金 9 克。将鸡内金焙干研细末，分 3 次服，用萝卜水冲服，数日可愈。本方适用于小儿脾寒夜啼。

★蝉蜕茯神散

蝉蜕（去头足翅）49 个，茯神 6 克。将药物共研成细末，分作 4 包，每日 1 包，用钩藤煎汤调服。本方适用于小儿心热夜啼。

★灯心梨汁

雪梨汁30毫升，灯心草2克，冰糖10克。将灯心草用温水泡浸湿透，置锅内，加水适量，熬取浓汁15毫升左右，与雪梨汁及冰糖混和，再置锅内隔水蒸化。每日1剂，分1～2次饮完，连服5～7剂。3岁以上小儿酌增。本方适用于小儿心热夜啼。

★竹叶豆衣饮

绿豆衣20克，淡竹叶12克，冰糖15克。将绿豆衣、淡竹叶共置锅内，加清水适量，熬浓去渣取汁，入冰糖调化。2岁以下小儿每日1剂，3岁以上者每日2剂，分2次服完，连服3～5天。本方适用于小儿心热夜啼。

★灯芯薄荷饮

灯芯炭1.5克。取灯芯炭同薄荷煎汤调服。本方适用于小儿惊恐引起之夜啼症。

★丹参汤

丹参3～5克，冰糖10～15克。将丹参放锅内加水煮，取药液50～100毫升，冲冰糖溶化。每日1剂，1次服完，连服3～5天。6个月以下婴孩酌减。本方适用于小儿惊恐引起之夜啼症。

★莲心甘草汤

莲子心2～3克，生甘草3克。将莲子心、生甘草共置锅内加水适量煮取浓汁30～50毫升，去渣即可饮服，每日1剂，分1～2次服完，连服3～5天。1岁以下小儿酌减。本方适用于小儿惊恐引起之夜啼症。

★灯芯茶

灯芯草（新生儿3克，1～6个月6克，半岁～1岁9克，鲜品加倍）。每日1剂，水煎，去渣取汁代茶饮，每日服3次，服时酌加少许白糖或冰糖，不宜用红糖。3剂为1疗程。本方适用于小儿心热和惊恐引起之夜啼症。

★丁香贴

公丁香3粒，米饭团适量。将公丁香研成细末，与米饭团调匀作饼，敷贴脐部，每日1换。本方适用于小儿脾寒夜啼。

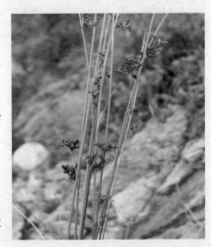

灯芯草

★陈茶糊

陈茶叶适量。将茶叶研为细末，用酒调为糊状，敷脐部，盖药棉，布带包扎，每日1换。本方适用于小儿脾寒夜啼。

★栀仁贴

栀子仁1粒（研末），面粉9克，白酒5毫升。将上述各味混合捏成团状，敷贴患儿寸口（即腕桡动脉处），24小时后取下。本方适用于小儿心热夜啼。

惊风

惊风是小儿时期常见的病症，为儿科四大症之一。多见于1～5岁的婴幼儿，临床以四肢抽风，惊惕神昏为特征。惊风有急惊风、慢惊风之别。急惊风由外感时邪，暴受惊恐、痰热内蕴所致；慢惊风多起于大病（大吐、大泻、大热），久病之后或因急惊经治不愈，辗转而成。

急惊风　发病急骤，表现为壮热不已，呕吐烦躁、龄齿惊啼，痰涎壅盛，颈项强直、目睛上视、牙关紧闭、唇口焦干、四肢抽搐、神志昏迷等。急惊风与癫痫都有抽搐昏迷，但癫痫反复发作，醒后如常人，不发热，多见于学龄期儿童。治当清热豁痰、镇惊熄风。

慢惊风　一般属虚证，因虚生风。故多起病缓慢，时抽时止，抽搐无力，或于昏睡中时时出现痉挛状态，两手颤动，肌肉跳动，面色苍白或萎黄，精神疲倦，肌肉消瘦，嗜卧无神，体温不高，甚则四肢发冷，治疗则应以益气健脾，固本填精，温肾回阳，佐以平肝安神，化痰清热之品。

防治此病的单方妙方有以下数种。

★蛋黄醋

鸡蛋黄2个，将蛋黄炒黑，米醋浸之，去渣。治小儿惊风不语。以醋灌喂，可祛痰安神镇惊。

★鱼鳔黄酒

鱼鳔15克，黄酒120克。以黄酒煮鱼鳔，俟鱼鳔呈胶黏液即成。灌服。镇惊息风。适用于小儿急惊风。

★羊角煎

山羊角 30 克。将羊角削片，水煎。日服 2 次。镇惊解痉，清热。适用于痉挛抽掣、小儿惊痫、肝阳头痛。

★车前饮

车前草、车前子各半，蜂蜜适量。将车前草、车前子捣烂滤汁，加入白蜂蜜适量，混合调匀。开水冲服。本方适用于小儿慢惊风。

★桃仁栀子泥

桃仁、山栀子、白面粉各等分。桃仁捣泥，山栀研末，与面粉混合，加鸡蛋清调拌匀。用时贴敷两足心，包扎固定。泻火息风。适用于小儿急惊风、壮热。

★钩藤散

钩藤、龙胆、水牛角（代）、茯苓、黄芩、炙甘草各等份，上药粉碎为散。每 3 克水煎去渣，留汤。镇惊安神，清热解毒。本方适用于小儿高热、惊啼、心烦不安、欲惊风者。根据儿童的年龄体质服用。一般每日 2 剂，分减频服。

★小儿惊风散

甘草 0.6 克，朱砂 0.3 克，生大黄 0.9 克，红砂糖 4.5 克。前 3 味药共研为细末，红砂糖用开水溶化，调药末为药汤约 20 毫升。清热解毒，镇惊安神。适用于小儿惊热、烦闷、便秘、溲赤。上药分 2 次徐徐喂食。

★术附汤

白术 120 克，炙甘草 60 克，附子 45 克。上药研为散，每次取 9 克，加水 1000 毫升，生姜 5 片，枣 1 枚，煎服去渣留汤。温补脾肾。本方温补脾肾阳气，可治疗小儿素体虚弱、泄泻、身冷、慢惊风及神倦乏力等症。本方每日 1 剂，水煎温服。

★天竺黄散

天竺黄、川郁金、山栀子、白僵蚕、蝉蜕、甘草各 15 克。上药研为细末，混匀。每次服 1.5 克。日服 2 次。开水或薄荷煎水送服。清热解惊。小儿高热、惊风等症。1 岁小儿每次服 1.5 克。病情重者，可以不拘时，每日最多可以服 4 次。

党参、黄芪、白术、甘草、白芍、陈皮、半夏、天麻、川乌、全蝎、天南星、丁香各 6 克，朱砂 1 克，生姜 3 克，红枣 5 枚。炒热，熨脐部，1 日 1 次。用于土虚木亢证。

全蝎 5 个，蜈蚣 1 条，僵蚕 5 条，蝉蜕 7 个。研为细末，敷脐，1 日 1 次。用于慢惊风强直性瘫痪者。

小儿遗尿

遗尿俗称"尿床"，多见于 3～10 岁小儿，主要表现为夜间熟睡时或白天睡眠中呼之不醒或梦中自遗，醒后方觉。轻者数日 1 次，重者每夜必遗或一夜数次。病程持续数日乃至十余年不等。不仅增加小儿精神负担，影响身心健康。而且影响生长发育。主要病因是先天禀赋不足或久病大病之后失于调养。

下元虚寒型　遗尿量多而频，形神疲惫，面色苍白，四肢畏冷，下肢无力，腰酸腿软，智力较差，平时小便清长。治宜温补肾阳，佐以固涩。

脾肺气虚型　遗尿频繁，面色萎黄，神疲体倦，气短懒言，常自汗出，食欲不振，四肢乏力，大便溏薄。治以补肺健脾，益气缩尿。

防治此病的单方妙方有以下数种。

★ 猬皮益智丸

刺猬皮 120 克，益智仁 60 克。将刺猬皮焙干与益智仁共研细末，炼蜜为丸，每丸重 10 克，或水泛为丸如赤小豆大，每日早晚各服 10 克，小儿减量，白开水送服，连服 3 周为 1 疗程。此方适用于下元虚寒型遗尿。

★ 车前锁阳煎

车前子 12 克，锁阳 3 克，黑小豆 12 克，小茴香 6 克。将药物加水煎服，每日 2 次。此方适用于下元虚寒型遗尿。

★ 柿蒂煎

柿蒂 12 克。将柿蒂用水煎服。本方适用于脾肺气虚型小儿遗尿症。

★ 桑螵蛸散

桑螵蛸 10 个。将桑螵蛸焙黄后研细末，用红糖调服，每次 6 克，每日 1 次。本方适用于脾肺气虚型小儿遗尿症。

★ 玉竹煎

玉竹 50 克。将鲜玉竹洗净加水煎服。本方适用于脾肺气虚型小儿遗尿症。

★ 核桃蜜

核桃肉 100 克，蜂蜜 15 克。将核桃肉放在锅内干炒发黄焦，取出凉干后调蜂蜜吃。

本方适用于小儿久咳遗尿。

★小便不禁方

益智仁、巴戟天、桑螵蛸、菟丝子各50克。上药各等份研为细末，煮酒调糊为丸，如梧桐子大。补肾缩泉。小儿遗尿，小便失禁等症。每日服2次，每服20丸。服药用盐黄酒或盐汤送下。

★温泉饮

白术30克，巴戟天30克，益智仁9克，肉桂3克。水煎服。补肾健脾，缩泉止遗。本方适用于脾肾阳虚，畏寒喜温，面色无华，便溏，遗尿者。每日1剂，分2次服。1剂可止遗，连服4剂可治愈。

★丁香贴

丁香3粒。将丁香研细末，调米饭适量，捣作饼，贴患儿肚脐。本方适用于脾肺气虚型小儿遗尿症。

★金樱棉花贴

葱白12克，金樱子20克，棉花根12克，白胡椒6克。将药物捣烂，调拌芝麻油或蛋清，外敷贴脐中。此方适用于下元虚寒型遗尿。

★菖蒲艾叶贴

石菖蒲20克，艾叶20克，陈皮10克，香附6克，丝瓜藤20克。将药物捣烂加热，外敷贴小腹部、腰眼穴等处。此方适用于下元虚寒型遗尿。

★五倍首乌贴

五倍子3克，何首乌3克。上药共研细末，用醋调敷于脐部，后以纱布覆盖，每晚1次，连用3～5次。此方适用于下元虚寒型遗尿。

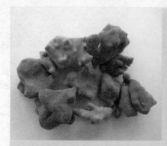
五倍子

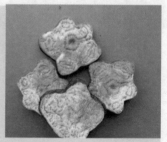
何首乌

★生姜补骨膏

生姜30克，炮附子6克，补骨脂12克。用法：将生姜捣成泥，余药共研细末，合为膏状，填入脐中，外用无菌纱布覆盖，胶布固定，5天换药1次。本方适用于下元虚寒型小儿遗尿症。

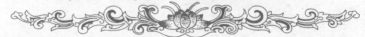

第八章 癌症妙方

胃癌

　　胃癌是指发生在贲门、胃体、幽门部胃黏膜上皮及肠化上皮恶性肿瘤，在我国占各部位恶性肿瘤死因的第 1 位。胃癌的主要症状：早期的胃癌没有什么症状，或者没有什么特殊的症状，随着癌肿的发展，可以出现一系列的变化。例如上腹饱胀，上腹不适，或感到隐痛，也可剧痛。胃纳减退，消化不良。癌症较严重时，会出现消瘦、乏力、精神不振、贫血、呕血、胃穿孔等，同时可伴有低热。如果患者身体较消瘦，他自己甚至还可在上腹部摸到肿块。

　　为什么会得胃癌？很重要会一条原因就是饮食习惯。一些人比较常吃重口味的食物，如腌制食物、辛辣食物、盐渍食品、熏制食物、含亚硝胺类化合物类食物等，这些都增加了胃癌发病的机率。进食霉变的食物，也会诱发胃癌。除饮食条件外，遗传因素、环境因素、个人的免疫因素也与胃癌有关。总之，胃癌的发病原因比较复杂。

　　胃癌患者在治疗过程中，可遵医嘱配合食物疗法更显效果。改变不良的饮食习惯，多吃新鲜蔬菜、水果，多饮新鲜牛奶，提倡饮茶，食物冰箱贮藏等。不吃烫食，不暴饮暴食，不过快进食，避免进食粗糙食物，不在情绪欠佳时进食，不酗酒，不吸烟。此外，还应切实做到高度重视胃部慢性疾病的治疗，防患于未然。防治此病的单方妙方有以下数种。

★瓜蒌煎

　　全瓜蒌 15 ~ 30 克。每日 1 剂，水煎服。清热化瘀，散结消肿，适用于胃癌。

★金橘饮

　　金橘 200 克，白蔻仁 20 克，白糖适量。将金橘加水适量，用中火烧 5 分钟，加入白蔻仁、白糖，用小火略煮片刻即可。随意温服。本品有疏肝解郁，和脾胃功用，对肝胃不和型胃癌患者适用。

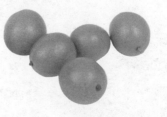

金橘

★枝莲白茅煎

半枝莲、白茅根各30克。水煎代茶饮，每日1剂。清热解毒、凉血化瘀，适用于胃癌。

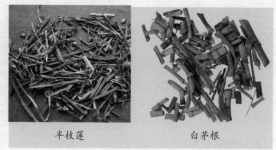

半枝莲　　　　　　白茅根

★枯矾白醋

枯矾(捶烂)9克，白醋180克。煎煮5分钟，澄清一口吸尽。涤胃消肿，适用于胃癌。

★竹茹公英饮

竹茹30克，蒲公英30克，白糖适量。前二味煎水加入白糖即可。本品有清胃降逆作用。适用于胃癌的瘀毒内阻型或胃热伤阴型的患者。

☆芦根竹茹汤

芦根60克，竹茹30克。上二味水煎去渣，每日分两次饮服。本品有清热和胃功用，适用于胃热伤阴型或瘀毒内阻型的胃癌患者。

☆红花糖水

红花3克，益母草15克，红糖适量。先煎红花、益母草，去渣取汁50毫升，加入红糖兑服。本品有活血行气止痛作用，适用于瘀滞内积而致腹痛的胃癌患者。

★玫瑰花茶

玫瑰花瓣10克，茉莉花5克，云南抗癌保健茶10克。将花与茶合置大杯中，沸水冲泡，每日频服。本品有理气解郁，舒肝健脾，止痛抗癌作用，适用于胃癌胃痛的患者。

★绞股蓝茶

绞股蓝30～45克，煎汤代茶，或用开水冲泡，连服数月。本品有益气养血，消瘀散结，扶正抗癌作用，对虚证的胃癌患者均可饮用。

★沉香白蔻散

沉香、白蔻、紫苏各3克。共为末，每服2克，柿蒂汤下。方调中理脾，降逆止呕，适用于胃癌久呃。

★泽漆丸

泽漆120克，葶苈子(熬)、大黄各60克；各为细末，混匀，炼蜜为丸梧子大，每服2丸，日3次。化痰祛痰，解毒行瘀，适用于胃癌。

★知母冰糖膏

知母 50 克，冰糖 100 克，老公鸡 1 只。将公鸡去毛，内脏，切碎，与知母冰糖共熬成膏，每服 2 ~ 5 大匙，长期应用。益气养血，和胃调中。

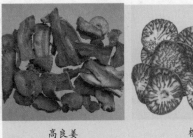

高良姜　　　　　　槟榔

★良姜槟榔散

高良姜、槟榔等若干。各炒为末。米饮调下 6 克。温中暖胃，理气止疼，适用于胃癌疼痛。

★化坚散

海蒿子、昆布、紫菜、牡蛎、蛤粉各 15 克。每日 1 剂，水煎服。软坚散结，清热化浊，适用于胃癌。

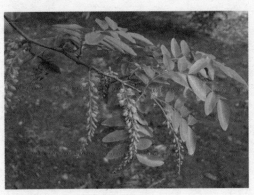

大皂荚

★墓回头红糖饮

墓回头 30 克，生姜 3 片，红糖 30 克。每日 1 剂，水煎代茶饮。活血化瘀，消肿散结，适用于胃癌。

★皂荚大枣饮

大皂荚 1 条（去皮炙酥），大枣 30 克。每日 1 剂，水煎服。益气扶正，化痰散结，适用于胃癌。

★木鳖子仁膏

牛涎、好蜜各 250 克，木鳖子仁 30 克。研末，共入铜器熬稠，每以 2 匙和粥与食，日 3 服。益阴养胃，散结行瘀，适用于胃癌。

★二白一枝煎

白茅根 9 克，七叶一枝花、白花蛇舌草各 30 克。每日 1 剂，水煎服。活血破结，清热解毒，适用于胃癌。

肝癌

　　肝癌是指发生于肝脏的恶性肿瘤。肝细胞癌变初期，症状通常不太显明，容易让人忽视，但还是有以下特点：食欲明显减退，腹部闷胀，消化不良，有时出现恶心、呕吐；不明原因的鼻出血、皮下出血；右上腹隐痛，或肝区持续性或间歇性的疼痛，变换体位时疼痛有时加剧；人的体重减轻，四肢无力，不明原因的发热及水肿，皮肤瘙痒，甚至出现黄疸。

　　中医认为肝癌的发生多与饮食内伤，情志失调有关。老年人脾胃功能较差，如饮食不节嗜酒过度，皆能损伤脾胃，脾运化失职，湿毒内生，而致膨胀。湿热郁蒸肝、胆，则致发热黄疸、胁痛。若受七情刺激、恼怒伤肝、肝气郁结，气机受阻、血运不畅，久则气滞血瘀积结为"肝积"、"癥积"。

　　根据肝癌患者的症候特点，早期辨证以脾虚、气滞、湿阻多见，随着病情发展，除上述证型外还有湿热、热毒、血瘀等，到晚期常见阴虚、血虚，当出现腹水、黄疸、远处转移之后虚实夹杂之症更为复杂。防治此病的单方妙方有以下数种。

★绞股蓝茶

　　绞股蓝30～45克，煎汤代茶饮，或用开水冲泡饮服，连用数月。本品有益气养血，消癥散结，扶正抗癌功效。对气血亏损，肝肾不足的肝癌患者均可饮食。

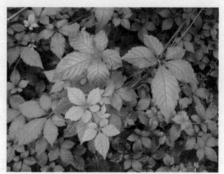

绞股蓝

★安宫牛黄丸

　　牛黄、郁金、朱砂、冰片、珍珠、山栀、雄黄、黄芩、麝香等，制成丸剂。每日一粒，吞服或温开水化服，显效后改2日或3日1粒。开窍镇痉，清热解毒，主治肝癌。

★八月札煎

　　八月札、石燕、马鞭草各30克。每日1剂，水煎服。疏肝理气，活血解毒，适用于肝痛。

★蟾蜍皮

　　活蟾蜍3只，大蒜1枚。将其剥去皮，把大蒜捣烂涂在蟾蜍皮上，外敷于痛处。解毒止痛，适用于肝癌疼痛。

★止痛膏

活癞蛤蟆1只，雄黄30克。癞蛤蟆去除内脏，将雄黄放入腹内，加温水少许调成糊状。将癞蛤蟆腹部贴至肝区疼痛明显处，然后用纱布包扎紧，固定之。冬天24小时换药1次，夏天6～8小时换药1次。化瘀破结，解毒止痛。用于肝癌止痛、退热。一般敷15～20分钟后可产生镇痛作用，并可持续12～24小时。

★木鳖雄黄膏

木鳖子去壳3克，独头蒜、雄黄各1.5克。杵为膏，入醋少许，蜡纸贴患处。散血清热，除痛消癖，适用于肝癌疼痛。

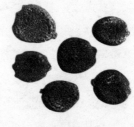

木鳖子

★龙葵煎

龙葵60克，十大功能30克。每日1剂，水煎服。清热解毒，活血消癖，适用于肝痛。

★预知煎

预知子、石燕，马鞭草各30克。每日1剂，水煎服。清热除痰，解毒散结，适用于肝癌。

★雄黄朱砂粉

雄黄、朱砂、五倍子、山慈菇各等分。共研极细粉，吸入疗法，每次少量。解毒化瘀，消癥散结，适用于肝癌。

★蟾蜍酒

活蟾蜍3只，黄酒1斤。将蟾蜍用黄酒共煮沸后半小时，去蟾蜍取酒，贮藏备用，每日3次，每次10毫升，连服30天，休息30天后再服，3月为1疗程。清热解毒，化瘀消积，适用于肝癌。

★冰片酒

冰片15克，白酒适量。将冰片溶水白酒中，装瓶备用，需要时用棉棒蘸此药酒擦涂疼痛部位，约10～15分钟见效。活血散结止痛。

★金钱败酱茵陈茶

金钱草60克，茵陈30克，败酱草20克，白糖适量。将前三味加水煎汁1000毫升，加白糖代茶常服，连服3～4周。本品有清热解毒，利湿退黄作用，适用于湿热搏结型的肝癌患者服用。

★ **加味鳖甲饮**

草河车 30 克，白花蛇舌草 30 克，半枝莲 15 克，鳖甲 30 克，桃仁 9 克，红花 6 克，白糖适量。将前六味煎汤去渣，加白糖调味。每日分 2 次服，连服 10 ~ 15 天。本品有化瘀解毒作用。适用于气滞血瘀型或湿热搏结型的患者。

肠癌

肠癌是发生于人体肠道的恶性肿瘤，主要指直肠癌和结肠癌。直肠和结肠都属于人体大肠组织，当它们的细胞癌变时，人通常会出现便血，并有不同程度的便不尽感、肛门下坠感，甚至出现腹泻。往往忽视这些细胞癌变示警信号，误认为是痔疮。癌症继续恶化后，出现腹泻、贫血、体力下降等症状。肠癌还会侵犯膀胱、肺脏等，引发尿急、尿痛、干咳、胸痛等。

关于肠癌发病的原因，医学界至今还未弄清晰。但可以肯定的是，它与人的饮食习惯、遗传因素有着密切关切。中医认为，肠癌与人们过食肥甘、霉变食物或因大肠慢性疾病等有关。防治此病的单方妙方有以下数种。

★ **红花糖水**

红花 3 克，益母草 15 克，红糖适量。先煎红花、益母草，去渣取汁50 毫升，加入红糖兑服。本品有活血行气止痛作用，适用于气滞血瘀型的肠癌患者腹胀刺痛者。

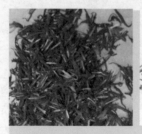
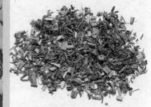

红花　　　　　　　益母草

★ **补骨脂丸**

补骨脂 120 克，肉豆蔻 60 克，大枣 50 枚，生姜 120 克。将补骨脂研粉，先将姜、枣同煮，枣烂去姜，以枣肉、补骨脂、肉豆蔻末做成梧桐大小丸。每次服 50 粒，淡盐水送下，早晚各 1 次，连服 10 ~ 15 天。本品有温补脾肾，涩肠止泻功效，用于大肠癌之脾肾阳虚证久泻不止患者。

★贞莲桑蜜膏

鲜桑椹 1000 克（或干品 500 克），女贞子 100 克，墨旱莲 100 克，白蜜适量。将女贞子、墨旱莲煎汤取汁，加桑椹久煎，每 30 分钟取煎液一次。加水再煎，共取煎液 2 次后合并，以小火浓缩至较稠黏时，加蜂蜜 300 克，至沸停火，待冷装瓶备用。每次 1 汤匙，以沸水冲化饮用，每日 2 次。本品有滋补肝肾的功效，适用于肝肾阴虚的肠癌患者，尤其是对阴虚内热出血者，效果颇佳。

子宫颈癌

子宫颈癌是最常见的女性生殖器官恶性肿瘤，占女性生殖器官恶性肿瘤半数以上，严重威胁着妇女的生命和健康。子宫颈癌多见于 40～60 岁之间，平均年龄为 53.8 岁，发病随年龄而增长，绝经期后逐渐下降。对于有宫颈癌家族史的妇女，定期检查尤为重要。

中医学认为子宫癌与患者的冲任损伤有关。认为老弱妇人，冲任亏损，不能制约经血，而致崩漏带下。并认为老弱妇孺，肝肾已亏，肝不藏血，肾气不固，发为崩漏带下。此外还与情志有关，如七情所伤，肝气郁滞，则肝气受伤而致肝不能藏血于胞宫，而现崩中漏下。若肝气横逆损伤脾胃则湿邪内生。日久湿热瘀毒蕴结于胞门，亦可发为子宫癌。癌瘤进一步损伤正气则导致阴阳衰亏。

现代医学认为子宫癌可能与早婚、慢性宫颈疾病、不洁性交、多孕、多产等因素有关。而老年妇女多患子宫癌许多学者认为与雌激素代谢异常有关。而子宫内膜癌合并肥胖者约占 50%～80%，则认为脂肪细胞能贮存雌激素，能使宫内膜长期受雌激素的影响，而致增生癌变。

防治此病的单方妙方有以下数种。

★佛手酒

佛手 30 克，白酒 1000 克。将佛手切小块放入坛内，注入白酒，封口浸泡。5 天将酒坛摇动一次。10 天后即可开坛，滤去药渣即可饮用。每日 1～2 次，每次 3～5 克。本酒有疏肝理气，和脾温胃功效，适用于肝郁气滞型子宫癌患者饮用。

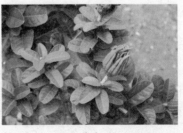

佛手

★槐荤汤

槐荤 (槐树上生长的香荤)6 克。水煎服，可连续用。本品含有抗癌物质，对子宫颈癌有辅助治疗作用。各种癌症手术后转移者亦可持续服用。

★青皮麦芽饮

青皮 10 克，生麦芽 30 克。将二味同煎，先用武火烧沸，再用文火煮熬 5 分钟，滤去渣，装罐即成。本品有疏肝理气功效，适用于肝郁气滞的子宫癌患者饮用。

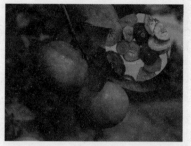

青皮

★蜀红汤

蜀羊泉 18 克，大枣 5 枚，明党参 5 克，红茜草 3 克。水煎服。清热解毒。本方对糜烂型和菜花型子宫颈癌疗效较好，而结节型、溃疡空洞型则疗效较差。

★蚰蝎方

蚰蝎捣碎，加入等量的 95% 乙醇，制成每支 0.2 毫升，含生药 2 克的注射液。注射在子宫颈癌组织局部。每日或隔日 1 次，每次 3 支。

★银硝方

水银 60 克，牙硝 60 克，青矾 60 克，明矾 75 克，食盐 45 克，以炼丹方法制成药钉。于肿瘤体部或基部埋入药钉，直至肿瘤组织全部脱落为止。祛腐蚀瘀。主治子宫颈癌。

★莪棱煎

醋制莪术、醋制三棱各 10 克。浓煎 200 毫升，分 2 次服。本方破血消积，对宫颈癌有效。

★贝母兔肉汤

川贝母 15 克，健壮公兔 1 只。将贝母与兔炖熟，连汤服食，每日 1 剂，早晚 2 次分服，健康状况好的患者可酌加红糖，临床效果较理想。本方软坚散结，适用于子宫颈癌。

★乌贼生肌散

乌贼骨、小鼠粉各 24 克，象皮 15 克，冰片 3 克，麝香适量。将药共研细末，混匀，上于宫颈糜烂处，隔日冲洗换药 1 次。本方生肌，对宫颈病后期有效。

乳腺癌

乳腺癌是女性常见的恶性肿瘤之一，它严重地危害妇女健康，发病率占全身恶性肿瘤的7％～10％，在女性中仅次于子宫颈癌而占第二位。乳腺癌的病因复杂，是多种因素作用的结果。本病的早期临床症状常表现为：乳房发现异常变化，如扪到包块或增厚、胀感，出现微凹（酒窝征），皮肤变粗发红，乳头变形、回缩或有鳞屑等，乳头溢液、疼痛或压痛。还有极少数人，首先发现的是腋窝淋巴结肿大，虽不是早期临床表现，常提示乳房内的隐匿性癌。本病的治疗仍以手术为主。应根据病情与病期的不同选择不同的手术方案。此外还有化疗、放疗、激素治疗、免疫治疗和中医药治疗。中医治疗乳腺癌的原则是：祛邪扶正，活血化瘀，消毒散结。防治此病的单方妙方有以下数种。

★七叶胆茶

七叶胆30克。水煎服，每日3次，每次一茶杯。亦可泡开水代茶。每日3次，每次10克，可喝1～3茶杯。消炎排毒，滋养细胞。适用于乳腺癌患者及康复日常饮茶之用。

★玫瑰花保健茶

玫瑰花瓣10克，茉莉花5克，乌龙茶10克。将花与茶同置茶杯中，沸水冲泡，每日频饮，连服4～6周或更长时间，本品有清热解毒，活血疏肝抗癌之功效，可提供乳腺癌患者及康复日常饮茶之用。

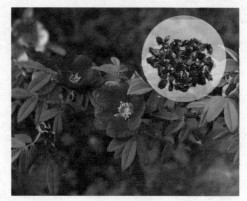

玫瑰花瓣

★公英败酱糖茶

蒲公英、紫花地丁、败酱草各30克，红糖适量。将前三味加水600毫升，煎取400毫升，去渣后加红糖调匀。每次200毫升温饮，每日2次，连服10～15天。本品有清热解毒，消肿散结作用。对于毒热蕴结型的乳腺癌患者适用，但不宜久服，以免伤及正气。

★蜈蚣山甲海马散

蜈蚣6只，海马1只，炙山甲45克，黄酒适量。将前三味烘干，共研细末，每服3克，每日3次。用黄酒冲服，连续服15～20剂为一疗程。本品为化瘀解毒，扶正抗邪方剂，对于中晚期乳腺癌患者，症状表现为热毒蕴结，如乳块肿硬，灼热疼痛，甚则溃烂翻花，又不能手术治疗者。

★核桃三七膏

青核桃枝1500克，参三七1500克，甘遂2500克，生草1500克，加水15升，中火煎熬，煎至药渣无味，滤液去渣，用钢锅浓缩成膏，盛瓷器内，加冰片少许，密封高压消毒。用时以布剪成圆形，涂膏贴于患处，胶布固定，48小时换药1次。消肿散结，拔毒止痛。主治乳腺癌。

★龟枣丸

龟板数块，黑枣肉适量。将龟板炙黄研末，黑枣肉捣烂，两者混合为丸，每日10克，白开水送服。本方滋阴益胃，适用于乳腺癌。

★胡芦巴散

胡芦巴120克，盐、黄酒适量。将胡芦巴置于盐水中，炒干研末，每日10克，每日1次，黄酒送服。本方散寒止痛，适用于乳腺癌。

★枝莲六耳煎

半枝莲、六耳棱、野菊花各30克。每日1剂，水煎服。本方清热解毒，适用于乳房纤维瘤。

★土桃清热汤

土贝母、核桃隔、金银花、连翘各15克。每日1剂，酒水煎服。本方清热解毒，适用于乳腺癌已溃。

★小檗根瘦肉汤

鲜小檗根30克，猪瘦肉适量。每日1剂，水煎服。本方泻火解毒，适用于乳房肿瘤。

★蛇蜂活血汤

蛇蜕、蜂房、全虫各等分。共为细末，每日服3次，每次5.5克开水送下，1个月为1疗程。本方活血解毒，适用于乳腺癌。

★瓜归化瘀汤

瓜蒌1个，当归、甘草各15克，乳香3克，没药8克。每日1剂，水煎服。本方活血化瘀，适用于乳腺癌。

★蚣蝎解毒散

蜈蚣、全蝎各10克，穿山甲12克，海马10克。上药焙干研末，每日2次，每次1克，黄酒送下。本方活血解毒，适用于乳腺癌。

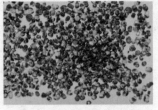

王不留行

★王八甲片汤

王不留行、八月札各30克，山甲片12克。每日1剂，水煎服。本方活血解毒，适用于乳腺癌。

★王天银花汤

王不留行、天花粉、银花各9克。每日1剂，水煎服。本方活血解毒，适用于乳癌初起未溃者。

★五鼠活血散

五倍子、雄鼠屎、露蜂房各等分。共为末，每次3克，每日2次。本方活血散结，适用于乳腺癌。

★五香解毒膏

五倍子、乳香、没药各60克，鸦胆子（去壳)20克。上药共捣烂，米醋1250克，慢火熬成膏，摊于布上外敷，每2日换药1次。本方活血解毒，适用于乳腺癌。

★菊莲解毒汤

六棱菊、野菊花、半枝莲各30克。每日1剂，水煎服。本方清热解毒，适用于乳腺癌。

★白仙解毒汤

白花蛇舌草、仙茅各120克。每日1剂，水煎服。本方解毒助阳，适用于乳腺癌。

★狼毒益气枣

狼毒、红枣各500克。将二者共煮，去狼毒。吃红枣，每次5枚，每日2－3次。本方益气解毒，适用于乳腺癌。

★双根解毒汤

猕猴桃根、野葡萄根各30克，八角莲、生南星各3克。每日1剂，水煎服。本方解毒化痰，适用于乳腺癌。

★天贝软坚汤

天葵4.5克，贝母9克，煅牡蛎12克，甘草3克。每日1剂，水煎服。本方化痰软坚，适用于乳腺癌。

第九章 传染病妙方

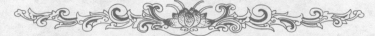

麻疹

麻疹是由外感麻疹病毒（麻疹时邪）引起的急性传染病。

临床以发热，咳嗽，鼻塞流涕，眼泪汪汪，满身布发红色疹子为特征。为儿科四大证之一，好发于冬春二季，发病年龄一般在 6 个月以上，5 岁以下。通过呼吸道传播，其传染期从出疹前 5 天到出疹后 5 天为止。发过一次可终身免疫。自开展麻诊活疫苗接种以来，发病率已明显下降。

初热期（约 3 天） 本病开始与感冒症状极为相似，同时双目微红，泪水汪汪，口腔臼齿处可见"麻疹黏膜斑"（为灰白色或淡黄色如冒针头大小的疹点，疹的周围黏膜有红晕），是早期诊断的主要依据。治宜辛凉透表。

见形期（约 3 天） 为高峰期，体温更高，一般在 40℃左右，于耳后、颈部及发际处出现红色皮疹，渐扩展至面部、躯干、四肢，最后至手心、足底为出齐。疹点颗粒尖耸，扪之触手。初为鲜红色，后渐增多融合为暗红色，疹与疹之间有正常皮肤。神倦嗜睡，或烦躁不宁，目赤眵多，口渴唇干，咳嗽加剧，大便稀，小便短赤。治宜清热透疹。

收没期（约 3 天） 疹子顺序回没，热势渐衰，各种症状逐渐减轻而消退。疹回后皮肤，出现糠状脱屑，并有棕褐色色素沉着，一般经 1 ~ 3 周退清。治当养阴清解。

防治此病的单方妙方有以下数种。

★卤地菊汤

卤地菊 60 ~ 180 克，制成浓缩液，或用新鲜卤地菊煎汤，以上为 1 日量。连续服用，直至热退疹收。透发麻疹，清热解毒。适用于单纯性麻疹。

★荸荠酒酿

酒酿 100 克，鲜荸荠 10 个。将酒酿与荸荠（去皮，切片），加水少许，煮熟。吃荸荠饮汤。每日分 2 次服。清热，透疹。适用于小儿麻疹、小痘以及风热外感。

★荸荠柽柳汤

荸荠 90 克，柽柳叶 15 克（鲜枝叶 30 克）。将荸荠、柽柳叶一同水煎。每日分 2 次饮服。温中益气，消风毒。适用于麻疹透发不快。

★荸荠萝卜汁

鲜荸荠10个，鲜萝卜汁500克，白糖适量。将鲜荸荠削皮与鲜萝卜汁一同煮开，加白糖适量。空腹温热服。清热养阴，解毒消炎。适用于疹后伤阴咳嗽者。

★解毒透疹汤

银花10克，连翘10克，牛蒡子6克，蝉蜕6克，桑叶5克。水煎服。每日1剂，日服2~3次。清热解毒，疏风透疹。适用于初中期阶段麻疹。

★葱豉消毒散

荆芥穗3克，炒牛蒡4.5克赤杨柳6克，连翘4.5克，淡竹叶4.5克，薄荷叶2.4克，淡豆豉7.5克，鲜葱白2根。水煎2次，分2次服；8~15岁小儿剂量可增加1倍。辛温解表，疏风透疹。适用于麻疹（出疹期）。

★青蒲合剂

蒲公英500克，加水3~5倍（50~60℃），浸泡半小时，然后煎1小时，过滤；残渣复加水2~3倍，加热煮沸40分钟，过滤；合并2次滤液，蒸发浓缩500毫升，即成。再取大青叶500克，依上法浸、煎浓缩，然后加等量95%乙醇，静置一夜。取上层清液用精制棉滤过，所得滤液减压蒸馏，除尽乙醇，然后于常压下蒸发至250毫升，再加入单糖浆及适量香精混合均匀，即得大青叶糖浆。取大青叶糖浆、蒲公英浸煎浓缩各等量，混匀，加0.3%苯甲酸钠为防腐剂，即成。用法1日3次，每次每周岁3~5毫升。清热解毒，消炎抗菌。适用于麻疹合并肺炎。

★牛膝甘草汤

牛膝20克，甘草10克，加水150毫升，煎至60毫升。每次口服4~6毫升，20~40分钟1次。消肿解毒，利咽止痛。适用于麻疹合并喉炎。

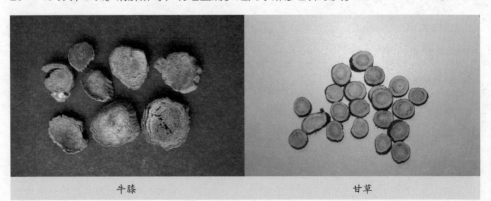

牛膝　　　　　　　　　　甘草

★消炎透疹汤

粉葛根6克、南薄荷（后下）2克，光杏仁9克，炒牛蒡4.5克，白桔梗3克，粉甘草1.5克，炒蒌皮6克，冬桑叶4.5克，净连翘6克，金银花6克，净蝉衣2.4克。水煎，日服3～4次。每次40～60毫升。清肃肺胃，消炎涤痰。适用于麻疹发疹期并发肺炎。麻疹收设期并发肺炎者忌用。

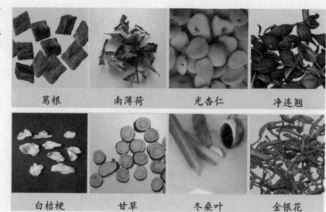

| 葛根 | 南薄荷 | 光杏仁 | 净连翘 |
| 白桔梗 | 甘草 | 冬桑叶 | 金银花 |

风疹

风疹是由风疹病毒（外感风热时邪）所引起的一种较轻的发疹性传染病。多流行于冬春季节，以1～5岁小儿为多见。临床表现为轻度发热，咳嗽流涕，发热当天即可出现淡红色细小如沙的特殊皮疹，先起于头面，次日见于躯干、四肢，分布均匀，有痒感，耳后、枕部淋巴结肿大。重者见高热烦躁，疹色鲜红或紫暗，疹点较密，瘙痒明显。

风疹的治疗，以疏风清热解毒为原则。邪在肺卫者，治以疏风清热透疹；邪在气营者，治以清热凉营解毒。防治此病的单方妙方有以下数种。

★荸荠绣球煎

荸荠、绣球花叶。两味共绞汁或水煎服。7个月～1岁，每次荸荠3～5粒，绣球花叶3～5叶；1～2岁，用7粒，7叶；2～4岁，用9粒，9叶；4岁以上用11粒，11叶。以上均为每日服2～3次。清肺热，泻毒火。用于预防麻疹并发支气管炎、肺炎。

★银翘散

银花、连翘、豆豉、牛蒡子、荆芥各9克，薄荷、桔梗、甘草各5克，竹叶、芦根各6克。水煎服。疏风清热。本方治疗邪郁肺卫型风疹。可见恶风发热，咳嗽流涕、目赤，疹色浅红，发起于头面，继发于身躯，分布均匀，稀疏细小，2～3日可消退，有瘙痒感。耳后及枕淋巴结肿大。舌苔薄黄，脉浮数，指纹紫。本方可每日1剂，分3次煎服。

★透疹凉解汤

桑叶、甘菊各9克，薄荷5克，连翘、牛蒡子、赤芍、蝉衣、紫花地丁、黄连各10克，藏红花1克。水煎服。本方凉血解毒。证见疹色鲜红，成片相见，扪之碍手，瘙痒较甚，消退迟缓。伴高热口渴，心烦不宁，神倦乏力，小便黄赤，大便干结，口干舌红，苔黄厚，脉洪数，指纹紫。每日1剂，分2次服。花生油50毫升，煮沸后稍冷加入薄荷叶30克，完全冷却后过滤去渣。外涂皮肤痒处，有止痒作用。

★活鸡敷胸解毒透疹

活鸡1只。将活鸡去肚上毛，剖膛，乘热外敷儿胸。注意避风，切勿着凉。解毒透疹。适用于小儿麻疹热毒内陷。

温馨提示

对于风疹患儿一般不必采取隔离措施，但在易感儿群集的地方，可适当隔离，一般隔离1至出疹后5天。出疹期间不随便外出，防止交叉感染，发生其他合并症。注意休息与保暖，衣服柔软，皮肤瘙痒时切莫抓挠，以免皮肤破损感染。体温较高者，可用物理降温法，同时多饮开水。饮食宜清淡易消化，不宜吃辛辣、煎炸食物。

病毒性肝炎

病毒性肝炎是由肝炎病毒引起，可分为甲、乙、丙、丁、戊五型，传染性较强，传播途径复杂，发病率较高。其中，乙、丙、丁三型肝炎易演变成慢性，或发展为肝硬化，并可能致癌。

病毒性肝炎属于中医"黄疸""胁痛""郁证""癥积"等范畴，饮食治疗时宜清热利湿，调理气血，健脾和胃，辨证用膳。饮食适量，软硬、寒热相宜，注意饮食卫生，饮食中以高蛋白、低脂肪为宜，要保证营养丰富和易消化。多食新鲜蔬菜和肉类，忌酒，忌食煎炒油炸食品，做到辨证用膳。如偏热者多食水果类；湿重或胃纳差者少食糖果类甜食。大蒜、葱叶、生姜等辛温类食物，有化湿行水功效，寒湿内阻和水湿中阻患者相宜；虾、鳝鱼、狗肉有温阳化湿功效，适用于湿从寒化或阳虚失运及阴寒内盛病证；蘑菇、黄花菜、胡萝卜、苦瓜、紫菜、绿豆等属甘凉食物，有清热、养阴、凉血、散瘀作用，适用于热证、阴虚证或兼瘀患者。防治此病的单方妙方有以下数种。

★茵陈蒿汤

茵陈30克，栀子10克，大黄10克。水煎服。本方清利湿热。用于治疗黄疸性肝炎，伴有面目周身俱黄，烦热脘闷，纳呆呕吐，口苦口干，胁痛腹胀，倦怠无力或皮肤瘙痒，小便黄赤，大便秘结，苔黄腻，脉弦滑数等一派湿热之象。服法每日可1剂，每剂分为2煎内服。

★柴胡疏肝散

柴胡12克，枳壳10克，芍药15克，甘草10克，香附10克，川芎6克。水煎服。本方疏肝理气，用于治疗慢性肝炎，证见胁肋胀痛，脘腹胀满，恶心嗳气，纳差，脉弦者，可用此方治疗。每日1剂，可连服7～10剂。效果好的可以制成蜜丸，长期服用。

★一贯煎

沙参10克，麦冬10克，当归10克，生地黄12克，枸杞子10克，川楝子10克。水煎服。养阴柔肝。治疗慢性肝炎。肝区隐隐作痛，低热，腰酸，口干苦而燥，手足心热，苔少或无苔，舌红，边尖红，脉弦细数。每日1剂，日服2次。

★木香顺气丸

木香、厚朴、砂仁、枳壳、香附、苍术、槟榔、青皮、甘草、生姜、陈皮。水丸剂。每40粒重约3克。本方行气化湿，健脾和胃。常用于治疗食积、腹痛、气郁引起的胸膈痞闷，胁腹胀满，呕吐恶心，停食纳呆，嗳气吐酸，大便秘结等症。西医诊断的消化不良、肠胃功能紊乱、不完全性肠梗阻、慢性肝炎、早期肝硬化见上述症状者，可用本丸。口服。

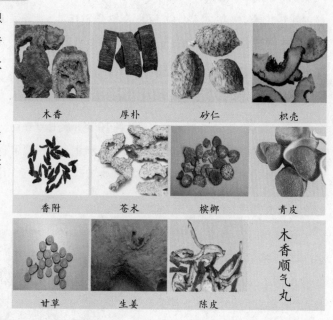

木香　厚朴　砂仁　枳壳
香附　苍术　槟榔　青皮
甘草　生姜　陈皮　木香顺气丸

成人每次服6～9克，每日服2～3次。7岁以上儿童服成人1/2量。气郁化火而兼阴液亏损者应慎用。孕妇慎服。忌生冷油腻饮食。

★柔肝健脾汤

黄芪、茯苓各20克，党参、当归、白芍、五味子、虎杖、白术、白花蛇舌草各15克，柴胡、木香（后下）、炙甘草各10克，生薏仁30克。上药加水煎2次，混合两煎所得药汁。每日1剂，分早、晚服用。1个月为1个疗程。扶正祛邪，健脾柔肝，清热解毒。适用于乙肝"大三阳"，症见胁痛、肝区压痛，纳差，恶心，全身乏力，尿黄，或出现黄疸。

★茵陈败酱草汤

茵陈、败酱草各 30～90 克，板蓝根 20 克，焦白术 12 克，猪茯苓、紫丹参、车前子各 15 克，泽泻 10 克，炒麦芽 30 克，大黄 5 克。水煎取药汁。每日 1 剂，分 2 次服用。清热解毒，利胆退黄。适用于急性肝炎，湿热蕴结型。

★阳黄茜草汤

茵陈 20～150 克，栀子、茜草各 5～20 克，枳壳、茅根各 10～15 克，鸡内金 5～15 克，双花 10～30 克，茯苓 15～20 克。上药加水煎 2 次，每煎取药汁 150 毫升，共取药汁 300 毫升。每日 1 剂，分 2 次服用。清热解毒，利湿退黄，理气化瘀。适用于急性黄疸型肝炎。

★清热利湿退黄汤

茵陈、板蓝根、丹参、七叶一枝花各 30 克，栀子、郁金、连翘、泽兰叶、白蔻仁、藿香、佩兰叶各 10 克，黄柏 20 克，白茅根、车前子各 15 克。上药大火沸煎 20 分钟，去渣取药汁。每日 1 剂，分 2 次服用。清热利湿。适用于急性黄疸型肝炎、中毒性肝炎。

★黄贯虎金汤

黄芪、蒲公英、山楂各 30 克，虎杖 25 克，党参、丹参各 20 克，当归、白术、郁金各 15 克，贯众、柴胡、大黄（后下）各 10 克，炙甘草 6 克，三七粉（冲）3 克。上药加水煎 2 次，混合两煎所得药汁。每日 1 剂，分上、下午服用。3 个月为 1 个疗程。扶正，解毒，祛湿。适用于慢性迁延性乙肝、慢性活动性乙肝。

★茵陈黄花汤

茵陈 30 克，黄花、丹参各 20 克，白茅根、丹皮、五味子、当归各 15 克，鸡内金、云苓、川楝、郁金、甘草各 10 克。水煎取药汁。每日 1 剂，分 2 次服用。小儿用量酌减。益气化湿，疏肝活血。适用于病毒性肝炎，肝郁脾虚，湿热内蕴，血瘀内阻型。

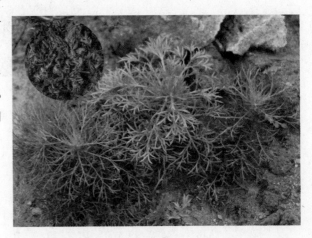

茵陈

流行性腮腺炎（痄腮）

流行性腮腺炎是流行性腮腺炎病毒所致的急性传染病，其主要症状是腮腺肿大伴疼痛，且多伴有不同程度的发热及全身不适。中医称之为痄腮。

本病的表现，一般先见一侧耳下部肿大，1～2天后对侧耳下亦见红肿，并伴疼痛，表面灼热，并有触痛，开口咀嚼时疼痛更加显着。腮腺肿胀大约持续4～5天以后，逐渐消退。可伴随出现发热、乏力、头痛、食欲减退、结膜炎、咽炎等症状，治以疏风清热，解毒散结。亦有少数病儿出现前述其他症状，1～2天以后才出现腮腺肿大。

一般而言，腮腺炎预后良好，但亦有可能迁延而导致并发睾丸炎、脑膜炎、心肌炎的严重后果，因此，不可轻视，任其自然，而应当及时积极予以防治，注重调养。防治此病的单方妙方有以下数种。

★ 板蓝根消毒饮

板蓝根３０克。上药加水２００毫升，煎成６０毫升，分6次服，每4小时1次，空腹服。此为１天量。清热解毒，凉血利咽。适用于流行性腮腺炎。

★ 腮腺炎糊剂

木鳖子适量。木鳖子去壳取仁，用瓷碗或碟将木鳖子仁加少许清水磨成浆糊状，以棉签蘸涂于患处，每天１０余次。干后即涂，保持湿润。散结消肿，攻毒疗疮。适用于流行性腮腺炎。

★ 普济消毒饮加减方

芥穗6克，牛蒡子10克，橘叶10克，马勃10克，蒲公英10克，板蓝根10克。水煎服。本方散风清热解毒，用于治疗流行性腮腺炎初期发热、头痛、腮部红肿。每日1剂，水煎服。

★ 银花薄荷饮

银花15克，薄荷6克，黄芩3克，冰糖15克。将前3味水煎取汁加入冰糖即成。本方清热解毒。适用于温毒在表型流行性腮腺炎患者。一般表现为：发热恶寒，腮

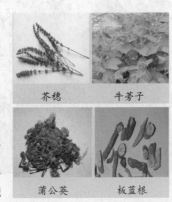

芥穗　　牛蒡子

蒲公英　　板蓝根

部肿痛。顿服，每日服 1 剂，连用 5 日。

★梧桐花汁

鲜梧桐花 2 0 朵。上药捣烂外敷患处，药干后再换，1 天数次。利湿消肿，消热解毒。适用于小儿腮腺炎。

★青叶敷剂

大青叶（鲜品）1 0 0 ~ 3 0 0 克。上药加白醋，捣烂敷腮肿部位。敷药面积较患处大。每天敷 1 次，必要时敷 2 次。药干后加醋使其保持湿润，连敷 5 天为 1 疗程。清热解毒，凉血消斑。适用于流行性腮腺炎。

★地龙糖浆

地龙 20 ~ 30 条，白糖 30 克。将地龙洗净肚内泥土，置玻璃杯内，加入白糖腌渍，约 50 分钟后逐渐分泌出白黄色黏液，然后以玻璃棒用力搅拌，即成糊状灰棕色的地龙糖浆。将之直接涂于肿胀处，再用湿纱布覆盖固定，每天涂药 3 ~ 4 次。清热，镇痉，解毒。适用于流行性腮腺炎。

★小豆糊剂

赤小豆 100 克，鸭蛋清适量。将赤小豆研粉过筛，与鸭蛋清调成糊状，放纱布上敷患处，5 小时换药 1 次。若双侧发病者赤小豆倍量。若发热者，以此方外敷的同时，可用解热药控制热势。适用于流行性腮腺炎。

★腮腺炎糊剂

鲜蒲公英适量，鸡蛋清 1 个。上药捣烂如泥，加鸡蛋清调成糊状，外敷患处，每天 1 次。清热解毒，散结。适用于流行性腮腺炎。

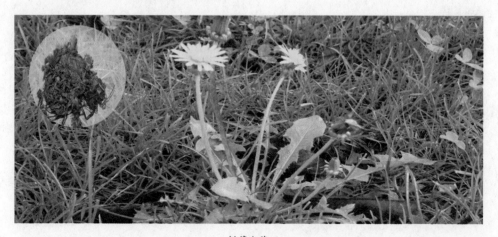

鲜蒲公英

细菌性痢疾

人们日常所说的痢疾指的是细菌性痢疾，由痢疾杆菌引起的急性肠道传染病，以腹痛、大便有赤白脓血为主症，同时伴有全身中毒表现，如发热、血象增高、周身不适等。

小儿是痢疾的高发人群，发病多在夏秋两季。苍蝇常是重要的传播媒介，苍蝇叮了带有痢疾杆菌的粪便再叮食物后，就将病原体带到食物上，小儿吃进了受污染的食物而得病。

饮食治疗的目的是减少肠道刺激，缓解患者腹泻症状，防止和纠正水电解质平衡。防治此病的单方妙方有以下数种。

★ 止痢粉

满天星适量洗净晒干，研细末备用。每天服 3 次，每次 1.5 克，加糖冲开水服。此方治疗细菌性痢疾。

★ 止痢方

月月红（太阳花）鲜草（去花）200 克，白糖 30 克。将上药洗净加冷开水适量，捣烂取汁分早晚 2 次口服。

★ 黄连乌梅丸

乌梅（炒）、黄连（去须）各 120 克。上药共研为细末，炼蜜为丸，如梧桐子大小。每次服 20 丸，1 日 2 次，用温米汤送服。清热止痢。适用于细菌性痢疾。

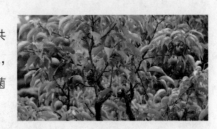

乌梅

★ 诃藜勒散

诃子肉（煨）500 克。上药研为细末。每次取 9 克药末，1 日 3 次，用米汤送服。收涩止痢。适用于痢疾不止，放屁多。

★ 丝瓜汁

丝瓜 2 条，红糖适量。丝瓜切成 3 ~ 4 寸长的段，用竹笋叶（或厚纸）包裹，放带火的灰堆里煨热，取出，用纱布绞汁，入加糖调匀。饮汁，1 日 1 剂，分 2 次服食。清热解毒，凉血治痢。适用于细菌性痢疾。

★马齿苋槟榔茶

马齿苋 50 克，槟榔 10 克。马齿苋洗净，与槟榔水煎取汁，即成。代茶频饮，1 日 1 剂。清热利湿，解毒消肿。适用于各型细菌性痢疾。

★苦辛利湿方

藿香梗、杏仁、茵陈各 6 克，炒黄芩、泽泻、通草各 3 克，黄连、炒黄柏各 2.4 克，炒苍术、厚朴、大腹皮各 4.5 克，滑石 9 克，木香 1.5 克。水煎取药汁。口服，每日 1 剂。行气和胃，化湿止痢。适用于慢性痢疾。

★黄连红曲汤

黄芩、黄连（姜汁炒）、白芍、炙甘草、橘红、红曲、麸炒枳壳、建莲（去皮）各 3 克，生麻（炒）0.6 克。水煎取药汁。每日 1 剂，分 2 次服用。清热燥湿，行气止痢。适用于细菌性痢疾。

★解毒宽肠汤

当归、杭白芍各 12 克，酒炒黄连、莱菔子、木香各 9 克，薤白 15 克。水煎取药汁。口服，每日 1 剂。解毒宽肠。适用于细菌性痢疾。

★乌龙煎剂

乌梅 30 克，地榆 12 克，山楂 20 克，龙胆草 15 克。水煎取药汁。每日 1 剂，分 2 次服用。清热燥湿，导滞凉血，收敛止泻。适用于细菌性痢疾。

★十味止痢汤

川连 3 ~ 6 克，黄芩、黄柏、苦参、椿根皮各 10 克，煨木香、炒白芍、乌梅炭各 6 克，双花炭、地榆炭各 15 克。上药加水，煎汁 150 ~ 200 毫升。每日 1 剂，频频饮服。清热利湿，调气和血，解毒止痢。适用于小儿急性细菌性痢疾。

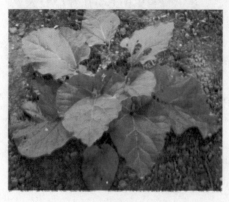

大黄

★三黄止痢汤

生大黄、黄柏、槟榔、木香、焦山楂、枳壳各 10 克，黄连 3 克。上药加水煎 2 次，混合两煎所得药汁共 200 ~ 300 毫升。每日 1 剂，分次频服。服药期间忌食生冷、油腻的食物。通腑滑肠，止痢。适用于小儿急性细菌性痢疾。

肺结核

肺结核病是指由于结核菌侵入肺部后产生的一种慢性呼吸道传染性疾病。人感染此病，往往会表现出低热、夜间盗汗、咳嗽、咳痰、胸痛、呼吸困难等症状。低热一般出现在午后，热度在 37.4 ~ 38℃之间。夜间盗汗亦是结核患者常见的中毒症状，夜间熟睡时大汗淋淋，几乎湿透衣服，觉醒后汗止。肺结核引发的咳嗽通常是干咳，咳痰很少。当结核坏死灶累及肺毛细血管时，往往会咯血。另外，部分患者还会出现疲乏无力、胃纳减退、消瘦、失眠等全身症状。

成年人和小儿都可能患上肺结核。小儿所患结核多为原发性肺结核，发病初期多无明显症状，随着病情的发展，会表现出低热、干咳、盗汗、食欲减退等现象。小儿抵抗力弱，治疗不及时，该病可发展为粟粒性肺结核，甚至引起并发病，伤及脑、肾、肠、骨骼等其他器官组织。

中医把肺结核归为肺痨症，治疗以扶正固本、抗痨杀虫为原则。防治此病的单方妙方有以下数种。

★黄精炖冰糖

黄精 100 克，冰糖 50 克。上述二味加水 300 毫升，煮 30 分钟，去渣取汁。1 日 1 剂，分 2 次服用。滋阴，润心肺。适用于肺结核咳血。

★明矾蜜萝卜

红皮萝卜 1000 克，明矾 10 克，蜂蜜 150 克。萝卜洗净，切碎，加清水 300 毫升，煎至 100 毫升时，滤汁除渣，入明矾、蜂蜜。1 日 2 次，早晚空腹服用，每次 50 毫升。化痰热，止下咳气，解毒。适用于肺结核咯血。

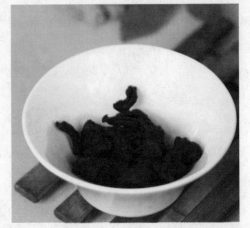

黄精

★川连白及丸

川黄连 210 克，白及、百部、泽漆、全蝎各 90 克，血竭、冬虫夏草、生首乌各 30 克，蜈蚣 120 条，阿胶、鳖甲胶、玄参各 60 克，蜂蜜适量。先炖阿胶、鳖甲胶，其他药一起研成极细末（蜂蜜除外），待胶剂炖化后，将药粉倒入其中，均匀搅拌成泥，然后再视其软硬程度加入适量蜂蜜，制成绿豆大小的药丸。每次9克，每日3次，温开水送服。养阴保肺，活血杀虫。适用于空洞型肺结核。

★黄蛤丸

黄连19克，蛤蚧13克，白及40克，百部10克，枯矾8克。上药共研细末，水泛为丸，阴干后备用。每次10克，每日3次，温开水送服，儿童酌减。燥湿，化痰，杀虫。适用于浸润型肺结核，对干酪样病灶不多而有薄壁空洞的肺结核也有疗效。

★百合蜜

干百合120克，蜂蜜150克。将百合干洗净，干后碾成粉，与蜂蜜一同放入大碗中拌匀，上蒸笼隔水蒸1小时，取出晾至微温，装瓶即成。小儿日服3次，每服10克，温开水送服。滋补润肺，清燥止咳，养心安神。适用于小儿阴虚肺痨久咳、吐脓痰，对大便干结、神经衰弱、慢性支气管炎等症也有疗效。

★白及枇杷汤

白及12克，枇杷叶、蛤蚧炒阿胶（烊化）、大黄炭各10克，生地黄、白茅根、百部各15克，藕节炭30克，三七（冲）6克。水煎取药汁。每日1剂，分2次服用。清热，凉血，止血。适用于肺结核咯血。

★沙参二冬汤

北沙参、天冬、麦冬、石斛、天花粉、玉竹、黄芩、生石膏、酒炒大黄、茜草、侧柏叶、血余炭各9克，藕节15克，大蓟炭、小蓟炭各12克。水煎取药汁。每日1剂，分2次服用。养阴，清热，止血。适用于肺结核咯血。

★活化汤

郁金30克，丹参60克，鸡血藤45克，红花、桃仁、赤芍、海藻、夏枯草各15克。水煎取药汁。每日1剂，分2次服用。活血，行血，止血。适用于浸润型肺结核。

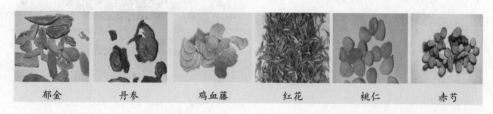

郁金　　　　丹参　　　　鸡血藤　　　　红花　　　　桃仁　　　　赤芍

流行性乙型脑炎

　　流行性乙型脑炎简称乙脑，是由乙型脑炎病毒感染所致，主要引起中枢神经系统感染，多发生在夏、秋两季，尤其多发于 7、8、9 月，主要经蚊虫传染。乙型脑炎潜伏期为 7～10 日，起病多急骤，患者开始时出现发热，体温达 39 摄氏度以上，同时出现头痛、嗜睡、呕吐、精神不振及食欲减退，有的还可出现烦躁不安、易惊跳、眼睛长时间固定看一个方向，说话口齿不利等。

　　防治此病的单方妙方有以下数种。

★ 竹沥茶

　　竹沥适量。上味用开水冲泡。代茶饮。清热解毒。适用于流行性乙型脑炎。

★ 金银花甘草饮

　　金银花 30 克，甘草 3 克。将以上 2 味，沸水冲泡。代茶频饮。清热解毒。适用于小儿流行性乙型脑炎。

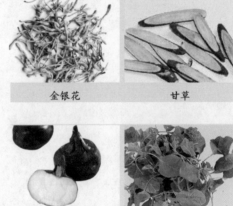

金银花　　　　　甘草

荸荠　　　　　苋菜

★ 荸荠苋菜汤

　　鲜荸荠 250 克，苋菜 50 克，冰糖适量。荸荠洗净去皮，苋菜洗净，二味同入锅中，加冰糖及适量清水，煎煮 30 分钟。不拘时少量频服，食荸荠喝汤。清营凉血解毒。适用于流行性乙型脑炎。

★ 银花甘草茶

　　银花 30 克，甘草 3 克。甘草制粗末，与银花同置茶杯中，沸水冲泡。代茶饮用。清热解毒。适用于流行性乙型脑炎。

★ 水牛角银花汤

　　水牛角 20～30 克，银花 5～10 克，生地黄、板蓝根各 10～20 克，丹皮、芍药、大青叶各 5～10 克，石菖蒲、紫草、甘草各 3～6 克，兰花竹叶（鲜）、大黄各 6～8 克。水煎取药汁。每日 1～2 剂，每 2～4 小时服药 1 次。清热凉血解毒，清心化浊开窍。适用于流行性乙型脑炎。

227

★清营饮

鲜藿香、丹参、连翘各15克，生石膏、板蓝根、鲜茅根各30克，生地黄12克，沙参、菖蒲各9克，知母、黄连、郁金、甘草各6克。水煎取药汁。每日1剂，分2次鼻饲。用至恢复期。清热解毒，清营凉血。适用于流行性乙型脑炎。

★白虎承气汤

生石膏50克，知母、大黄各10克，玄明粉、枳实、厚朴、生甘草各6克。上药加水，煎取200毫升药汁。轻型每日1剂，分2次服用；中型每日2剂，分4次服用，6小时1次；重型、极重型每日4剂，分8次服用，3小时1次。清热透表，泻火通腑。适用于流行性乙型脑炎。

★乙脑通下汤

生石膏（先煎）150克，生大黄（后下）、金银花、七叶一枝花、竹叶心、钩藤各15克，玄明粉（冲服）8克，板蓝根30克，全虫3克，石菖蒲、竹沥、半夏各10克。上药加水，浓煎成160毫升。3岁以内30克，3～5岁40克，6～15岁50克，成人80克，每日3次口服。喉中痰鸣漉漉加鲜竹沥30克；四肢厥冷加羚羊角2克。通下泻热，解毒止痉。适用于流行性乙型脑炎气营型。

水痘

水痘是指由水痘病毒引起的以皮肤黏膜分批出现丘疹和疱疹为特征的急性传染病，病后多有终身免疫力，小儿常见，但成人以前未得过此病的，若与水痘患者直接接触也可感染此病。水痘病毒依靠直接接触和飞沫传染。此病传染性很强，常易造成流行。以发热、皮肤及黏膜分批出现斑疹、丘疹、疱疹、痂盖为特征。1～6岁小儿患病较多。中医学认为，水痘是因为外感时邪病毒，内有湿热蕴郁所致。治以疏风清热，解毒除湿，或加凉血。防治此病的单方妙方有以下数种。

★紫草茸糖水

紫草茸3～5克，白糖适量。上味加水2碗，煮至1碗，去渣取汁。饮汁，1日1剂。清热凉血，透疹解毒。适用于水痘、麻疹、风疹、暑疖等症。

★荸荠酿酒

鲜荸荠 10 个，糯米酿酒 100 克。荸荠洗净，去皮切片，与糯米酿酒煮粥。趁热食粥，1 日 2 次。清热解毒。适用于小儿水痘、麻疹、外感风热等症。

★香菜风栗汤

香菜、风栗各 150 克，胡萝卜 200 克，鲜荸荠 100 克。上四味分别洗净，切碎，同置砂锅内，加清水适量，煮汤后取汁 2 碗。1 日 1 剂，分 2 次温服，连服 3 ~ 5 日。透发痘疹。适用于小儿水痘。

★芦菊茶

芦根 60 克，野菊花 10 克。芦根切碎，与菊花同置锅中，水煎取汁。代茶饮用。清热解毒。适用于水痘。

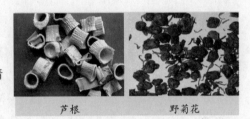

芦根　　　　　　　野菊花

★胡萝卜茶

胡萝卜 100 克，香菜 50 克。上味水煎，去渣取汁，代茶频饮。透发痘疹。适用于水痘。

★青果芦根茶

青果 30 克，芦根 60 克。上味捣碎，水煎取汁，代茶饮用。清热解毒。适用于水痘初起，症见发热、咽红疼痛等。

★大黄全蝎蛋清膏

大黄、全蝎、防风、石膏、青黛各等量，鸡蛋清适量。用以上前 5 味共研细末，加入鸡蛋清调和成膏状，备用。敷于脐部，然后用消毒纱布覆盖，再用胶布固定。每日换药 2 次。清热泻火，解毒祛风。适用于小儿水痘，症见发热不恶寒，面赤唇红，口臭，尿黄便秘。

★苦参浮萍芒硝洗方

苦参、芒硝各 30 克，浮萍 15 克。上药加水煎汤，去渣备用。洗浴患处，每日 2 次。清热解毒，利湿除疹。适用于水痘。

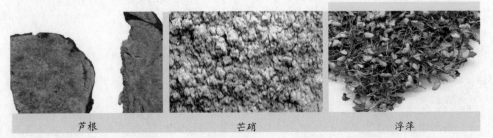

芦根　　　　　　　芒硝　　　　　　　浮萍

★清气凉营解毒汤

金银花、连翘、大青叶、紫草、生地黄、升麻各10克，生石膏40克，黄连6克，碧玉散18克。水煎取药汁。每日1~2剂，分2次服用。清气，凉营，解毒。适用于重型水痘。

★荆芥大青叶洗方

荆芥、防风、甘草、薄荷、蝉蜕、大青叶各15克。将以上6味加水煎汤，滤渣备用。洗浴患处，每日2次。清热解毒，利湿除疹。适用于水痘。

★清热解毒汤

生地黄、黄连各3克，牛蒡子8克，荆芥、牡丹皮、紫草、连翘各10克，薄荷、木通各5克，竹叶6克。（此为6~10岁小儿用量，可根据年龄增减）。上药用水煎取浓汁120克，加糖调味。每日1剂，分2次服用。5日为1个疗程。透表凉营，解毒渗湿。适用于重症水痘。

百日咳

百日咳是由百日咳杆菌（时行疫邪）引起的一种呼吸道传染病，主要通过咳嗽时飞沫传播。春冬二季容易受邪发病，以5岁以下儿童为最多。新生儿与乳幼儿易并发肺炎及发生窒息。病程可长达5~6个星期，相当顽固难愈。

初咳期　约一周左右，类似感冒咳嗽，须辨风寒、风热而降气化痰止咳。

痉咳期　约2~6周，重者可达2个月以上。多为痰热恋肺，表现为阵发性痉挛性咳嗽，咳后伴鸡鸣样吸气性回声，常于呕吐痰涎后方暂止，咳剧时表情痛苦，面赤腰曲，涕泪交作，往往少住又作。日数次或数十次，痰稠带血，目眶浮肿，甚则二便失禁，惊厥抽搐。治以清热泻肺，涤痰降逆。

恢复期　自痉咳缓解至消失，约2~3周或更长。此期症状，痉咳日渐好转，发作次数减少，咳声无力，痰稀而少，气短声低，唇色淡白。治宜补气养阴。

防治此病的单方妙方有以下数种。

★百部煎剂

百部适量。1岁患儿每天3克，2~4岁6克，5岁以上10克。每天1剂，水煎取药液约 30 毫升，加适量白糖，分早午晚 3 次服。此方治疗百日咳效果显著，一般服用 3 ~ 6 天可痊愈。

★ 马齿苋煎剂

马齿苋 200 ~ 300 克。上药水煎 2 次，浓缩 100 ~ 150 毫升，分早晚 2 次口服。5 天为 1 个疗程。

★ 鸡胆百合散

鸡胆 1 个，百合 10 克。将鸡胆焙干，与百合共研细末。1 岁以内分 3 天服；1 ~ 2 岁分 2 天服；3 ~ 6 岁为 1 天服；7 ~ 10 岁以上药量加倍，1 天服完。每天量分 3 次内服。此方治疗百日咳，一般用药 4 ~ 10 天痊愈。

★ 全蝎末

全蝎 1 只，鸡蛋 1 个。将全蝎炒焦研末，再将去壳熟鸡蛋蘸全蝎末食之，每天 2 次。3 岁以下酌减，5 岁以上酌增。

★ 鸡胆川贝散

鲜鸡胆 4 只，川贝 20 克，百部 10 克。将后 2 味药研极细末，用针尖刺破鸡胆取汁滴入药粉内调匀，阴干备用。每天服 3 次，3 岁以下每次 1 克，4 ~ 5 岁每次 2 克，6 ~ 7 岁每次 3 克。服时加蜂蜜适量用温开水调冲服。5 天为 1 疗程，若不效可酌情延长。

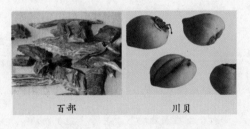

百部　　　　　　川贝

231

★ 百日咳方

龙胆草、钩藤各 50 克，白蜜 500 克，白醋 50 克。将龙胆草加水 250 毫升煮沸后，以文火煎 15 分钟，加入钩藤同煎 5 分钟，去渣，再加白蜜与药液共煎至药液浓缩，最后加白醋拌匀即成。每天服 4 ~ 6 次，每次 10 ~ 20 毫升，温服。7 天为 1 疗程。

★ 苏杷合剂

苏叶、枇杷叶各 10 克，龙胆草 6 克，花椒 1 克，红糖 15 克。上药用清水煮沸 10 ~ 15 分钟，加入红糖微火熔化，少量频服，2 天 1 剂。

★ 青百贝散

黑皮三叶青 30 克，百部、浙贝母各 35 克。上药共研细末，分 10 包。每天服 2 次，每次 1 包，温开水冲服。5 天为 1 疗程。

疟疾

疟疾由感受疟邪，邪正交争所致，是以寒战壮热，头痛，汗出，休作有时为特征的传染性疾病，多发于夏秋季。

疟疾是一种严重危害人民健康的传染病，我国大部分地区均有流行，以南方各省发病较多。中医药对疟疾的治疗积累了丰富的经验，具有良好的疗效，尤其是现代研究成功的青蒿素，对疟疾更具有卓效，受到世界的重视。防治此病的单方妙方有以下数种。

★马兰白糖饮

马兰 30 克，白糖 20 克。放入杯中以沸水冲泡。发病前半小时服用。清热解毒。适用于疟疾。

★鸡蛋清方

新鲜鸡蛋 1 个，白酒 20 毫升。取鸡蛋清和入酒内，调匀。一次口服，每周 1 次，连服 2 或 3 次有预防作用。用于治疗者剂量加倍，发作前 2 小时顿服。清热，解毒。有预防和治疗疟疾之作用。

★猪油炖团鱼方

团鱼 (鳖，圆鱼)1 只，猪油 20 克，盐少许。将团鱼宰杀，去肠及杂物，切块，连同甲壳、裙等放入炖盅内，加入猪油、清水适量及盐少许，隔水炖 4 个小时。待鱼肉熟时趁热吃饮。滋阴，凉血，止疟。适用于慢性疟疾久治不愈。

★白酒冲蜂蜜

蜂蜜 15 ～ 30 克，白酒适量。白酒稍温热，冲入蜂蜜内调匀。在疟疾发作前半小时服用。如不能掌握发作时间，可在发作的当日按方连服 3 次。清热解毒。适用于疟疾。

★桃叶胡椒方

桃叶 7 张，胡椒 7 粒。共研捻成团。在疟疾发作前 3 小时将药团敷于患者桡动脉搏动处。清热解毒，祛风杀虫。适用于疟疾。

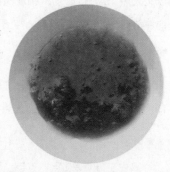

蜂蜜